常见病传承老药方丛书

肝胆病传承老药方

GANDANBING CHUANCHENG LAOYAOFANG

主　编　蔡向红

中国科学技术出版社

·北 京·

图书在版编目（CIP）数据

肝胆病传承老药方 / 蔡向红主编 . -- 北京 ： 中国科学技术出版社，2017.12

（常见病传承老药方丛书）

ISBN 978-7-5046-7668-9

Ⅰ . ①肝… Ⅱ . ①蔡… Ⅲ . ①肝疾病—验方—汇编 Ⅳ . ① R289.5

中国版本图书馆 CIP 数据核字 (2017) 第 226376 号

策划编辑	崔晓荣
责任编辑	黄维佳
装帧设计	北京千千墨香文化发展有限公司
责任印制	马宇晨

出　　版	中国科学技术出版社
发　　行	中国科学技术出版社发行部
地　　址	北京市海淀区中关村南大街 16 号
邮　　编	100081
发行电话	010-62173865
传　　真	010-62173081
网　　址	http://www.cspbooks.com.cn

开　　本	720mm×1000mm		1/16
字　　数	240 千字
印　　张	17
版　　次	2017 年 12 月第 1 版
印　　次	2017 年 12 月第 1 次印刷
印　　刷	北京盛通印刷股份有限公司
书　　号	ISBN 978-7-5046-7668-9/R·2103
定　　价	38.00 元

内容提要

在我国肝胆病发病率高，治疗困难，对人民健康和国家经济危害严重。目前，临床医生还缺乏有效的治疗手段。为了提高肝胆病的治愈率和疗效，在广泛选择临床医家治疗肝胆病医方的基础上，经过筛选、提炼，按病分类，书中共选效方近200首。本书选方极为严格，必须是经过大宗病例而屡试不爽者方能入选。该书不仅反映了中医防治肝胆病的最新进展，更为临床、科研和教学提供了一本非常实用的参考书，同时对肝胆病患者来说也是一本极好的读物。

《常见病传承老药方丛书》

编委会名单

主　编　　蔡向红

副主编　　赵国东　　吴　凌

编　者　　李书明　　　　李　达

　　　　　李喜军　　　　呼宏伟

　　　　　孙卫甫　　　　孙瑞娟

　　　　　尤燕霞　　　　关俊如

　　　　　刘美如　　　　康志广

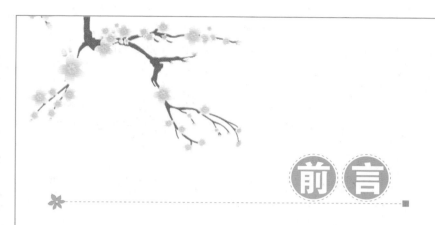

前言

　　肝、胆是人体最重要的解毒、滤血和消化器官，被看作是人体最大的"生物化工厂"。肝脏位于身体右肋部，是人体最大的内部器官，重1200～1600g，约占成人体重的1/50，男性的比女性的略重。胆囊在右上腹，肝脏的下缘，附着在肝脏的胆囊窝里。它的外型呈梨形，长7～9cm，宽2.2～3.5cm，其容积为30～50ml，结石常嵌顿于此。

　　中医认为，肝胆为表里关系。肝主疏泄，即肝对全身气机、情志、胆汁的分泌和排泄，脾、胃的消化，以及血和津液的运行、输布具有调节功能。此外，女子的排卵和月经来潮、男子的排精，也与肝主疏泄功能密切有关。肝又主藏血，即肝具有贮藏血液和调节血量的生理功能。胆的主要功能为贮藏和排泄胆汁，有助于食物的消化，并与人的情志活动有关。胆贮藏和排泄胆汁的功能，是由肝的疏泄功能调节与控制，肝的疏泄功能正常则胆汁排泄畅达，共同维持人体生理功能。

　　中医辨证论治肝胆病有以下五个基本原则。

　　(1)肝病多实，多气滞，多郁火，多血瘀，所以治疗肝病宜疏肝理气，清肝泻火，活血化瘀，着重祛邪，祛邪即可保肝。

　　(2)肝病之虚，一般分为阴虚和血虚。血虚宜补养气血，阴虚宜滋阴或兼降火。

　　(3)胆病多实，多气郁，多胆郁，多结石，所以治疗胆病宜理气，利胆，排石。胆从肝治，治胆应合用疏肝之法。胆腑宜通，胆随胃降，其利胆排石可合用和降通腑之法。

（4）肝胆同病多湿热，治宜清热利湿，疏肝利胆；若为疫毒挟湿热内侵，肝胆同病，治宜清热解毒，清热利湿，应适当配伍疏肝利胆，通腑化瘀之品。

（5）肝胆与脾胃肾关系密切，在治疗肝胆病的同时，应兼顾相关脏腑。如肝郁脾虚，治宜疏肝调脾；肝肾阴虚，治宜滋养肝肾；肝胃不和，治宜疏肝和胃降逆等。

为了将中医治疗肝胆病的有效药方发扬广大，造福人民，编著了《肝胆病传承老药方》一书。本书以肝胆现代病名为纲，包括急、慢性病毒性肝炎、脂肪炎、肝硬化、肝癌、胆囊炎等疾病，在辨证治疗的基础上，重点介绍中医名家的治疗经验、效方验方、心得体会等，并精选相关典型病例供读者参考。

编 者

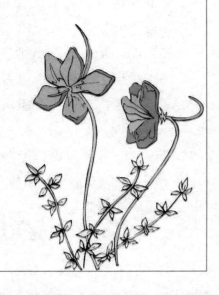

目 录
Contents

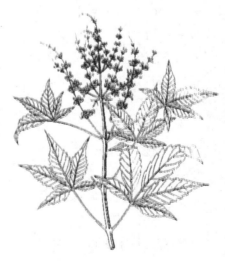

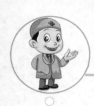

第二章　慢性肝炎

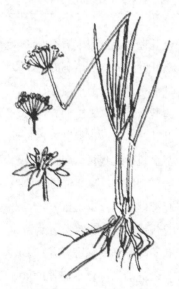

肝胆病传承老药方

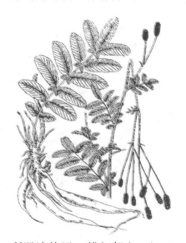
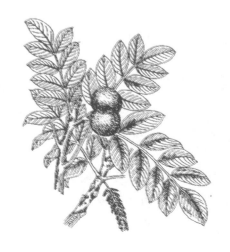

目
录

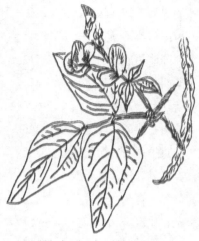

第五章　肝　癌

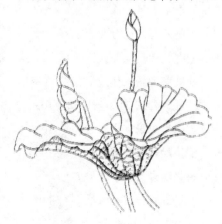

肝胆病传承老药方

第六章　急性胆囊炎

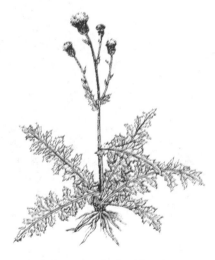

第七章　慢性胆囊炎

目录

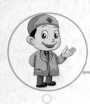

第八章　胆结石

肝胆病 传承老药方

第一章
脂肪肝

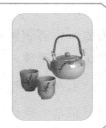

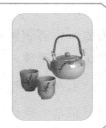

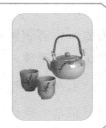

疏肝理气汤（张十眉方）

【组成】片姜黄、丹参、决明子、生山楂、绞股蓝各 28g，柴胡、姜半夏各 13g，木香、厚朴、虎杖各 16g，大黄 6g。

【用法】水煎服，每日 1 剂，每次 150ml 左右，每日 2 次，早、晚各 1 次。治疗期间停服其他降脂及对肝脏有影响的药物。治疗 7 周为 1 个疗程。

【功效】利胆疏肝，活血化痰。适用于脂肪肝。

【方解】中医认为脂肪肝多属郁、痰、湿、瘀夹杂为病，主要因为肝郁胆滞、脾失健运、聚湿生痰、痰瘀互结而致。故在治疗上强调利胆疏肝、健脾、活血化痰。"疏肝理气汤"为张十眉主任医师的经验方，方中以柴胡、木香理气疏肝，且柴胡尚有较好降血清三酰甘油作用；片姜黄、丹参行气活血；厚朴、姜半夏化痰健脾；虎杖、大黄化湿清热，利胆通腑；生山楂、决明子、绞股蓝有降血脂作用。上述诸药协同作用，共同达到治疗目的。

【加减】肝功能异常者加垂盆草 28g，平地木 16g。

【验案】沈某，女，46 岁，营业员，2005 年 11 月 14 日来医院就诊。患者主诉右上腹胀满疼痛，乏力 1 个月余。查体：心肺无异常，体态肥胖，肝脏肋弓下 2 指，质中等硬度，无压痛。总胆固醇 7.3mmol/L，三酰甘油 3.5mmol/L。B 型超声提示：脂肪肝。患者嗜酒，舌苔黄腻，舌质紫暗，脉沉滑有力。中医诊断：胁痛。中医证属痰热瘀滞。

上药水煎服，每日 1 剂。加减治疗 2 个月症状完全消失，血脂降至正常，B 型超声检查肝脏未见异常。继以上方加减调理 15 天巩固疗效。嘱其注意饮食，宜清淡，适度运动，戒酒减食，少食脂肪类食物。随访 1 年未发。

疏肝健脾方（王培利方）

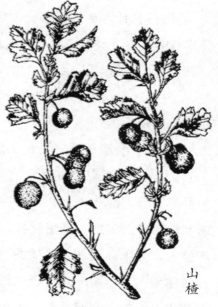

山楂

【组成】丹参 16g，虎杖 18g，川芎 13g，山楂 18g，柴胡 16g，白术 16g，泽泻 13g，灵芝 16g，女贞子 18g，昆布 16g，桑寄生 16g，甘草 6g。

【用法】水煎服，每日 1 剂，每日分 2 次服，早、晚各 1 次，30 天为 1 个疗程，治疗 1 个疗程后评定疗效。

【功效】健脾疏肝，祛瘀，降脂，补肾。适用于脂肪肝。

【方解】根据中医理论肝主疏泄，性喜条达。肝疏泄失运，肝郁气滞，脾土呆滞，湿自内生；或气郁日久，气滞及血，瘀血停积；或肝肾亏损，血不荣络。根据以上病机，用柴胡、白术健脾疏肝；川芎、丹参、虎杖行气活血祛瘀；辅以灵芝、女贞子、桑寄生养血补肾以扶正气；山楂、昆布消食降

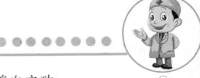

脂。将药合用，共奏健脾疏肝、祛瘀活血、补肾养血之功。

【验案】谢某，女，48岁，农民。患者身态肥胖，腹大如瓮，皮肤如棉，头晕目眩，四肢乏力，面色较白，两目色暗，舌质胖嫩，有灰青瘀点，苔白厚腻，声音微弱。曾反复住院治疗，体重增加，肝大肋下3指，血压155/100mmHg。后来虽仍不断治疗，但病情不见好转。在某医院检查，诊断为脂肪肝硬化合并高血压。此证系肝瘀脾湿、阳气不足、痰湿瘀结之病症。治则健脾疏肝，化湿消脂，助阳祛痰。方用上药。服药5剂后，矢气频臭，尿多混浊，泻下如酱之便，腹鸣、腹胀减，身觉轻爽，余症同前。继服上方10剂，方中山楂量增至50g，加附子片7g，服后体重减轻，腹大缩小，四肢及腹背变温，尿多便畅，舌淡苔退，脉象沉缓。此乃消导太过，怕伤中气，宜用扶正祛瘀之法。方用：党参16g，白术18g，云苓28g，柴胡6g，半夏7g，黄芪21g，当归7g，升麻4g，香附16g，丹参16g，甘草4g。服药3剂，精神大振，行动有劲，头晕已瘥，心悸气短消失，血压120/80mmHg，皮肤转健，睡眠佳。舌淡红，瘀点化，脉象浮缓。治则健脾利湿，温痰化饮，解肌消脂。方用三仙胃苓汤加味，去炒神曲、炒麦芽、青皮，加入麻黄4g、姜皮16g，阴阳水煎服汗之，服10剂后汗尚未出，服3剂后又饮热葱白汤一大碗，大汗如油，黏腻腥臭，胸腹满除，尿多秒浊。用柴芍六君子汤加黄芪、丹参、当归、香附、桂枝，服用数剂以善其后。病愈后随访数年，坚持工作，身体健康。

☯ 祛痰化瘀汤（彭运亮方）

【组成】山楂、草决明各28g，柴胡、白芍、橘红、枳实、炙甘草、陈皮、半夏、姜黄各13g，泽泻16g，荷叶、白术各18g，茯苓11g。

【用法】水煎服，每日1剂，每次150ml，每日2次，早、晚各1次，2个月为1个疗程。

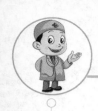

【功效】健脾疏肝，祛痰化瘀。适用于脂肪肝。

【方解】西医脂肪肝归属中医胁痛、积聚、痞满等范畴，多因长期喜食肥甘厚味，饮酒过度，好逸恶劳，体丰身肥，或七情内伤，调摄失宜，或感受湿热之邪等致脾失运化，肝失疏泄，水谷不能化为精微，聚湿成痰，痰阻气机，致痰瘀互结，滞于肝脏而成本病。化瘀汤中四逆散理气疏肝，宣畅气机；橘半枳术丸、二陈汤化痰利湿，理脾助运；山楂、草决明、荷叶、泽泻化瘀化浊。将药合用，使肝气疏泄，脾运得健，湿痰瘀血渐除，药中病机，收效甚佳。

【加减】肝大者加穿山甲（代用品）、土鳖虫、桃仁；胁痛明显者加延胡索、牛膝、川楝子、三七粉；便秘者加生大黄、大麻仁；脾虚便溏者去草决明，加山药、薏苡仁；肝肾不足，头晕耳鸣腰酸者加菊花、何首乌、桑寄生；谷丙转氨酶升高者加茵陈、五味子、垂盆草。

【验案】冯某，女，37 岁，司机，2001 年 5 月 10 日来医院就诊。医院检查发现，三酰甘油 10.20mmol/L，谷丙转氨酶 58 U/L。B 型超声示：肝内回声光点增强，肝表面模糊，肝内血管变细。体重 88.5kg，颜面及头顶皮脂腺分泌旺盛且有数 10 个脓疱。舌质紫暗，苔薄黄，脉弦。诊断：重度脂肪肝。证属湿热痰瘀：治以健脾疏肝，化瘀祛痰。用上方水煎服，每日 1 剂。并嘱节饮食，禁酒，适当活动。调治 5 个月，复查血脂、肝功能均正常，体重下降 12.3kg，头面部脓疱已消失。B 型超声示：肝脏大小形态正常，被膜光滑，回声光点偏强，略致密，结构清晰。随访 5 个月，未复发。

☯ 清肝滋肝汤（王玉仙方）

【组成】月季花、柴胡各13g，赤芍、枳壳、山楂、郁金、丹参、茯苓、何首乌、决明子、枸杞子、黄精、苍术、陈皮、莪术各18g。

【用法】水煎服，每日 1 剂。每日 2 次温服，30 日为 1 个疗程，

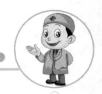

一般连用 3 个疗程，最长者为 6 个疗程。

【功效】 健脾疏肝，祛脂化瘀。适用于脂肪肝。

【加减】 谷丙转氨酶升高者酌加田基黄、龙胆草、垂盆草、五味子之中 2 味各 13g；倦怠乏力者酌选党参、黄芪各 28g；肝区闷痛者加延胡索、姜黄各 13g；食欲缺乏者加神曲、麦芽各 13g。

【方解】 清肝滋肝汤中柴胡、枳壳理气疏肝；赤芍、丹参、郁金、莪术、月季花入肝经祛瘀活血；苍术、陈皮、茯苓、山楂消食健脾除湿浊；枸杞子、黄精、何首乌、决明子滋肝清肝，与上药配合，共奏祛脂疏肝、健脾理血之功。

【按语】 脂肪肝是肝脏脂蛋白代谢紊乱，三酰甘油大量堆积于肝脏而致的一种病理改变，该病发病率近年来逐渐增高，发病年龄越来越小，可演变为脂肪性肝炎、脂肪性肝硬化，对人体的危害极大。目前西医无特效药物，而且目前脂肪肝常规治疗中一些调血脂药，在降低血脂的同时却升高肝脂，加重肝脏脂肪的沉积，并且对肝功能造成损害。中医认为本病多因过食肥甘厚味，过量饮酒以致伤及脾胃，脾失健运，水谷精微不归正化而凝聚为痰浊，土虚木乘，肝失疏泄，气机不畅，气滞血瘀，痰瘀互结，瘀滞于肝络而形成脂肪肝。

☯ 肝郁气滞汤（王德胜方）

【组成】 柴胡 16g，葛根 28g，丹参 28g，山楂 28g，泽泻 28g，草决明 28g，白芥子 16g。

【用法】 每日 1 剂，水煎服，每日 3 次温服。

【功效】 活血疏肝，化痰降脂。适用于酒精性脂肪肝。

【加减】 恶心者加姜半夏 13g；体虚明显者加黄芪 16g；胁痛明显者加郁金 13g；腹胀者加川朴 13g；纳差者加鸡内金 16g，生麦芽 16g。

【验案】 孙某，男，43 岁，1974 年 9 月 20 日来医院就诊。患者于

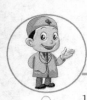

1973 年自觉极度疲劳，休息也不见好转，肝区痛。经检查肝功能香草酚絮状试验 9U，遂以肝炎病休息，且加强营养，每日进食多量牛奶、鸡蛋等高蛋白饮食，至 1974 年体重增加 12kg，已达 76kg，活动后疲劳感更重，劳累后肝区痛，大便不畅，烦躁头晕，血压 150/95mmHg，总胆固醇 12.5mmol/L，香草酚絮状试验 9U，肝超声

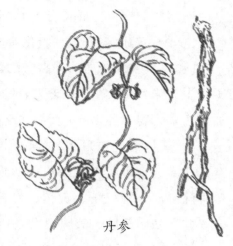

丹参

波检查为前 1/2 呈脂肪性变回波，曾服用中西药物治疗而效果不著。苔白根腻，脉沉细滑。投以上方治疗，自 1974 年 9 月 30 日开始服用，共服药 15 剂，于 1975 年 12 月 21 日复查血总胆固醇已降至 5.5mmol/L，香草酚絮状试验为 5U，谷丙转氨酶正常，体重已下降至 65kg 左右。其后因工作过累，香草酚絮状试验曾升至 11U，加服乌鸡白凤丸。1976 年 9 月 28 日复查各项指标已正常，肝超声波检查示肝区前 1/3 段可见轻度脂肪变回波，其他已无任何不适，肝脾亦不大，血压正常，能坚持全日工作。随访 5 年，未见复发。

【按语】本方适用于酒精脂肪肝。酒为一种特殊的湿热毒邪，饮后可直伤肝脏，其病机为酒毒伤肝，肝郁气滞，导致血瘀痰凝。本方首先针对酒毒，运用化解酒毒之药葛根。其次，依病机标本兼治，用柴胡理气疏肝；丹参、山楂活血祛瘀；泽泻、白芥子等化痰淡渗。药理学研究证实，葛根能加快乙醇在肝细胞内的代谢，减少肝细胞损伤；山楂、柴胡、泽泻、草决明具有降脂、抗脂肪肝作用；丹参能改善肝脏血液灌注，抗肝纤维化。临床观察表明，本方治疗酒精性脂肪肝疗效显著。

活血疏肝化痰汤（邓铁涛方）

【组成】郁金 13g，醋炒柴胡 6～13g，赤芍 13g，桃仁 13g，丹参 16g，制半夏 13g，泽泻 10～16g，草决明 16g，大黄 13g，山楂 16g，茯苓 13g，白术 13g，陈皮 10g。

【用法】每日 1 剂，水煎服，每日分 2 次服，早、晚各 1 次，3 个月为 1 个疗程。

【功效】活血疏肝，化痰降脂。适用于高脂性脂肪肝。

【方解】中医认为，脂肪肝多由过食肥甘厚味，饮酒无度，湿毒稽留，生湿生热，阻遏气机而致肝失疏泄，脾失健运，饮食水谷不能化生气血精微，而聚为痰浊，留而成痰，痰瘀互结所致。活血疏肝化痰汤用醋炒柴胡、郁金疏肝行气；赤芍、桃仁、丹参化痰活血通络；泽泻、草决明、茯苓、白术、山楂、陈皮利湿清热，化痰降脂；大黄通腑润肠，导滞降脂。诸药合用，共奏疏肝行气、化瘀活血、化痰清源、利湿降脂之功。

【加减】气虚者去大黄，加生黄芪、白术、党参；血虚者加当归、白芍、何首乌；肝区疼痛者加延胡索、水蛭、川楝子；阴亏者加生地黄、熟地黄、龟甲；腹胀者加大腹皮、枳壳；大便稀溏者去桃仁、大黄，加炒薏苡仁。

【验案】黄某，女，47 岁。售货员因干呕厌食一年，最近加重住院。体温正常，心率 88 次/分钟，呼吸 15 次/分钟，血压 110/85mmHg（10.5/11kPa），肝肋下 6.5cm、剑突下 7.5cm，质地中等，无压痛及反跳痛，肝功能正常，甲胎蛋白阴性，总胆固醇 17.1mmol/L，三酰甘油 10.5mmol/L，β 脂蛋白 10.5g/L，B 型超声显示：肝上界第 6 肋间，厚 15.8cm，肋下 8.6cm，剑突下 8.1cm，前后径、上下径均增大，肝内光点细密、均匀，回声增强，后方回声略衰减，肝内管道欠清晰，视膜整齐。诊断：高脂蛋白血症、脂肪肝。用上方 25 天后，体重明显下降，干呕厌食症状消失，查总胆固醇 8.1mmol/L，三酰甘油 7.5mmol/L，β 脂蛋白 8.7g/L，B 型超声显示：肝上界第 6 肋间，厚 15.6cm，肋下 1.5cm，剑突下 3.4cm，肝内光点细密、均匀，回声稍增强，后方回声略见衰减，肝内管道较清晰，视膜整齐。继服 30 剂，自觉症状消失，总胆固醇 5.5mmol/L，三酰甘油 1.8mmol/L，β 脂蛋白 5.5g/L，B 型超声显示：肝脏厚 13.2cm，肋下 1.2cm，剑突下 2.5cm，肝内回声均匀，管道清晰，视膜整齐。

☯ 养肝理脾方（廖复光方）

【组成】黄连 6g，吴茱萸 4g，熟大黄 6g，山楂 16g，蒲公英 18g，败酱草 18g，郁金 16g。

【用法】水煎服，每日 1 剂，每日分 2 次服。

【功效】利胆疏瘀，养阴温肝，解精毒。适用于酒精性脂肪肝。

【方解】养肝理脾方中吴茱萸味苦辛，温肝升阳，助肝疏泄，为主药；大黄性味苦寒泻脾，为臣药；山楂味酸、甘，以助肝阴，与吴茱萸合用正合中医《金匮要略》"夫肝之病，补用酸助用焦苦，益用甘味之药调之"；黄连助大黄性味苦寒泻脾；蒲公英、败酱草清解相对亢盛之阳明胃、肠；另外，郁金行气活血，能够解郁疏肝。通过养肝理脾方治疗后，B 超显示患者脂肪肝由前场回声提高、后场回声衰减等表现转变为正常；血脂减少或恢复到正常范围；肝功能恢复正常，尤其是谷氨酰转氨酶亦能恢复正常。这说明扶肝理脾法是一种治疗酒精性脂肪肝的有效方法。

【验案】张某，女，32 岁，2004 年 9 月 18 日来医院就诊。患者饮酒 5 年，近 3 年平均每日乙醇摄入量约 150g，半年来右胁部位了

肝胆病 传承老药方

出现不适，尤其略向右侧弯腰时有明显胀满感觉，有疲倦感。体检：肥胖（身高 165cm，体重 80kg），心肺听诊无异常，肝区叩击痛阳性，舌淡红，苔白腻，脉左关弦细，右关滑。实验室检查：三酰甘油 10.8mmol/L，总胆固醇（TC）6.73mmol/L，高密度脂蛋白0.56mmol/L，低密度脂蛋白胆固醇（LDL）2.98mmol/L；肝功能：谷丙转移酶（GPT）89U/L，谷草转氨酶（GOT）68U/L，谷氨酰转氨酶（γ-GT）125U/L。B 超提示：肝内光点密集，呈云雾样改变，前场回声增强，后场回声衰减，肝内管状结构欠清。提示中度脂肪肝。中医辩证：肝弱脾强。西医诊断：脂肪肝。予以养肝理脾方加干荷叶 18g。每日 1 剂，水煎分早、晚 2 次温服，同时尽量戒酒，低脂饮食。患者诉服药后解大便稀溏，精神明显好转，经过 10周治疗，临床症状消失，体重下降 15kg，血脂、肝功能、肝脏 B 超完全正常。随访 1 年，复查以上各项指标均属正常范围。

【按语】脂肪肝患者多因过食且肥胖，说明患者脾胃功能处于过亢状态。酒精性脂肪肝患者由于饮酒过度，必伤其肝。这样形成肝弱脾强，脾土反侮肝木的病理机制。所以，治疗以理脾扶肝为法。养肝理脾方贯彻"理脾扶肝"的理论，在临床运用中，取得良好效果。

所有患者治疗期间清淡饮食，忌酒。

☯ 化湿健脾汤（冯晓敬方）

【组成】白术 18g，柴胡 11g，黄芪 16g，干荷叶 16g，茯苓 18g，陈皮 13g，法半夏 13g，山楂 16g，穿山甲 4g。

【用法】水煎服，每日 1 剂，首煎加水 400ml，煎 30 分钟，取汁150ml，再煎加水 300ml。煎 20 分钟，取汁 150ml，再煎混合，分 2次早、晚口服。60 天为 1 个疗程。

【功效】化湿健脾利浊，疏肝活血通络。

【方解】化湿健脾汤中柴胡、白术、黄芪健脾疏肝，以祛产生脂肪之本；二陈汤化痰健脾，荷叶降浊升清、减肥，以绝生脂之源；山楂、穿山甲活血通络，祛除肝经之瘀结，《本草从新》云：穿山甲"善窜，专能行散，通经络，达病所"，故不但可以通络活血，而且引诸药直达肝

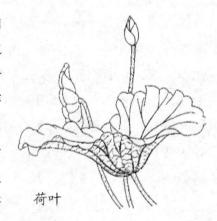

荷叶

脏；全方共奏健脾疏肝，利降湿浊，通络活血之功，故对脂肪肝的治疗有卓效。

【验案】姜某，女，45岁。患者因腹胀、乏力3个月余就诊，患者近3个月来上腹部时有隐痛，胀满，乏力，多寐，食欲差，大小便正常；查体：腹壁肥厚，右上腹压痛，舌淡黯，胖大，边有齿痕，苔黄厚腻，脉弦滑。实验室检查：谷丙转氨酶88U/L，谷草转氨酶92U/L，胆固醇8.6mmol/L，三酰甘油3.8mmol/L；B超提示：脂肪肝。西医诊为肥胖性脂肪肝，中医辨证为肝郁脾虚，痰浊中阻，治以健脾利浊化湿，疏肝活血通络，用降脂汤加枳壳13g，每日1剂，水煎2次，早、晚分服，服上药15剂后腹胀减轻，纳差好转，继服15剂，乏力、疼痛明显好转，效不更方，继服35剂，患者诸症消失，复查肝功能及血脂各项指标均转正常，肝脏B超未见异常，体重下降3kg，嘱其适当体育运动，禁酒，低脂饮食。随访1年未见复发。

【按语】脂肪肝是由于起居无常，饮食不节而导致。嗜醇酒厚味，日久必伤肝脾，肝主疏泄，脾主运化，肝损则失其疏泄之功，出现气滞血瘀诸症；脾伤则失其运化之力，出现水湿留聚、痰浊壅滞之症。脂肪肝患者所出现的胁腹闷胀、食欲缺乏、嗳气、恶心欲呕、倦怠乏力、舌胖大或紫暗等，正是一派肝郁脾留聚的征象，故

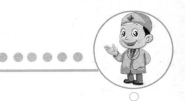

立疏肝活血、健脾除湿之法。

☯ 化痰泄浊汤（秦艳芬方）

【组成】白术、神曲、茵陈各18g，柴胡、枳实各13g，茯苓、莱菔子各16g，半夏、白芥子各11g，海藻60g。

【用法】每日1剂，水煎约400ml，分2次服用，早、晚各1次，3个月为1个疗程。

【功效】泄浊化痰，消食健脾。适用于脂肪肝。

【方解】化痰泄浊汤中柴胡肝气疏理；海藻、白芥子、莱菔子、枳实、茵陈泄浊化痰；白术、茯苓、半夏健脾利湿；神曲健脾消食、化酒食陈腐之积。诸药合用，使肝得疏泄，脾得健运，痰化浊泄，调畅气血，积消结散。

【加减】湿重者加苍术、枳实、厚朴、白芷；脾气虚弱者加党参、白术、黄芪，去莱菔子；气滞者加八月札、佛手；夹瘀者加丹参、三棱、莪术。

【验案】李某，女，38岁。患者体检发现脂肪肝，查总胆固醇5.8mmol/L，三酰甘油4.69mmol/L，谷氨酰转移酶438U/L。B超提示脂肪肝，乙肝表面抗原阴性。大便行而不畅，脘腹痞胀感。诊见其形体偏胖，苔白腻带浊，脉弦滑。证属肝郁气滞，痰湿浊阻。治以泄浊疏肝法。药用柴胡、厚朴、枳实、白芥子各13g，白术、苍术、茵陈、莱菔子、神曲各18g，茯苓16g，半夏11g，海藻60g。服15剂后大便行而畅快，脘腹痞胀好转，苔白腻脉弦滑。药已对症，前方继服15剂，舌苔转薄白腻，前方加减调治6个月，复查血脂、肝功能及B超，均恢复正常，随访3年未见复发。

【按语】中医认为脂肪肝的病机多为饮食不节，致脾失健运，湿聚生痰，痰阻气滞，肝失疏泄，气血运行失常，痰浊气血相搏。故以泄浊疏肝立法。

☯ 茯苓降脂汤（陈可冀方）

【组成】泽泻 18g，生蒲黄（包煎）13g，生山楂 18g，干荷叶 16g，猪苓、茯苓各 28g，决明子 18g（炒，打碎），法半夏 13g，陈皮 13g，丹参 13g，炒白术 13g。

【用法】每日 1 剂，水煎服，每日 2 次，饭前分服。

【功效】化湿健脾，降脂减肥。适用于脂肪肝，症见体肥痰湿内蕴多脂，胸闷，苔厚黄腻，眩晕痰多，脉濡者为辨证要点。现代化验检查血总胆固醇、三酰甘油、低密度脂蛋白胆固醇高者，或肝脏光点致密，有脂肪肝征象者，均可应用。

【方解】脂肪肝为脾运失常，食物不能被生化利用，积聚化为痰湿浊邪，蕴于肝区或脉道，成为致病之因，故其治当健脾以助运，化湿泄浊。方中以半夏、白术、陈皮、茯苓、猪苓健脾化痰湿；蒲黄、丹参、山楂化瘀活血，改善血行；泽泻、荷叶、决明子化湿通腑，使痰湿从二便而泄。今之所谓血脂，实指痰浊也，脾运健而不生痰浊，祛瘀活血，脉道畅通，所蕴于肝及脉道之痰瘀，从二便而排泄也。

【加减】若大便、燥结或便虽成形而艰解者，加制川大黄 5～13g，以通腑气；若夹酒湿者加葛花 28g，枳椇子 13g，以解酒毒；若头目眩晕、心脑供血不足征象者，加黄芪 16g，川芎 13g，天麻 13g，以益气活血，化痰止眩；若胸闷、痰多，气滞痰瘀之象，加瓜蒌皮 13g，薤白头 13g，枳实 13g，以化痰通阳，宽胸理气。

【验案】胡某，男，42 岁。患慢性肝炎病史 3 年，胸胁痛，胀满，经常卧床休息，喜食肥甘厚味，3 个月来身体渐胖，胸闷头晕，胸胁疼痛加剧，食欲好，大便干结，身倦不愿活动。检查：体质肥胖，肝大肋下 4 横指，质软。化验：肝功能正常。腹腔镜肝活检：

肝细胞脂肪浸润，诊为脂肪肝。脉弦滑，舌质淡红，苔黄腻。

辨证：肝郁气滞，痰湿阻络。治法：理气疏肝，化湿健脾，降脂减肥。

上方连服 6 剂，胸胁疼痛减轻，脉舌如前。

第二诊：仍依前方治疗。加礞石、大黄、皂刺、牡丹皮。又服 8 剂。

第三诊：每日溏便 3～5 次，便中有油腥物，胁痛大减，胸闷消失，脉沉缓。舌质淡，苔薄黄。是瘀浊下行，气血畅通之象。

上方服 4 剂，症状消失，肝肋缘下 2 横指、质软。仍依前方配成丸药，又服 1 个月，肝肋缘下 1 横指，体重较前减 8kg。肝功能化验正常。

☯ 益气健脾汤（贾小英方）

【组成】麦冬 13g，北沙参 13g，当归 13g，生地黄 24g，枸杞子 16g，川楝子 6g，人参 6g，五味子 11g。

【用法】用水浸泡方药 30 分钟，然后用武火煎至沸腾，再以文火煎煮 30 分钟。每日 1 剂，分 3 次温服，6 剂为 1 个疗程，需用药 10～12 个疗程。

【功效】滋肝补阴，养肝柔肝。

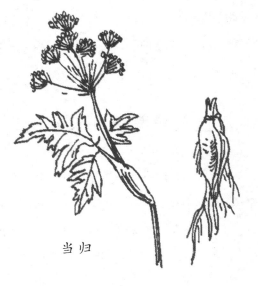

当归

【方解】益气健脾汤方中重用生地黄，滋阴养血，补肝益阴；北沙参养肝养阴；麦冬滋肝阴，清虚热；枸杞子滋阴养肾而涵肝木；当归补肝血而化阴；川楝子既能解郁疏肝，又能制约滋补药而不壅滞气机，还能清泻肝中郁热；人参生津益气，补益脾肺；五味子止咳敛肺，止渴生津。诸药共奏其效。

【加减】若夹气虚者，加山药、党参、黄芪，以益气健脾；若阴虚明显者，加百合、玉竹、玄参，以滋阴生津；若夹热者，加鳖甲、黄连、知母，以清退虚热；若不思饮食者，加山楂、神曲，以消食和胃等。

【验案】陈某，男，55岁，出租司机。患者有多年慢性非酒精性脂肪肝病（即中度脂肪肝）、高脂血症病史10年，近因头晕目眩、胁肋不适而前来诊治。刻诊：胸闷，胁肋胀痛，胁下堵塞，夜间痛甚，不思饮食，头晕头沉，口干口苦，舌质红夹瘀紫，苔黄腻，脉沉涩。辨为湿热瘀郁证，治当滋补肝阴，生津益气。用上方10剂，水煎服，每天1剂，每日3次服。

第二诊：胁下堵塞减轻，以前方10剂。

第三诊：头晕目眩好转，以前方10剂。

第四诊：诸症较前均有好转，以前方治疗20余剂。之后，为了巩固疗效，又以前方变汤剂为散剂，每次13g，每日分3次服，治疗半年，复查血脂正常，彩超复查仅有轻度脂肪肝。随访1年，一切尚好。

☯ 益气养肝汤（宋开夏方）

【组成】麦冬13g，北沙参13g，当归13g，生地黄24g，枸杞子16g，川楝子6g，人参11g，白术11g，茯苓11g，炙甘草11g。

【用法】水浸泡方药约30分钟，然后用大火煎药至沸腾，再以小火煎煮30分钟；每日1剂，分3次温服，7剂为1个疗程，需用药12～15个疗程。

【功效】滋肝补阴，益气养肝。适用于脂肪肝。

【加减】若气虚甚者，加山药、党参、黄芪，以益气健脾；若胁痛甚者，加白芍、水蛭、延胡索，以柔肝缓急止痛；若阴虚明显者，加百合、玄参、女贞子、五味子，以滋阴生津；若大便干结者，加火麻仁、桃仁，以润肠通便。

【验案】邢某，女，46岁，山东人。农民。

1964年11月12日来医院就诊：有无黄疸型肝炎病史已近2年，经长期中西医药治疗，在家休息8个月，体重增加5kg，但谷丙转氨酶仍异常。刻下两胁胀满，隐隐胀痛，饮食、睡眠均佳，两便正常。舌体胖，边有齿印，苔白微腻，脉象沉细。体检：神色正常，形体丰满，腹壁脂肪较厚，肝脾触诊不满意。超声波检查：肝大肋下3横指，肝区呈衰减波。实验室检查：谷丙转氨酶220U/L，香草酚絮状试验（一），胆固醇升高。肝穿组织病理诊断：脂肪肝。辨证属肝经气滞，夹有痰湿。治以滋阴养肝，清热生津，祛湿化痰法。

药用养肝汤，每日1剂。

服药期间，嘱患者每次进餐前后运动30分钟，并注意限制饮食。

服药5剂后，患者诉说大便微稀，微有恶心感觉，减去川楝子后，上述反应消失。后服药3个月，体重减轻5kg，自觉胁痛基本消失。超声波肝区波段正常。2次复查肝功能和谷丙转氨酶属正常范围，血胆固醇亦属正常。因病者不同意再次肝穿，未能做组织病理复查。门诊随诊数月，肝功能和谷丙转氨酶正常，恢复正常工作。

☯ 白术养阴汤（石昕昕方）

【组成】黄芩7g，半夏11g，人参7g，干姜7g，大枣12枚，炙甘草11g，黄连4g，栀子14g，淡豆豉13g，白术11g，茯苓11g。

【用法】用清水浸泡方药约30分钟，然后用武火煎药至沸腾，再以文火煎煮30分钟。每日1剂，分3次温服，6剂为1个疗程，需用药8～12个疗程。

【功效】利湿清热，健脾益气。适用于脂肪肝。

【方解】白术养阴汤中黄芩，清热利湿，降浊泻逆；栀子清郁透热，解郁除烦；淡豆豉宣散郁热，益胃和中，兼防清泻药伤中；半夏和胃醒脾，利湿和中；干姜辛散通达，兼防寒药伤中气；人参、白术，益气健脾；茯苓健脾益气，渗利湿浊；大枣、炙甘草，和中益气。

【加减】若气虚甚者，加山药、党参、黄芪，以益气健脾；若胁下拘急者，加陈皮、厚朴、白芍，以行气柔肝缓急；若湿热甚者，加黄柏、苦参、苍术，以清热燥湿醒脾；若湿甚者，加薏苡仁、砂仁，以醒脾化湿等。

【验案】赵某，女，58岁，工人。患者喜好饮酒，5年前因倦怠乏力，右上腹轻度不适，肝区隐痛，食欲不佳，经检查诊断为酒精性肝病（即酒精性肝炎）。曾服用中西药，可治疗效果不佳，近因症状加重而前来诊治。诊见：胁肋隐痛，胁下拘急，身体困重，倦怠乏力，口黏腻，口苦，舌质红，苔黄厚腻，脉虚弱。辨为湿热气伤证，治当清热化湿，益气健脾，用半夏泻心汤、栀子豉汤与四君子汤合方加味，半夏 11g，黄芩 13g，红参 13g，干姜 13g，大枣 12枚，炙甘草 11g，黄连 13g，栀子 14g，淡豆豉 13g，白术 11g，茯苓11g，葛根 24g，薏苡仁 24g。6剂，水煎服，每天 1 剂，每日 3 服。二诊：肝区隐痛减轻，口苦好转，以前方 5 剂。三诊：倦怠乏力，脉虚弱均有好转，以前方 6 剂。四诊：诸证均较前减轻，以前方治疗 15 余剂。之后，以前方变汤剂为散剂，每次 13g，每日分 3 次服，巩固治疗 3 个月。随访 3 年，一切尚好。

☯ 行气解郁汤（郭翠花方）

【组成】陈皮 11g，柴胡 11g，川芎 13g，枳壳 13g，白芍 13g，香附

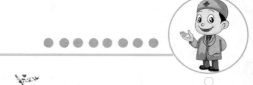

13g，炙甘草 4g，川楝子 13g，延胡索 13g。

【用法】用清水浸泡方药约 30 分钟，然后用武火煎药至沸腾，再以文火煎煮 30 分钟。每日 1 剂，分 3 次温服，6 剂为 1 个疗程，需用药 12～15 个疗程。

【功效】解郁疏肝，理气止痛。适用于脂肪肝。

【方解】行气解郁汤中柴胡解郁疏肝，调理气机，乃治肝郁之要药；白芍敛肝柔肝，止痛缓

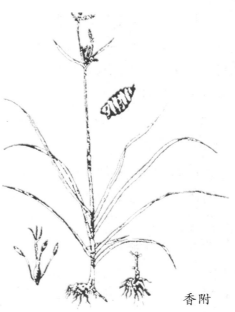

香附

急；香附调经止痛理气，助柴胡解郁行气；陈皮消食和胃导滞；枳壳理气降泻浊逆；川芎活血止痛通络；川楝子（金铃子）解郁行气，苦寒泻热；气为血之帅，血以载气，血行不利而为瘀，延胡索化瘀活血，辛温散行；甘草和中益气。

【加减】若夹血瘀者，加桃仁、丹参、红花，以活血化瘀；若肝郁甚者，加青皮、香附、木香，以行气降逆；若饮食不佳者，加麦芽、鸡内金、莱菔子，以疏肝消食；若大便不爽者，加薤白、木香，以通阳行气；若失眠者，加远志、石菖蒲，以开窍安神等。

☯ 首乌益肝汤（石德馨方）

【组成】泽泻 20～28g，生何首乌 15～18g，草决明 15～18g，丹参 15～18g，生山楂 28g，黄精 15～18g，虎杖 12～18g，大荷叶 16g。

【用法】每日 1 剂，水煎服，每日 2 次，分 2 次服。

【功效】适用于肥胖性脂肪肝。

【加减】右胁肋痛较重者，加白芍、枸杞子、龙胆草；腹胀明显，加莱菔子、山楂；恶心重，加半夏、天南星；服药后每日大便超过3次，减少虎杖、生何首乌用量；服药后吐酸水者，加乌贼骨，减少山药用量。

【验案】蒋某，女，50岁，理货员，1986年4月10日来医院就诊。患者身体乏力，两胁胀痛，腹胀，小便色黄。肝功能：香草酚浊度试验9U，香草酚絮状试验（＋～＋＋），谷丙转氨酶265U/L。无嗜酒史。5年来一直按慢性肝炎治疗，多次服肝泰乐、维生素B₁、维生素C、"强肝丸"等，疗效不明显。10天前经B超、CT检查为脂肪肝，故来就诊。见患者肥胖，查：巩膜及皮肤无黄疸及出血点，肝大，肋缘下3.5cm，中等硬度，压痛，叩痛（＋）。肝功能：黄疸指数8U、香草酚浊度试验10U、香草酚絮状试验（＋＋）、谷丙转氨酶265U/L、血清胆固醇8.5mmol/L、三酰甘油3.95mmol/L、β脂蛋白6.9mmol/L。B超检查示，肝增大，出波衰减。CT检查确诊为脂肪肝。舌体胖、苔厚腻、脉缓。药用降脂益肝汤：泽泻28g，生何首乌18g，草决明16g，丹参16g，生山楂28g，黄精18g，虎杖11g，大荷叶16g。服药60剂后，主症尽除。肝功能血脂检查均恢复正常，肝脏回缩至右肋下0.5cm，继服40剂后，自觉良好，复查肝功能、血脂均正常。B超检查示，肝脏形态恢复正常，出波衰减消失。随以上方做丸药1000g，每次服7g，每日服3次。1986年9月20日CT检查示，肝脏未发现异常，而告痊愈。随访3年，肝功能、血脂、B超等项检查均未见异常改变。

【按语】肥胖性脂肪肝者，大多湿热内蕴，兼有血瘀，故以祛脂益肝汤利湿清热、通络活血。该方用于临床，取得较好效果。

☯ 白芍疏肝散（周信有方）

【组成】白芍11g，柴胡13g，枳壳11g，川芎11g，香附13g，

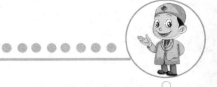

山楂 18g，决明子 18g，泽泻 18g，郁金 16g。

【用法】每日 1 剂，水煎服。每日 2 次温服，2 个月为 1 个疗程。

【功效】条畅气机，疏肝解郁。适用于脂肪肝。

【方解】白芍疏肝散解郁疏肝，条畅气机；中医药理学研究证明，山楂、决明子、泽泻均有提高脂类物质代谢和抑制体内脂类物质吸收及降低血中脂类物质水平的作用，实践证明，白芍疏肝散加味治疗脂肪肝，临床效果满意。

【加减】瘀血阻滞型加血府逐瘀汤；痰湿困阻型加二陈汤。

【验案】黄某，女，53 岁。患者上腹胀满、疼痛，全身乏力月余。饮食两便正常，心肺无异常，形体肥胖，肝脏右肋弓下 3 指，质中等硬度，无压痛。总胆固醇 7.6mmol/L，三酰甘油 3.5mmol/L。B 超检查：脂肪肝。患者喜饮酒，舌质紫黯，苔黄腻，脉弦滑。中医诊断：胁痛，积证（瘀血阻滞型）。方予柴胡疏肝散加味合血府逐瘀汤加减：柴胡 13g，赤芍药 11g，香附 13g，瓜蒌 28g，山楂 28g，决明子 28g，泽泻 18g，郁金 11g，当归 11g，桃仁 13g，川芎 13g，牛膝 16g，莱菔子 11g，红花 13g。水煎服，每日 1 剂。上方加减治疗 2 个月，症状完全消失，血脂降至正常水平。B 超检查：肝脏未见异常。继以柴胡疏肝散加减调理 2 个月，以巩固疗效。注意饮食。随访 3 年未复发。

补肝降脂方（陈伯咸方）

【组成】陈皮 7g，苍术 7g，半夏 7g，茯苓 16g，泽泻 16g，炙鸡内金 16g，生山楂 16g，决明子 16g，枸杞子 16g，制何首乌 16g，杜仲 16g，丹参 16g。

【用法】水煎服，每日 1 剂，每日 3 次温服。

【功效】补肝降脂，补肾活血。适用于脂肪肝。

【方解】补肝降脂方中，苍术、陈皮、半夏、茯苓、泽泻、炙鸡内金等利湿健脾胃，生山楂、决明子、枸杞子等有补肝降脂之功，杜仲、制何首乌、丹参等可活血补肾，协助扶正降脂；并于临诊时，随症加减，疗效显著。药理研究亦已证实部分中药的降脂、防治脂肪肝作用，如泽泻可减少外源性三酰甘油、胆固醇的吸收，抑制内源性胆固醇代谢及抑制三酰甘油肝内合成，从而提高肝脏的脂肪代谢；何首乌富含磷脂，能阻滞胆固醇在肝内沉积；枸杞子能加速

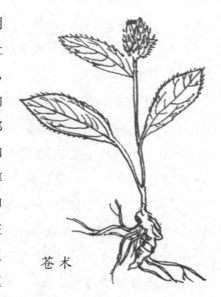

苍术

肝内脂质转运，减少肝内脂质合成，从而改善肝内脂质代谢；丹参具有改善微循环，提高肝血流量作用，其煎剂对实验性动脉硬化的鼠及家兔有降脂，尤其降低三酰甘油的作用，机制可能是提高脂肪在肝中的氧化作用，从而降低肝中脂肪含量。

【加减】肝肾不足者加菟丝子、仙茅、黄精；如肝郁者加延胡索、益母草、香附；湿热者加黄芩、通草、栀子；肝功能转氨酶升高者加垂盆草、苦参等。

【验案】陈某，女性，41 岁，患者有脂肪肝病史 5 年，乏力明显，肝功能常有小波动。诊时：身体乏力，食后胃脘作胀，腹部胀闷，大便欠畅，夜寐尚安。舌质暗红、苔黄腻，脉小弦。中医辨证属湿热内蕴、肝肾不足；治拟清热化湿、补肾健脾。方药：苍术 16g，陈皮 7g，半夏 7g，茯苓 16g，黄芩 16g，生山楂 16g，炙鸡内金 16g，香附 7g，决明子 16g，制何首乌 16g，丹参 7g，垂盆草 16g，每日 1 剂，随症加减服药 5 个月后，乏力、胃脘肝区胀闷等症情均消失，体重减轻 2.5kg，肝功能正常；后又服药 5 个月，随访患者无自觉不适，肝功能保持正常，B 超检查已无脂肪肝征象。

【按语】肥胖性脂肪肝主要为脂肪性肝炎。肥胖性脂肪肝中医学中没有专篇论著，其类证治疗虽散见于"胁痛""积聚""黄疸"等门类，但其病机核心皆言归"痰浊"。因患者过食肥甘厚味，酿湿生痰；或因素体脾虚运迟（脂肪酸氧化功能减退），湿邪内生，遂致湿困中土，壅遏肝胆气机，肝失疏泄，脾失健运，脂肪等水谷精微不能正常输布全身，消耗于日常的生命活动，反而滞留于血脉之中成为痰浊（高脂血症），痹阻于肝脏即为脂肪肝。

☯ 化浊消脂方（张学文方）

【组成】泽泻 18g，山慈菇 16g，山楂 16g，决明子 18g，丹参 18g，土鳖虫 16g，柴胡 11g，黄芩 13g，半夏 16g，茯苓 18g，甘草 13g。

【用法】每日 1 剂，水煎服，每日 2 次温服。

【功效】活血通络，化痰祛浊，解毒消脂。

【方解】化浊消脂方根据中医"积聚""胁痛"的病机特点，采用祛浊化痰、解毒消脂、通络活血、理气疏肝之法，组成本方治疗脂肪肝。方中山慈菇作为主药，其性味甘微辛，能消结散坚、解毒化痰，民间有用其化脂肪的用法；泽泻、山楂消脂化浊；丹参、土鳖虫通络化瘀，药理研究证实，丹参有改善微循环、抗氧化、抗自由基作用；柴胡、黄芩、半夏仿小柴胡汤之意理脾疏肝；茯苓、泽泻健脾利湿，其中泽泻利水化湿、化痰饮，中医药理研究证实其可减少外源性三酰甘油、胆固醇的吸收，影响内源性胆固醇及抑制肝内三酰甘油的合成；决明子化浊清肝，药理研究证实其可升高高密度脂蛋白，减少胆固醇，抗血小板聚集，软化血管。全方突出中医关于脂肪肝的"痰瘀互结"理论，又筛选出具有降脂、促进脂质代谢的中药，共奏祛浊化痰、通络活血、解毒消脂之功。通过临床观察，本方具有降低胆固醇、三酰甘油，改善全血黏度，改善脂肪肝的 B 超影像学的功能，证明慈菇化脂方是治疗脂肪肝的有效方剂。

【验案】李某，男，50 岁，农民，1986 年 4 月 10 日来医院就诊。患者全身乏力、两胁阵痛，腹胀，小便色黄已 3 年余。肝功能：香草酚浊度试验 9～10U，香草酚絮状试验（＋＋＋），血清谷丙转氨酶 125～265U/L。无嗜酒史。3 年来一直按慢性肝炎治疗，长期服"肝泰乐、强肝丸"等，效果不佳。10 天前医院 CT 显示为脂肪肝，故来就诊。患者形体肥胖，巩膜及皮肤无黄染及出血点，肝大肋缘下 3cm，中等硬度，压痛、叩击痛（＋）。肝功能：黄疸指数 3U，香草酚絮状试验 10U，香草酚絮状试验（＋＋），谷丙转氨酶 270U/L，血清总胆固醇 9.5 mmol/L，三酰甘油 3.87mmol/L，β 脂蛋白 6g/L。B 超显示肝增大，出波衰减。舌胖苔黄腻，脉缓。故用上方，水煎服，每日 1 剂。35 剂后，诸症尽除，肝功能及血脂检查均无异常，B 型超声显示肝脏形态恢复正常。遂以上方做丸药 1000g，每次 7g，每日 3 次。1986 年 9 月 20 日 CT 显示肝脏未发现异常，后随访 5 年，未出现异常改变。

☯ 祛湿化痰汤（孙合群方）

【组成】蒲公英 28g，柴胡 18g，白芍 16g，黄芩 13g，半夏 13g，大黄 13g，丹参 16g，生山楂 16g，枳实 13g。

【用法】水煎服，每日 1 剂，每日分 2 次服用，1 个月为 1 个疗程。

【功效】祛湿化痰，疏肝健脾，化瘀活血。适用于脂肪肝。

【方解】祛湿化痰汤中柴胡辛凉，微苦寒，入足厥阴肝经，解郁疏肝，解毒清热，可溶解于脂肪积聚代谢的不同环节；白芍性味酸甘微苦，酸甘化阴，入肝经，柔肝养血，改善微循环，提高肝血流量；半夏利湿化痰，开结除满；枳实、大黄、黄芩、蒲公英清热通腑攻下，丹参、生山楂化瘀活血、消积导滞。诸药合参，标本兼治，既健运醒脾，又调气疏肝，使湿痰无所生，肝络无瘀患，脂肪无存积，故而获效。

【加减】肝脾大者加浙贝母 16g，生龙骨、牡蛎各 28g；高血压者加草决明 28g，桑寄生 24g，菊花 13g；伴有头晕、耳鸣、腰酸无力者加山茱萸 11g，枸杞子 16g，杜仲 13g；脾胃虚弱者去大黄，加黄芪 28g，党参 28g；肝区疼痛胀气者加三棱 6g，郁金 11g；皮肤痒、发黄者加青蒿 16g，栀子 13g，地耳草 28g。

【验案】徐某，男，53 岁。司机，近年来时感头晕乏力，胸闷，纳呆腹胀，大便每天 3 次，便后不畅快，肝区隐痛。诊见形态较胖，面容不华，舌淡，苔白腻，脉弦滑。胆固醇 4.3mmol/L，三酰甘油 3.3mmol/L。血压正常。肝脏 B 超示：肝脏均匀性样大，切面前半部回声明显增粗，增强，后半部回声消失。超声诊断：中度脂肪肝。中医辨证为肝郁脾虚，痰湿阻络。治以健脾疏肝、化痰通络祛湿。方选大柴胡汤加减。方药：柴胡 16g，黄芩 13g，白芍 16g，蒲公英 28g，郁金 11g，枳实 7g，半夏 7g，浙贝母 11g，水蛭 4g，牡蛎 28g，决明子 28g，茯苓 24g，白术 16g。服药 10 剂后，自觉症状减轻。效不更方，仍守上方，连服 6 个月，上症消除，面色见红，血脂恢复正常。肝脏 B 超复查提示：脂肪样变性消失。

☯ 消积化痰方 （张国伦方）

【组成】生何首乌 18g，泽泻 18g，草决明 18g，丹参 28g，山楂 18g，黄精 18g，虎杖 16g，荷叶 16g，莪术 13g。

【用法】每日 1 剂，水煎服，每日 2 次温服。

【功效】消积化痰，活血化瘀。适用于脂肪肝。

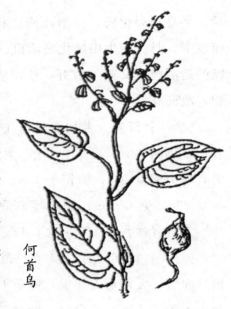

何首乌

【方解】消积化痰方既遵循中医对治疗脂肪肝的原则，又以现代药理实验为依据。方中泽泻含泽泻醇，具有消肿、利尿、降低血液中血脂的作用；何首乌含蒽醌类衍生物，具有减少胆固醇、三酰甘油在肝内沉积，降低血清胆固醇，阻止动脉硬化的药理作用；草决明含蒽苷类物质，能减少血清中血脂的含量；丹参化瘀活血，具有扩冠、提高血流量、降压及降血脂作用；山楂含有多种有机酸，含有溶解肠内脂肪的酶，可助消化，特别对肉食，久服能降低血脂；黄精含淀粉、黏液质、糖类及叶酸、醌类成分，对防止动脉硬化及肝脏脂肪浸润具有一定药理作用；虎杖及荷叶中均含降脂、降压之成分；莪术化瘀活血去脂。以上诸药合用，可达化痰、降脂、清泻瘀阻之功。

【加减】右胁痛者加白芍 16g；服药后吐酸水者加乌贼骨 16g 或减少山楂用量；如腹胀加炒莱菔子 16g；恶心者加半夏 16g；服药后大便次数每日超过 3 次者减少虎杖用量及生何首乌剂量。

【验案】何某，男，44 岁。患者因"反复腹胀、身体倦怠 3 个月"住院，体格检查：体温 36.5℃，脉搏 70 次/分钟，呼吸 25 次/分钟，血压 130/85mmHg，饮食、二便情况可，神清，慢性病容，面色虚浮，心肺（一），腹软，全腹无压痛，肝脏可触及于剑下 2cm，质软，表面光滑，无压痛，余无特殊体征，患者既往无"肝炎"等传染病史，血脂检查：三酰甘油 3.3mmol/L，胆固醇 5.6mmol/L，B 超显示：脂肪肝声像图（中度）。西医诊断：①脂肪肝；②高脂血症。用静脉滴注丹参注射液及血塞通注射液，口服

"东宝肝泰""多酶片""血脂康"等，治疗 1 周，疗效不佳，后转中医治疗，症见腹膨、神倦乏力、形体肥胖、纳少、恶心，中医诊断"积证"，证属痰湿郁阻、血脉瘀滞，治以除湿化痰、消积行瘀，方用：草决明、泽泻、丹参、生何首乌、山楂、黄精各 18g，莱菔子、虎杖、大荷叶、莪术各 13g，服 15 剂后，症状有所缓解，继续服 20 剂后，症状基本消失，复查血脂示：三酰甘油 1.33 mmol/L，胆固醇 4.9mmol/L，继续善后调理 1 个月，查体示肝脏回缩，B 超检查无异常。

【按语】脂肪肝是由多种原因引起的肝脏脂肪性病变。当肝细胞内脂质蓄积超过 5%，或组织学上每单位面积 1/3 以上肝细胞脂变时，称为脂肪肝。中医学认为，脂肪肝系因过食肥甘厚味，伤及脾胃，致使气机不畅，出入升降失常，湿聚生痰，由痰致瘀，久病入络导致血脉瘀滞。脂肪肝属中医"胁痛""积聚""癥瘕"范畴。《黄帝内经》云："百病皆生于气"。古代医家庞安常云："善治痰者，不治痰而治气"。中医学认为"气为血之帅""气行则血行"。均强调气机不畅是致病的重要因素。

化瘀散结方（张崇泉方）

【组成】川芎、郁金、泽泻、茵陈各 11g，丹参 28g，半夏、莪术、槟榔、鸡内金各 13g，胆南星 6g。

【用法】水煎服，每日 1 剂，每日 3 次温服。2 个月为 1 个疗程。

【功效】化瘀活血，荡涤痰浊。适用于脂肪肝。

【方解】化瘀散结方中丹参化瘀活血；川芎、郁金活血疏肝通络，并为引经药；莪术、槟榔行气导滞，散结化瘀；泽泻、茵陈化浊利湿；半夏、胆南星利湿涤痰；更以鸡内金消食滞、助运化。诸药合用，共奏化瘀活血、荡涤痰浊之功。

【加减】湿热内蕴加黄芩、通草、薏苡仁、虎杖、白豆蔻；脾胃虚弱加党参、山药、白术、白扁豆；肾精亏损加生地黄、女贞子、黄芪、墨旱莲、白芍。

【验案】王某，男，46岁。患者近2年来经常感觉腹胀、四肢乏力，肝区隐痛不适，纳减，大便溏薄而黏滞不爽。舌质黯边有瘀斑、苔厚腻，脉弦。化验肝功能：谷丙转氨酶115U/L，谷草转氨酶78U/L；三酰甘油3.8 mmol/L，胆固醇8.5 mmol/L。B超示肝区回声衰减明显，管状结构不能辨认，符合脂肪肝的诊断。证属肝郁脾虚，痰瘀互结。治当涤浊化瘀，佐以益气健脾。基本方加减：丹参、决明子各28g，郁金、川芎、泽泻、茵陈、白术、藿香、茯苓、白扁豆各11g，莪术、槟榔、山楂、鸡内金、半夏各13g，胆南星6g。10剂后腻苔稍退，纳增，腹胀、便溏诸症均见好转，上方增损续服达5个月，临床主要症状消失，期间肝功能、血脂检查逐渐恢复正常，B超示肝区后场回声衰减不明显，肝内管状结构清晰可见。获临床治愈。

☯ 青黛复肝汤（张镜人方）

【组成】明矾4g，青黛13g，生山楂16g，草决明13g，白头翁13g，秦皮13g，焦四仙28g，郁金13g，北沙参16g，五味子13g，川续断16g，生甘草13g。

【用法】每日1剂，水煎服，分2次服。

【功效】适用于脂肪肝、冠状动脉供血不足。

【验案】赵某，女，39岁，来医院就诊日期：1973年5月17日，患者肝区痛、腹胀，乏力2个月余。诊见患者2月份以来，身体疲乏，有时头晕，肝区痛，食欲尚可。大便不畅，血胆固醇波动在6.5~12mmol/L、香草酚浊度试验10U。肝超声波可见密集微小波集中在前 1/3，出波中度衰减，加大增益可见逆减波型。心电图示：轻度供血不足。舌暗红，苔白腻，脉沉滑。服上方 20 余剂，并适当控制食量，不吃高脂食物，加强体育锻炼，自觉症状好转。1973 年 7 月 6 日复查：谷丙转氨酶、香草酚浊度试验均正常，血胆固醇 4.05mmol/L，超声波为 2 级微小波，出波轻度衰减，加大增益，肝出波基本饱和。随访 5 年，至 1976 年 12 月一直稳定。

【按语】脂肪肝多为阴虚肝旺所致。临床表现为胁痛，腹胀，大便不畅，苔腻，为气机不畅、痰湿阻络。方中青黛、草决明清热平肝，郁金疏肝活血，生山楂、焦四仙、明矾导滞消食、利痰通络，秦皮、白头翁清血分湿热而利大肠，北沙参、川续断养阴，五味子、甘草酸甘化阴而解毒。药证相符，故症状改善，化验检查也恢复正常。

☯ 散结消积方（张鹤一方）

【组成】莪术、苍术、赤芍各 16g，青皮、三棱、桃仁、枳壳、荷叶、木香（后下）各 13g，当归、大黄各 6g，山楂、鳖甲（先煎）各 28g。

【用法】每日 1 剂，加水煎 2 次，每日分 2 次服，早、晚各 1 次。

【功效】适用于非酒精性脂肪肝（肝区闷胀疼痛，纳差，乏力等症状、且有腹部饱满、肝大、肝功能异常）。

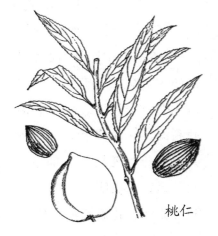

桃仁

【方解】脂肪肝以痰湿内阻，气滞血瘀为主要病机，治则行气疏肝、化瘀活血。方中青皮、三棱、莪术、当归理气活血、消积散结；苍术能化痰湿、散积结；鳖甲消结软坚、尤擅软散胁下痰瘀之结；

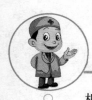

枳壳、桃仁、木香行气破血，通腑泄浊；赤芍化瘀活血等。全方具有导滞行气、化瘀活血之功。治疗1个月后总有效率达92.5％。

【加减】右上腹胀满，隐痛不适者，加延胡索、白芍各16g，甘草6g，以敛肝柔肝止痛；失眠多梦者，加生龙齿28g（先煎）炙远志13g，以定志安神；夹有痰湿内阻，症见肢体疲乏无力，舌苔腻者，去大黄，加泽泻11g，以增强利湿、化浊、降脂作用；若气滞血瘀化热，伴有便秘、口干者，去当归，加虎杖16g，以清热攻下导滞。

☯ 活血化瘀方（陈可冀方）

【组成】丹参28g，泽泻28g，白术28g，茯苓28g，三七参16g，生山楂16g，川芎11g，金钱草28g，郁金16g，延胡索16g，决明子16g，玉米须16g。

【用法】每日1剂，水煎服，每日2次，分早、晚服。

【功效】适用于脂肪肝（肝郁脾虚型）。

【方解】中医针对脂肪肝痰湿膏浊瘀血内阻、脾失健运、肝失疏泄的主要病机，确立了利湿化浊、化瘀活血、健脾疏肝的治法。活血化瘀方中泽泻、丹参利湿化浊、化瘀活血为君药；白术、茯苓健脾利湿、化浊降脂；三七参、生山楂、川芎化瘀活血、消积降脂，共为臣药；延胡索、郁金、金钱草、玉米须疏肝解郁、行气止痛、利胆退黄；决明子润肠清肝、通便降浊，共为佐使。全方配伍共奏利湿化浊、化瘀活血、健脾疏肝之功。

【验案】李某，男，48岁，工人。2007年6月6日来医院就诊。患者腹部膨满，形体肥胖。自诉右胁肋不适月余，食纳差，胃脘胀满不适，口干口苦，气喘心悸，大便偏干，小便稍黄，舌质暗红，苔白腻微黄，脉弦滑。B超提示：中度脂肪肝。用本方加味：泽泻

23g，丹参 18g，茯苓 18g，白术 16g，川芎 11g，生山楂 16g，金钱草 28g，郁金 16g，延胡索 16g，决明子 28g，大腹皮 23g，玉米须 28g。7 剂，每日 1 剂。早、晚水煎服。并嘱其饮食以素食为主，少吃油腻膏脂甜食，控制食量，适当运动锻炼。10 天后复查，右胁肋胀痛好转，胃脘胀满已除，纳食可，体重减轻，舌脉同上。效不更方、守上方续服 20 剂。15 天后复查右胁胀痛已愈，仍时有不适感，活动后已不觉心悸气短，纳、眠、二便均正常，舌质暗红、苔薄白而腻、脉弦滑。再守上方服 20 剂。20 日后复诊、患者心情舒畅，愉悦之情溢于言表，自诉服药以来体重已下降 8kg、自觉全身无明显不适。再予上方 15 剂，嘱其每周服药 3 剂，以巩固疗效，并注意饮食调摄、运动锻炼。8 个月后随访一切正常。

【按语】脂肪肝系肝细胞内脂质积聚达 5％以上，并使肝脏功能受损的一种疾病，病因复杂多样。本病多因饮酒过度、嗜食肥甘，或感受湿热疫毒等，或病后失养，脾胃受损，湿浊郁滞肝胆所致。病在肝、脾，日久则累及肾脏，瘀浊互结是主要病理因素，故治以化瘀涤浊为基本法则。

☯ 保肝降酶汤（卢尚岭方）

【组成】白芍、党参、炒莱菔子各 11g，柴胡 6g，炒枳实、炒白术、陈皮、半夏、茯苓、女贞子各 13g，生山楂、连翘、神曲、生麦芽、泽泻、草决明、干荷叶、丝瓜络、夏枯草各 16g，炙甘草 6g。

【用法】水煎服，每日 1 剂，煎 2 次，分 2 次服。30 天为 1 个疗程，连续观察 1～2 个疗程。

【功效】适用于肥胖性脂肪肝。

【方解】保肝降酶汤中以四逆散疏散肝气，四君子汤健脾行气，保和丸化滞利痰，加用含有齐墩果酸的女贞子、丝瓜络、夏枯草降酶保肝，能够提高人体脂质代谢；草决明、生山楂、泽泻、干荷叶降脂抑脂，故对脂肪肝有较好疗效。

【加减】舌苔白厚而腻，去连翘加炒苍术、佩兰、砂仁；血清胆红素增高，加茵陈、半枝莲、虎杖。

【验案】陈某，男，57岁，农民。患者上腹痛、乏力1个月。于2000年3月2日来诊。刻诊患者肥胖、右上腹胀闷，隐痛，乏力，昏昏欲睡，恶心欲吐，胃纳不馨，尿黄，便下不爽，腹壁肥厚，右上腹压痛，舌淡红，舌边有齿痕，苔黄厚腻，脉弦细。实验室检查：血清胆红素26μmol/L，谷丙转氨酶138U/L，谷草转氨酶125U/L，γ-谷氨酰转移酶187U/L，胆固醇6.02mmol/L，三酰甘油3.3mmol/L。B超显示：脂肪肝、胆囊壁略粗。西医诊断为肥胖性脂肪肝。中医辨证为肝郁脾虚，痰浊中阻。治拟健脾疏肝，化痰利湿导滞，予加味三合一方：柴胡6g，白芍、党参、炒莱菔子各11g，炒枳实、炒白术、陈皮、半夏、茯苓、女贞子各13g，生山楂、连翘、神曲、生麦芽、泽泻、草决明、干荷叶、丝瓜络、夏枯草、虎杖各16g，茵陈28g，炙甘草6g。每日1剂，水煎2次，早、晚分服。10剂后右上腹胀痛感消失，苔腻渐化。效不更方，连服20剂，患者诸症若失，复查血清胆红素18μmol/L，谷丙转氨酶25U/L，谷草转氨酶30U/L，γ-谷氨酰转移酶43U/L，胆固醇3.6mmol/L，三酰甘油1.78mmol/L，肝胆B超未见异常。体重下降6kg。嘱其适当增加运动，控制脂肪、糖类进食量。随访2年脂肪肝未发。

【按语】脂肪肝是由肝细胞内三酰甘油超过正常含量所致，可由许多因素引起，如嗜酒、肥胖、糖尿病、高脂血症、营养障碍、药物或化学毒物等。现在认为，单纯脂肪肝，其进展速度缓慢，转变成肝纤维化和肝硬化的可能较小；而脂肪性肝炎，无论是酒精性还是非酒精性，若不积极治疗，后者有18%会转变成肝纤维化和肝硬化，前者转变的百分比更高。因此，脂肪肝的积极治疗很有必要，特别是脂肪性肝炎。对脂肪肝的治疗应：控制饮食、调整生活方式和中药治疗，三者可共同增效。

☯ 消食化积方（刘亚军方）

【组成】桃仁 16g，紫丹参 23g，红花 13g，赤芍 11g，川芎 11g，莪术 11g，枳实 16g，郁金 16g，苍术 16g，泽泻 16g，生山楂 18g，草决明 28g，荷叶 28g，大黄（后下）13g。

【用法】每日 1 剂，水煎服，每日 2 次，早、晚分服，28 天为 1 个疗程，1 个疗程后，可休息 3～5 天，再继续下 1 个疗程，可连用 3 个疗程。

【功效】化瘀活血，健脾祛湿，疏肝理气。用于脂肪肝。

【方解】消食化积方中苍术、生山楂、泽泻祛湿健脾，化积消食；郁金、枳实、荷叶理气疏肝；草决明、泽泻化浊降脂；紫丹参、赤芍、川芎、红花、莪术、大黄破瘀以消积块。

【验案】黄某，女，53 岁。患者因脘腹胀满，胸闷，四肢乏力反复发作 10 个月，加重 10 天，于 2006 年 7 月 15 日来医院就诊。刻诊：有高血压病史 5 年，形体肥胖，头晕目眩，面色黧黑，脘腹胀满，右胁隐痛，神疲倦怠，肢体困重，便溏纳差。舌质淡，苔白腻，脉弦滑。血压 155/95mmHg，胆固醇 8.9mmol/L，三酰甘油 3.8mmol/L，肝脏 B 超提示为中度脂肪肝。证属脾湿痰浊所致。治则健脾益气化浊法，药用：生黄芪 28g，生薏苡仁 28g，云茯苓 16g，苍术 16g，泽泻 16g，生山楂 18g，石菖蒲 16g，紫丹参 28g，草决明 28g，川芎 16g，郁金 16g。每日 1 剂，水煎 2 次，早、晚分服。在服药期间注意调整饮食，适度运动，保持心情舒畅，戒酒，做到劳逸结合，按时应用降血压药物等。7 月 28 日复诊，头晕目眩、右胁隐痛等症减轻，精神好，纳香，大便正常，上方去生薏苡仁、石菖蒲加何首乌 18g，红花 13g，继服 21 剂，服法同上。8 月 18 日再诊，临床症状消失，精神好，饮食增加。按上方共为细末每次 13g，日服 3 次，嘱服 30 天复诊。9 月 17 日复诊，一切临床症状消失，精神好，饮食正常，复查血脂、B 超均正常。

【按语】刘亚军认为现代人的生活和工作节奏明显加快，竞争激烈，劳神过度，加之饮食不节，生活无序，而使人体各脏器功能受损，久必及肾，耗损肾中精气，出现未老先衰，若肾中精气受损，阴阳失衡，藏精主水及气化功能失调，水不涵土温土，肝失疏泄，脾失健运，血脂失于运化，积于血中为痰为瘀，形成高脂血症，痹阻于肝，则形成脂肪肝。患者年过半百，肾中精气渐衰，气血渐虚，已处于生理性肾虚状态。本案的脂肪肝属于中医的"积证""胁痛"范畴，患者标实证候不明显，以六味地黄汤加味治疗。

☯ 多味地黄汤加味（薄振东方）

【组成】泽泻、制何首乌、焦山楂各 28g，山茱萸、茯苓、山药、枸杞子、川楝子、熟地黄、牡丹皮各 11g，丹参 13g，虎杖 18g。

【用法】每日 1 剂，水煎服，每日 2 次，早、晚各服 1 次。

【功效】滋阴补肾，养阴活血。

【方解】多味地黄汤加味中熟地黄补肾填精，山茱萸滋肾养肝，山药补益脾肾，茯苓、泽泻淡渗脾湿、清泻肾火，枸杞子、何首乌滋肾补肝，山楂消食活血，虎杖清热利湿降酶，丹参、川楝子理气疏肝、止痛活血，女贞子滋补肾阴。中医药理研究表明，泽泻、山楂、丹参均有明显的减少胆固醇及抗动脉硬化的作用，丹参减少三酰甘油的作用尤为显著，山楂能增加卵磷脂对胆固醇的比例，减少脂类物质在器官上的沉着，女贞子、枸杞子均有阻止肝中三酰甘油及减少肝细胞脂质的沉积，增加免疫功能和抗肝损伤等作用。对于肝肾阴虚之脂肪肝以六味地黄丸加减治疗，疗效明显。

【验案】陈某，男，63岁，农民。2002年4月6日来医院就诊。患者反复右上腹隐痛病史2年，加重伴头晕，乏力半个月。患者平素喜肥甘美味，患痛风1年。2年前医院体检时B超发现患有脂肪肝。近2年来

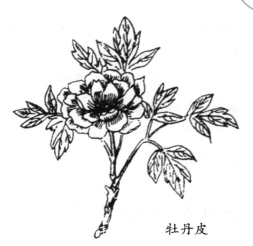

牡丹皮

右胁胀，时有隐痛。曾口服西药（药物不详），疗效不理想。2周前又因劳累、饮酒而发，且伴口干、手足心热，头晕耳鸣、腰酸乏力，特求诊于中医。舌质红，脉细数。查体：腹壁脂肪薄，肝肋下融及，肝区及上腹部压痛（＋）。化验血脂：胆固醇9.83mmol/L，三酰甘油3.30mmol/L，低密度脂蛋白（LDL）3.68mmol/L，高密度脂蛋白（HDL）1.03mmol/L，谷丙转氨酶85U/L，尿酸（UA）508μmmol/L，肝胆B超示：脂肪肝（中度），胆囊壁毛糙。西医诊断：脂肪肝，痛风。中医诊断：胁痛、积证。辨证：肝肾阴虚。用上方9剂，嘱患者低脂饮食、忌烟酒、海鲜之物。多食清淡饮食、新鲜蔬菜、水果，劳逸结合。

第二诊：服药9天后，肝区隐痛、头晕耳鸣症状好转，继服中药20剂。

第三诊：肝区隐痛、头晕耳鸣症状消失，腰酸、口干、乏力好转，舌质红，脉弦细。处理：8月6日方易丹参，加女贞子11g，15剂。

第四诊：诸症消失，精神佳，形体较前肥胖，舌质淡红，脉弦滑，肝肋下未触及，肝区及上腹部无压痛。肝胆B超示：脂肪肝（轻度）。化验血脂：胆固醇5.3 mmol/L，三酰甘油1.80 mmol/L，低

密度脂蛋白 3.6mmol/L，高密度脂蛋白 2.8 mmol/L，谷丙转氨酶 40U/L，尿酸 430μmmol/L。

处理：将三诊方调整药量，共研细末，炼蜜为丸，每丸 7g，早、晚服，连续服用 2 个月。

1 个月后复诊，症状消失，复查血脂、转氨酶、尿酸，肝胆 B 超检查恢复正常。

☯ 化瘀散结汤（姚五达方）

【组成】乌韭 28g，白参、赤芍、白芍、鳖甲、枳实、郁金、北山楂、黄芪、泽兰、丹参、葛根各 16g，淮山药 18g，延胡索 13g，广木香 7g，甘草 4g。

【用法】水煎服，每日 1 剂，每日分 2 次服。30 天为 1 个疗程。

【功效】益气健脾，理气化痰，清热利湿，祛瘀散结。

【方解】化瘀散结汤中白参、黄芪、淮山药益气健脾；枳实、乌韭、延胡索、木香化痰理气；郁金、山楂解郁疏肝；泽兰、丹参、鳖甲散结化瘀。同时，脂肪肝患者在治疗期间应该合理安排饮食，控制饮酒，调理情志，方能取得满意的疗效。

【验案】杨某，女，40 岁，理货员，1997 年 12 月 4 日来医院就诊。患者嗜烟酒，并喜食肥甘美味。1997 年 4 月以来，腹胀，胸闷隐痛，食后更甚。肝区隐痛，神疲乏力，饮酒后为剧，大便稀溏，小便黄。1997 年 8 月查肝功能正常，B 超检查肝大，脏面平直，下角变钝，肝内管道结构模糊不清，肝静脉显示狭窄，肝实质回声衰减，肝脏边缘显示不清，提示为脂肪肝。自服"东宝肝泰"等药治疗 6 个月，复查肝功能正常，B 超提示脂肪肝无好转，故来我师处求治。症见：右胁隐痛，胃脘部胀满，身体肥胖，食欲缺乏，厌食油腻，食后加甚，食油腻则恶心，大便稀溏，小便黄，舌质淡红，苔黄腻，脉弦滑。肝脏右肋下触及 1 横指，质稍硬，轻度触痛。实验室检查：三酰甘油 3.3mmol/L，胆固醇 6.8mmol/L。诊断：脂肪肝。证属肝胆湿热，痰浊瘀血搏结。药用上方，服药 7 剂，诸症明显好转，此方加减治疗 6 个月，症状消失，复查肝功能、血脂正常，B 超示脂肪肝消失。

【按语】由于患者长期饮酒，偏食肥甘厚味，湿热过剩，湿热之邪中阻，累伤脾胃，运化失司，不能输布水谷之精微，湿浊凝聚而成痰，痰阻气滞，渐致血行不畅，脉络壅塞，痰浊与气血搏结于肝胆，日久而成脂肪肝病。本方采用益气健脾、利湿清热、化痰理气、化瘀散结综合治疗。

☯ 山药降脂方 （陆志正方）

【组成】丹参、淮山药、山楂各 18g，茵陈 28g，泽泻、车前草各 16g，柴胡、郁金、防己各 13g，大黄 6g，甘草 4g。

【用法】水煎服，每日 1 剂，每日分 2 次煎服，早、晚分服。

【功效】祛湿疏肝，健脾和胃，活气化瘀。适用于脂肪肝。

【方解】山药降脂方中以茵陈、丹参为主药，祛湿疏肝，化瘀活血；赤芍、柴胡、郁金行气活血开郁；大黄通腑导滞；泽泻、车前草、防己渗湿利水；淮山药、山楂健脾消食和胃。全方合用有疏肝祛湿化痰、化瘀活血行气、和胃健脾、消食之功用。

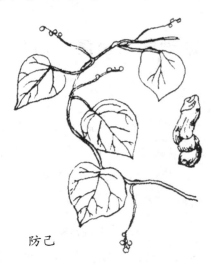

防己

【验案】周某，男，39 岁，司机。患者因右肋下胀闷不舒，腹胀，隐压痛，纳差，小便多色黄 1 个月余，来中医门诊治疗。患者平素喜食肥腻之物，长期饮酒，现身高 172cm，体重 85kg。体查：腹胀，肝脏叩击痛，触诊不理想。舌质红，苔白，脉弦滑。B 超检查示：肝脏形态大小正常，肝内光点回声细密，管道系统模糊，肝肾对比征阳性，提示脂肪肝。生化检查：三酰甘油 3.3mmol/L，总胆固醇 8.5mmol/L，谷丙转氨酶 72U/L，乙肝检查阴性。根据症状及实验室检查，诊断为脂肪肝，以山药丹参降脂方治疗。嘱勿食动物内脏及肥腻食物，戒烟或少吸烟，多活动。守上方治疗 1 个月后，自觉胁下胀闷隐痛消失，无腹胀，大小便正常。B 超复查：肝内光点回声均匀，管道清晰，无脂肪肝声象，肝肾对比征阴性。化验三酰甘油 1.32mmol/L，总胆固醇 4.8mmol/L，谷丙转氨酶 36U/L。为巩固疗效，继续服药 20 天。随访 3 个月，未见复发。

【按语】由于患者平素喜食肥腻之物，长期饮酒，损伤脾胃，以致痰湿气滞，瘀血郁结于内而致脂肪肝。根据本病发病与痰湿、气滞、瘀血三者关系密切的机制，自拟降脂方治疗。

☯ 理气消瘀汤（周信有方）

【组成】苍术、茯苓、薏苡仁、山楂各 16g，葛根 13g，绞股蓝、六月雪、平地木各 18g，砂仁（后下）6g。

【用法】每日 1 剂，水煎服，每日 2 次温服。

【功效】利湿化痰解酒毒，理气消瘀和肝络。适用于酒精性脂肪肝。

【方解】方中苍术、薏苡仁、茯苓利湿健脾助运为主药；以传统解酒药葛根、砂仁化浊升清；同时配以利湿化痰、消瘀理气之品如六月雪、平地木、山楂、绞股蓝。诸药合用，共奏利湿化痰解酒、消瘀理气和肝络之功。中医药理研究证实，葛根可提高人体乙醇代谢酶系的活性，对抗乙醇对肝脏醇脱氢酶（ADH）活性抑制的作用，有利于乙醇在人体内的分泌代谢，增加肝细胞胞质中的谷胱甘肽转移酶活性，有利于机体解毒功能的发挥，保护肝细胞免受自由基亲电子化合物和毒物的损害，减少乙醇的毒性。生山楂含有脂肪酶，可加快脂肪的消化并有降血脂、抗动脉粥样硬化作用。绞股蓝富含绞股蓝总皂苷，能明显抑制乙醇致大白鼠急性肝损伤，显著减少谷丙转氨酶、谷草转氨酶、谷氨酰转移酶的升高，对肝细胞空泡变性、炎性浸润、坏死等均有明显保护作用，并能促进肝细胞再生。

【验案】沈某，女，38岁，2006年10月3日来医院就诊。患者脂肪肝5年，既往有乙肝病史，未做治疗，喜美食，平日嗜酒。近因体重不断增加、乏力来就诊，见患者体胖，身高165cm，体重85kg，右胁隐痛、四肢乏力、便溏，饮食、小便正常，舌质淡肥有齿印，苔白、脉弦滑。生化检验示：HBsAg（＋）、总胆固醇10.8mmol/L（正常值3.6～6.1mmol/L）、三酰甘油3.3mmol/L（正常值0.56～1.7mmol/L），高密度脂蛋白0.36mmol/L（0.40～2.00mmol/L）、肝功能正常。B超示：重度脂肪肝。中医诊断：胁痛，肝郁脾虚。西医诊断：脂肪肝；慢性乙肝病毒携带者。中药治疗以消瘀理气、化痰祛湿、通络活血。上药水煎服，每日1剂，嘱患者加强体育锻炼，清淡饮食，忌饮酒。治疗3个月后患者症状消失，体重下降明显。血脂检验正常，B超示：轻度脂肪肝。

☯ 利湿解毒降脂汤（袁海波方）

【组成】生山楂、何首乌、苦参、鸡骨草各28g，姜黄、泽泻、决明子各16g，赤芍11g，蒲黄7g，生甘草6g。

【用法】水煎服，每日1剂，每日分2次煎服。

【功效】利湿解毒清热，活血疏肝散瘀。适用于脂肪肝。

【加减】口苦口腻，胸膈不舒加生薏苡仁、豆蔻、郁金、茯苓；

腰酸膝软，两腿乏力加桑寄生、杜仲、白术、黄精、续断；夜寐不安，失眠多梦加酸枣仁、首乌藤、合欢皮、煅龙骨、煅牡蛎；兼有两胁胀痛不适加延胡索、荔枝、香附、川楝子；恶心欲吐、胃脘饱胀加陈皮、姜半夏、紫苏梗、麦芽、鸡内金；小便黄赤加黄柏、牡丹皮、车前草。

【验案】袁某，女，38 岁，工人，1994 年 1 月 8 日来医院就诊。

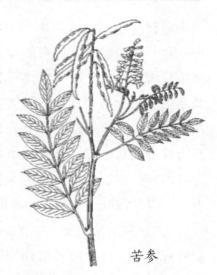

苦参

几个月前肝区胀痛反复不解，谷丙转氨酶持续在 68U/L 左右，血胆固醇 6.3 mmol/L，三酰甘油 3.3mmol/L；B 超示：脂肪肝，脾稍大。已用过多种中西药物，症状未见改善。症见四肢沉重，肝区胀痛，体态肥腴，身体乏力，晨起口干口苦，胃纳亢进，大便黏腻不畅，日行 1 或 2 次，小溲色黄，舌质微红，脉细。证属痰热内蕴，肝郁气滞，瘀阻肝络。治则祛湿化痰，解毒清热，解郁疏肝，通络活血。

上方加减连服 156 剂，每日 1 剂，分 2 次煎服。于 1994 年 5 月复查：谷丙转氨酶正常，血胆固醇 5mmol/L，三酰甘油 1.6 mmol/L；B 超示：肝炎后改变（脾不大，未见脂肪肝图像）；不适症状全部消失，体重减轻 7kg。随访 3 年，未见复发。

【按语】脂肪肝属中医"胁痛""积聚"等范畴，多表现出湿、热、瘀、毒、痰交结的复杂病因，故治则应以利湿解毒清热，活血疏肝散瘀为主，自拟解毒降脂汤。方中姜黄，如《本草求真》云："此药辛少苦多，行气过于郁金，破血立通，下气最速，气血兼理耳。"中医药理研究证明，姜黄含姜黄酮、姜黄素等，能明显减少实验性高脂血症大鼠及兔的 β 脂蛋白、三酰甘油及胆固醇的含量，阻止血小板聚集，提高纤溶活性，并有利胆及肝脏解毒作用；而泽泻提取物、醇浸剂及膏对乙硫氨酸诱导的动物脂肪肝模型有明显的抑制作用，可减少脂肪含量，并对四氯化碳所致的实验动物肝损伤有显著的保护作用；加之蒲黄、决明子活血祛浊，可抑制外源性脂质的吸收；生山楂、何首乌健脾化湿，可干扰内源性脂质的合成；辅以苦参、鸡骨草清热解毒降酶，赤芍祛瘀活血通络。

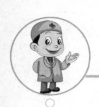

第二章
慢性肝炎

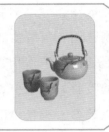

☯ 清热利湿方（杨培君方）

【组成】薏苡仁、丹参、赤芍、板蓝根各18g，黄芪、茵陈各28g，白术、黄精、淫羊藿、虎杖、连翘、猪苓各13g，甘草6g。

【用法】水煎服，每日1剂，水煎2次，分早、中、晚3次服，肝功能正常后，改为2日1剂，25剂为1个疗程。

【功效】利湿清热，活血解毒。适用于慢性肝炎。

【方解】慢性肝炎属中医"黄疸""胁痛"范畴，为正气亏损，湿热疫毒为犯，邪结于里，气血失常，脏腑功能受损，病久及脾肾，致脾肾亏虚；湿热疫毒乘虚内犯入血，与血交混，胶固难解，邪阻气滞血瘀；湿热瘀血

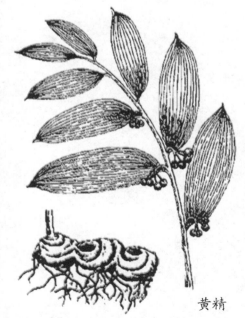

黄精

阻于肝脏而病发。其病机为正虚邪伏，脾肾亏虚，湿瘀结于肝脏。清热利湿方中用黄芪、黄精、淫羊藿补肾健脾，恢复人体正常生理功能。药理研究证实黄芪、黄精、淫羊藿可提高人体免疫功能，黄

芪能诱生干扰素，黄芪、黄精还可提高血清清蛋白，对人体有很好的保护作用；白术、薏苡仁、猪苓利湿健脾，助黄芪健脾，恢复脾胃正常运化功能。茵陈、虎杖、板蓝根、连翘解毒清热，消除致病之因；丹参、赤芍祛瘀活血，中医药理研究证实丹参、赤芍可以改善肝脏微循环，促进肝细胞再生，保护肝脏。诸药合用，集补肾健脾，清热利湿，解毒活血于一方，不仅可提高人体免疫功能，改善肝脏微循环，促进肝细胞再生，保护肝脏，而且对乙肝病毒有很好的抑制作用。

【加减】呕吐者加藿香、天南星、半夏；苔黄厚腻，湿热重加龙胆草、绿豆、土茯苓；大便干燥加大黄、天麻仁；肝区疼痛明显加佛手、延胡索、郁金；早期肝硬化加土鳖虫、鳖甲；转氨酶高持续不降加垂盆草、重楼。

【验案】周某，男，43 岁。患者因厌油，纳呆，肋胀脘痞，四肢乏力 3 个月，加重并身目发黄，呕吐 5 日入院。查肝功能及两对半发现：谷丙转氨酶 189U/L，表面抗原，核心抗体及 e 抗原阳性，神疲，于右胁缘下可扪及肿大肝脏，苔白厚腻，据病史诊断乙型肝炎，拟基础方加藿香、半夏，日 1 剂煎服，同时输液支持保肝治疗，1 个月后精神好转，肝功能正常出院，两对半无改变，继续用基本方加减治疗，4 个疗程结束时，两对半除表面抗体阳性外均为阴性，肝大恢复正常（B 超复查）告愈，至今未复发。

☯ 虎杖解毒汤（张国伦方）

【组成】土茯苓、垂盆草各 18g，虎杖、平地木、半枝莲各 16g，赤芍、姜黄各 13g，黑料豆 13g，生甘草 4g。

【用法】将药放入砂罐内，用水浸泡过药面，泡 30 分钟即行煎煮。沸后改用小火煎 20 分钟，过滤取药液温服。每日 1 剂，煎服 2 次，上、下午各 1 次，食后 2 小时服。连服 2 个月为 1 个疗程。一般应服用 2～3 个疗程，治疗前及每满 1 个疗程，可复查肝功能及乙型肝炎病毒感染表面抗原标志物 1 次。

【功效】具有清热解毒之功，适用于慢性乙型肝炎迁延者及乙肝病毒携带者，表现以湿热瘀郁为主证者。

【方解】虎杖解毒汤中以平地木、虎杖、半枝莲为主，辅以土茯苓、垂盆草相互协同而奏清热解毒化湿、活血凉血之效。佐以黑料豆、甘草，调养肝脾而清热解毒；取赤芍、姜黄入肝为使，增强活血凉肝作用。本方立意重在祛邪，慢性乙肝总属邪盛而致伤正，祛邪即寓扶正之意。如并见正虚，则可适当扶正以祛邪。在治疗后的恢复巩固阶段，则须另用扶正调补为主的方药。本方用药重在活血，因为慢性乙肝病邪多已深入血分，故宜以凉血和血为主，兼以清出气分湿热，但又忌用破血伐肝之品。

【加减】肝血瘀酌加丹参 13g，土鳖虫 6g，桃仁 13g；肝血虚加当归、白芍各 13g；肝肾阴虚加桑椹子、墨旱莲各 13g；阴虚有热加大生地黄、金钗石斛各 13g；脾气虚酌加党参、白术各 13g，黄芪11g；肾阳虚加仙灵脾、菟丝子各 13g；肝郁气滞加醋柴胡 6g，香附13g；气火郁结加牡丹皮、山栀子各 13g；湿热中阻加炒黄芩 13g，厚朴 6g；湿热在下加炒苍术、黄柏各 13g；湿热发黄加茵陈 11g，山栀子 13g；热毒偏重酌加龙胆草 6g，大青叶、蒲公英各 16g；湿浊偏重加煨草果 6g，晚蚕砂 13g（包）；血分瘀毒加白花蛇舌草 18g，制大黄 6g；营分郁热酌加水牛角片、牡丹皮、紫草各 13g。

【验案】李某，女，30 岁，服务员。病史：1989 年 6 月因四肢乏力、纳差，查肝功能发现黄疸指数 8U，谷丙转氨酶 86U/L，HBsAg（＋），自觉肝区恶心欲吐，隐痛，四肢乏力，就医检查诊为乙型肝炎。先后用过多种中西药物，经 8 个月以上治疗，反复查肝功能 5 次，转氨酶时升时降，乙肝表面抗原一直为阳性，乃于 1989年 11 月来我院治疗。就诊时症见：肝区时恶心欲吐，隐痛，纳谷不香，神疲乏力，口干，大便每日 2 次，但不溏，舌苔薄黄腻，舌尖暗红，脉弦滑。辨证施治：肝经湿热瘀结，木郁不能疏土，拟解毒汤。药用虎杖、平地木、垂盆草各 18g，土茯苓 16g，贯众、紫草、黑料豆各 13g，甘草 4g，二妙丸 11g（包）。服 40 剂后，自觉症状逐渐消失。原方再服 25 剂，复查肝功能正常，乙型肝炎病毒感染表面抗原标志物（－）。但尚不耐疲劳，上方去紫草、土茯苓、垂盆草，加制何首乌、制黄精、大生地黄各 11g，以扶正固本，服 1 个疗程后，在本院及其他医院复查肝功能等指标均为正常。

【按语】解毒汤系我国著名中医临床专家、中医学院教授张国伦经验方。张氏认为，临证所见慢性肝炎起病多缓，症状不易发现，病程长，每易持续迁延转成慢性。肝为藏血之脏，故湿热毒邪不仅蕴于气分，且常深入血分，瘀滞肝络，表现出湿热毒瘀交结的病理特点，致使热毒瘀结于肝，湿毒蕴遏脾胃。由于湿热毒瘀是发病的病理基础，贯穿于病变的始终，因此病理发生主要属于邪实。但邪毒久羁，热伤阴血，湿伤阳气，又可邪实与正虚错杂，导致肝脾两伤，病及于肾，表现肝肾阴血虚耗，或脾肾气虚、阳虚。本方辨证适用于湿热毒瘀互结的证候，旨在以祛邪为主，邪祛则正复。治疗重在清化湿热，化解肝毒，凉血化瘀。

☯ 滋补肾阴汤（张秋霞方）

【组成】当归 11g，黄精 28g，细生地黄 28g，首乌藤 28g，苍术、白术各 13g，青皮、陈皮各 13g，甘草 6g，柴胡 13g，姜黄 13g，郁金 13g，薄荷 4g。

【用法】将药物用水浸泡 30 分钟，浸透后煎煮。首煎沸后文火煎 1 小时，二煎沸后文火煎 30 分钟。两煎混匀，总量以 250～300ml 为宜，每日服 1 剂，每剂分 2 次服用，饭后 2 小时温服。连服 2 剂，停药 1 天，每月可取 20 剂。

【功效】具有疏肝养肝，滋补肾阴，运脾和胃之功，适用于迁延性肝炎、肝硬化、肝癌、慢性肝炎等，症见胁下疼痛、胸胁满闷、舌红苔少，同时兼见胃脘不适、纳少便溏等，属肝肾脾胃同病、气滞血瘀者、气阴两虚。也可用于肝硬化腹水患者，腹水消退之后体力未复者。

【方解】滋补肾阴汤是我国著名肝病诊治专家，原中国中医科学院望京医院张秋霞教授治疗肝病的基本方。滋补肾阴汤中黄精、生地黄、当归滋水涵木；柴胡、郁金、青陈皮、薄荷理气疏肝；苍白术、甘草、陈皮和胃运脾；姜黄理气活血，首乌藤安神养血。诸药合用共奏柔肝疏肝、滋肾运脾、和胃理血之效。临床若能灵活应用，则必获益良多。

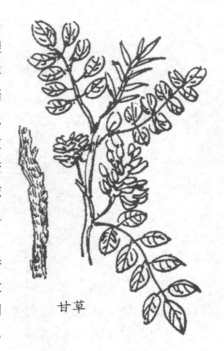

甘草

【加减】气虚明显者，可加党参16g，黄芪28g，名曰参芪黄精汤；大便溏薄者，酌减生地黄用量；血瘀明显者，可加丹参28g，鸡血藤28g，名曰丹鸡黄精汤。

【验案】刘某，女，44岁，1973年10月来医院就诊。患者10年以来，经常出现肝区疼痛，并伴低热37℃，肝功能检查正常。1968年在省级人民医院做肝穿刺，疑诊肝炎。1973年2月份身体乏力，发热，肝区疼痛猝然加重，呈针刺样痛。经检查诊为肝癌，住院治疗。经西医处理，低热、肝区疼痛症状未能得到改善，全身情况亦日趋恶化，遂于1973年10月份来诊。诊时，患者消瘦，肝区疼痛、低热（37.5℃）、纳差、胃胀、便溏、面色青黯、神疲气短、脉沉细弦数、舌质青赤、有瘀斑、苔薄白。肝脏触诊肋下5cm，质硬，表面不光滑，触痛。予本方15剂。药后2周，自觉症状即逐日减轻。以后连用半年左右，诸症消失。实验室检查：甲胎蛋白（一）、转肽酶、乳酸脱氢酶等均转正常出院。出院后继续来门诊以上方加减服用，一年后停药并恢复工作。随访至1990年仍健在。

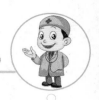

养肝柔肝方（徐玉华方）

【组成】麦冬 13g，南沙参 13g，当归 11g，细生地黄 18g，金铃子 13g，首乌藤 28g，丹参 28g，鸡血藤 28g，柴胡 13g，姜黄 13g，郁金 13g，薄荷 4g。

【用法】将药用水浸泡 30 分钟，浸透后煎煮。首煎沸后小火煎 50 分钟、二煎沸后小火煎 30 分钟。煎好后两煎混匀，总量以 300ml 为宜。每日服 1 剂，每剂分 2 次服用，饭后 2 小时温服。每服 2 剂停药 1 天，每月共服 20 剂。服药过程中，停服其他任何中西药物。

【功效】柔肝方养肝、疏肝、滋肾，适用于迁延性肝炎、慢性肝炎、肝硬化、肝癌等病。症见肝区疼痛，大便偏干，口干目涩，脉弦细滑数，舌质红苔薄黄干等。中医辨证属于肝肾阴虚，气滞血瘀者。

【方解】养肝柔肝方系在魏玉璜方"一贯煎"的基础上加减而成。方中生地黄、沙参、麦冬涵木滋水，柔肝养肝；当归、丹参养血和胃；柴胡、郁金、川楝子、薄荷理气疏肝；姜黄、鸡血藤化瘀活血；首乌藤安神养血。诸药合用，共奏滋肾、养肝、活血疏肝之功。本方临床疗效可靠，然扶正有余，祛邪不足，故不宜久用。从肝病"毒虚"理论出发，本方宜与草河车汤、升麻甘草汤合用。

【加减】肝区疼痛较重者，加延胡索 13g；腹胀明显者，加砂仁 6g，莱菔子 16g；合并黄疸者，合入减味三石汤。大便干结者，生地黄可加量至 28g，并减少煎药时间，首煎 20 分钟即可；大便偏溏者，生地酌减用量，并增加煎药时间，首煎可煎至 1 小时。

【验案】李某，女，35 岁，1990 年 11 月份来医院就诊。3 年来患者肝区疼痛，身体疲乏无力，多次检查谷丙转氨酶均在 480U/L 以上，香草酚浊度试验 12U 以上，香草酚絮状试验（＋～＋＋），诊断为迁移性慢性肝炎。长期服用西药保肝药物及中药利湿清热解毒剂，症状及实验室检查均无明显改善。来诊时，疲乏无力，肝区

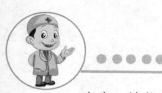

疼痛，纳谷尚可，口干渴欲饮水，睡眠不实多恶梦，大便偏干，小便偏黄，脉弦细滑数，舌质红，苔薄白中心黄而偏干。实验室检查：谷丙转氨酶 480U/L 以上，香草酚浊度试验 12U，香草酚絮状试验（十十），诊断为迁延性慢性肝炎。中医辨证为肝肾阴虚，血瘀气滞，内蕴湿热。予加味一贯煎合减味三石汤。1 个月后复诊，上述症状已基本消失，复查谷丙转氨酶 260U/L，香草酚浊度试验 8U，香草酚絮状试验（一）。再服上方 1 个月，1 个月后复查谷丙转氨酶、香草酚浊度试验均转正常，香草酚絮状试验 5U。继服加味一贯煎原方，3 个月后再查，谷丙转氨酶、香草酚浊度试验、香草酚絮状试验均转正常。以后继续服用本方至半年后停药。服药期间，每月复查肝功能，均在正常范围内，无明显自觉症状，肝炎已愈，疗效巩固。

☯ 养血柔肝汤（孟子霞方）

【组成】白芍 16g，当归 11g，柴胡 16g，茯苓 16g，板蓝根 16g，败酱草 16g，茵陈 28g，川楝子 11g，金银花 16g，蒲公英 16g，甘草 6g，生姜 13g，大枣 5 枚。

【用法】将药用清水浸泡半小时，每剂煎煮 3 次，每次煎煮半小时，将 3 次所煎得药液混合。每日 1 剂，分 3 次于饭后 1 小时温服。

【功效】具有健脾疏肝，清热解毒之功，适用于急、慢性乙型肝炎，或有胁肋疼痛隐隐，或两胁胀痛不舒，中医辨证属于湿热中阻、肝郁气滞者。

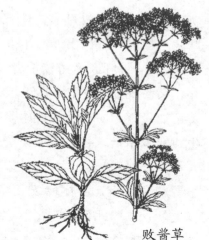

败酱草

【方解】养血柔肝汤中柴胡解郁疏肝；当归、白芍柔肝养血；茯苓、甘草、干姜、大枣和胃健脾，

肝胆病 传承老药方

此乃逍遥散抑肝健脾之意；板蓝根、败酱草解毒清热，抗菌谱较广，又兼有抗病毒作用，尤其对肝炎病毒有较强的杀灭作用，并能促进肝细胞再生，防止肝细胞变性；金银花、蒲公英解毒清热，对多种细菌、病毒有较强的杀灭作用；茵陈、川楝子利湿清热，利胆疏肝，对多种病毒、细菌有较强的抑制作用，为肝胆疾病所常用。以上诸药相伍，既可以通过解毒清热杀灭病菌等作用以祛邪，又可通过健脾疏肝而调动机体抗病力以扶正，此即寒热并用，攻补兼施，实乃治疗慢性迁延型肝炎的理想方剂。

【加减】若右胁肋痛甚者，可加玄胡、郁金、延胡索、丹参；若肝脾大者，可加炙鳖甲、三棱、莪术；若转氨酶升高者，可加五味子、黄芩、土茯苓、半枝莲；若两胁胀痛甚者，加青皮、佛手、川朴；若纳差、腹胀者，可加焦三仙、山楂、鸡内金；若体倦乏力者，可加太子参、黄芪等。本方是赵氏治疗慢性乙型肝炎的经验方。临床根据病情，随症灵活加减，每获良效。

【验案】洪某，女，39岁，服务员，1992年4月24日来医院就诊。患者疲倦乏力，右胁肋隐隐作痛，不影响工作。1990年9月份医院体检时发现谷丙转氨酶升高（89U/L），表面抗原阳性（1：64）。随后又作"两对半"，HBsAg阳性，抗-HBe阳性，抗-HBc阳性。曾服肝必复、肝泰乐、云芝肝泰、灭澳灵和复方树舌片等药半年，病情时轻时重。复诊见脘腹胀满，右胁肋隐隐作痛，纳差，体倦乏力，小便微黄，舌质淡红，苔薄黄，脉沉细稍数。遂以舒肝解毒汤加减：当归11g，白芍16g，柴胡16g，茯苓16g，板蓝根18g，败酱草16g，茵陈28g，川楝子16g，金银花16g，蒲公英16g，五味子11g，焦三仙各11g，甘草6g，生姜、大枣为引，水煎服，每日1剂。上方连服9剂，饮食略有增加，照上方加鸡内金13g，继续服用。5月12日三诊，又服药9剂，饮食明显增加，右胁肋疼痛减轻，继续照上方取用。4月26日四诊，连续服药32剂，做肝功能检查：转氨酶正常（25U/L），HBsAg阴性（1：8），"两对半"仅有抗-HBe阳性，余项皆为阴性。为巩固疗效，照首方去金银花、蒲公英、茵陈、川楝子，加党参 11g，黄芪 18g，继续服用近 2 个月，肝功能检查均正常，"两对半"各项皆为阴性。随访 3 年，身体健康，复查"两对半"5 次，诸项皆为阴性。

【按语】若见到脾肾阳虚证象者，可推导为肾精已耗，疫毒内伏，无力化解之故，用益肾精以解邪毒，可化邪于未发之先；肝硬化晚期，命火衰微，《医学正传》谓："肾元盛则寿延，肾元衰则寿夭"，以益肾补火救之，庶几可挽回若干危厄之症，然也仅冀其带病延年耳。

和络止痛饮（卢化平方）

【组成】田基黄 16g，贯众 16g，桑椹子 16g，土茯苓 16g，平地木 16g，虎杖 28g，牡丹皮 13g，郁金 13g。

【用法】将药用清水浸泡 30 分钟，每剂煎煮 2 次，每次煎煮 30 分钟，将两次所煎得药液混合。每日 1 剂，分 2 次于早、晚温服。

【功效】具有护肝解郁、清热解毒之功，用于无明显临床症状的乙肝患者及乙肝病毒携带者。

【方解】和络止痛饮是首批国家级老中医、河北省中医院主任医师卢化平教授的经验方。慢性乙型肝炎临床表现往往不明显，中医对此似乎无证可辨，卢教授认为，肝炎的病变部位仍在肝脾，湿热毒疫是其病理因素，故将治疗方法重点放在解毒清热、顾护肝体上。本方首选性味苦寒的贯众、田基黄、土茯苓、平地木、虎杖等，入肝脾以解毒清热、辟秽化湿，为抗乙肝病毒的辨病用药；《普济方》有桑椹子善治水肿胀满的记载，因其味酸气凉，能养肝肾，消胀利水。再配上郁金、牡丹皮二药理气行瘀，更为全面，以利于改善肝功能，恢复气血的正常运行。统观全方，意味深长，既不失中医辨证用药的传统特色，又参进辨病内容，针对性强。

【加减】伴谷丙转氨酶增高，可加白花蛇舌草、茵陈、垂盆草、苦参、四叶参、半枝莲等；病久迁延，瘀阻络脉，或正虚肝脾不调，可加桃仁、丹参、红花、三棱、郁金、枳壳理气活血、和络止痛，也可用当归、白芍、党参、黄芪、白术、茯苓、陈皮、半夏等养肝调脾、扶正补虚；若见肝区胀痛、脘腹满闷不适之时，可加柴胡、木贼、枳壳、郁金、川楝子、红花等；如湿热蕴结、肝脾气滞、舌苔黄腻、脘腹胀满、食少泛恶、小便黄赤，加入苍术、陈皮、厚朴、半夏、木香、黄连、枳壳、泽泻等。

【验案】汪某，女，山东人。来医院就诊时临床表现为上腹部偏右即胆囊区部胀满、压痛。B超提示胆囊壁模糊粗糙，肝功能：谷丙转氨酶 118U/L，谷草转氨酶 70U/L；乙肝两对半 HBsAg（＋），抗-HBc（＋）。根据辨病为主，结合辨证原则，治疗选用本方加柴胡、枳壳、白花蛇舌草。连续服药 3 个月后，谷丙转氨酶、谷草转氨酶均明显下降，胆囊肿痛大减，原方继续进服 3 个月，复查除 HBsAg（＋）外，余项全部正常，临床症状也消失。

☯ 活血解毒肝炎灵汤（张秋英方）

【组成】白术 16g，黄芪 28g，防风 13g，党参 16g，茯苓 28g，夏枯草 16g，灵芝 16g，白花蛇舌草 28g，柴胡 13g，丹参 28g，穿山甲 13g，虎杖 16g，茵陈 28g，五味子 16g，鸡内金 16g。

【用法】将药用清水浸泡 30 分钟，每剂煎煮 2 次，每次煎煮 30 分钟，将两次所煎得药液混合。每日 1 剂，分早、晚 2 次温服。28 天 1 个疗程，一般用 3～6 个疗程。

【功效】具有健脾益气，祛湿化痰，活血解毒之功，适用于慢性肝炎。适应于纳呆少食，全身乏力，口干苦，脘腹痞闷，恶心，呕吐，胁肋刺痛或胀痛，面色晦暗无光泽，舌苔厚腻或白或微黄，脉弦细无力者。

【方解】本病为疫毒内伏，正气不足，属本虚标实，虚实夹杂之证，缠绵难愈。临床治疗宜健脾益气以固本，解毒活血，化痰祛湿以治标。中医"见肝之病，知肝传脾，当先实脾。"故方中用党参、白术、茯苓养肝健脾祛湿；黄芪、白术与防风配伍为玉屏风散方，以补气祛邪，长期服用可防止外邪的侵入，而又不留内邪；夏枯草、白花蛇舌草、灵芝化浊解毒；茵陈、虎杖利尿解热利胆，使湿热毒邪有所出；肝喜疏恶郁，故用柴胡肝郁调达；丹参、穿山甲通络活血，化坚软肝；五味子降酶保肝；鸡内金以除胀健脾；共奏扶正祛邪之功效。中医药理研究认为：黄芪、党参、茯苓、白术、防风能提高细胞的免疫功能；白花蛇舌草、灵芝、丹参、穿山甲能抑制乙肝病毒复制，清除免疫复合物，改善微循环，提高肝血流量，减轻肝小叶炎症细胞浸润，降低肝纤维化的形成，加快损伤肝细胞修复；茵陈、虎杖抗肝损伤，促进肝细胞的再生；五味子降低转氨酶，保护肝细胞免受损伤。通过长期临床应用表明，本方具有保肝、降酶、抗病毒、抗肝纤维化作用，且能调节乙肝患者的免疫状态。长期服用无明显的不良反应，具有重要的治疗意义。

【加减】腹胀甚、舌苔白厚腻，加薏苡仁、砂仁；若胁肋疼痛甚者，加延胡索、苏木、枳壳；便秘者，加大黄；呕吐甚者，加半夏、天南星、竹茹；肾虚者，加淫羊藿；血瘀甚者，加红花、鳖甲；牙龈出血者，加三七粉（冲服）。

【验案】陈某，女，35岁，陕西人，2002年6月12日患者出现恶心、厌油、腹胀、纳呆3年，加重伴尿黄10天来诊。曾按"胃炎"治疗3天无效。诊见，倦怠无力，目睛及面部均见黄染，尿黄如浓茶水样，面色晦暗泛黄，便溏、舌质淡红，苔白腻厚微黄，脉弦细无力；肝区有明显叩击痛，B超显示肝肋下2cm，边缘稍钝，肝回声粗糙；化验肝功能显示：总胆红素82.3μmol/L，谷丙转氨酶408U/L，谷草转氨酶392U/L，乙肝五项：HBsAg（＋）、HBeAg（＋）、HBcAb（＋）。中医诊断为：湿热内阻中焦，肝失疏泄，脾失健运；西医诊断为：慢性活动性乙型肝炎。治疗上用益气健脾，疏肝行气，通络活血，清湿利热。药方以肝炎灵汤加味：黄芪28g，白术16g，防风13g，党参1g，茯苓28g，夏枯草16g，灵芝16g，白花蛇舌草28g，柴胡13g，丹参28g，穿山甲13g，虎杖16g，五味子

16g，鸡内金 16g，延胡索 16g，薏苡仁 28g，半夏 13g，红花 13g，砂仁 13g。共煎服 60 剂，症状消失，肝功能恢复正常。随访半年未复发。

☯ 温壮阳气汤（张芙蓉方）

【组成】炙甘草 11g，桂枝 11g，白术 7g，人参 7g，干姜 7g，半夏 16g，橘红 16g，茯苓 7g，五灵脂 11g，蒲黄 11g。

【用法】水浸泡方药约 30 分钟，然后用武火煎药至沸腾，再以文火煎煮 30 分钟，煎药时放入生姜 7 片，乌梅 1 枚；每日 1 剂，分 3 次温服。6 剂为 1 个疗程，需用药 18～25 个疗程。

【功效】化瘀化痰，温壮阳气。适用于慢性肝炎。

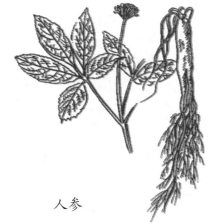

人参

【方解】温壮阳气汤中桂枝散寒温中，温益阳气；人参补脾益胃；干姜温阳散寒，和胃醒脾；白术益气健脾，生化气血；半夏利湿化痰，降逆和中；橘红理气化湿，化痰醒脾，与半夏相伍，一升一降，调理气机；茯苓健脾祛湿，使脾主运化水湿，使痰无从生，并使水湿从下而去；生姜既能助半夏、陈皮理气降逆，又能助半夏、陈皮和胃化痰，并能解半夏毒性；用乌梅少许，敛阴生津，制约燥湿化痰药不伤阴津；五灵脂、蒲黄，化瘀活血；甘草益气祛痰，并调和诸药。

【加减】若痰甚者，加苍术、半夏、砂仁，以醒脾燥湿化痰；若瘀甚者，加桃仁、丹参、红花，以活血化瘀；若阳虚甚者，加补骨脂、杜仲、肉桂，以温补壮阳；若肢体困重者，加川芎、黄芪，以行气活血益气等。

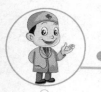

【验案】杜某，女，42岁，工人。患者3年前出现易于疲劳，上腹胀满，满月面容，体毛增多，食欲缺乏，月经后延等。在郑州、上海等地医院检查，提示血清γ-球蛋白和γ-谷氨酰转移酶升高，诊断为自身免疫性肝炎。经中西药治疗，可症状改善不明显。刻诊：腰酸腿软，脘腹不适，口苦口干，倦怠嗜卧，耳鸣，盗汗，满月面容，体毛增多，皮肤皱纹，月经不调，舌质红，苔薄黄，脉虚弱。辨为肝热肾虚证，治当清泻肝热，滋补阴津，用上方10剂，水煎服，每天1剂，每日3服。二诊：脘腹不适好转，口苦口干减轻，以前方10剂。三诊：腰酸腿软好转，以前方10剂。四诊：倦怠、耳鸣减轻，以前方治疗60余剂，满月面容、皮肤皱纹、月经均恢复正常。复查血清γ-球蛋白和γ-谷氨酰转移酶升高恢复正常。之后，以前方变汤剂为散剂，每次13g，每日分3服，巩固治疗3个月。随访5年，一切尚好。

☯ 益肾壮阳汤（秦建国方）

【组成】黄芪16g，党参7g，熟地黄16g，巴戟天7g，仙茅7g，淫羊藿7g，黄柏7g，虎杖28g，六月雪28g，狼巴草28g。

【用法】水煎服，每日1剂，每日2次。

【功效】壮阳益肾，解毒清热。用于腰酸畏寒，神疲乏力，大便溏薄，苔薄白，脉沉细及乙型肝炎病毒抗原长期阳性者。

【方解】益肾壮阳汤中黄芪、党参、熟地黄、白术、巴戟天、仙茅、淫羊藿等温肾益气壮阳；六月雪、狼巴草、虎杖、黄柏清热解毒，腹泻可加入香连丸解毒理气，诸药协用，可益肾脏精气，泻相火邪毒，而使乙肝病毒抗原转阴。乙型肝炎病毒携带者中的脾肾阳虚型患者，临床表现有疲惫无力，大便溏薄，食欲缺乏，不耐久劳的特点。即使肝功能检测正常，在肝穿刺中常可见到轻微的肝损害，运用壮阳益肾施治，可促进蛋白合成，加速肝细胞修复，佐以六月雪、狼巴草、虎杖、黄柏清除病毒，香连丸止泻解毒，可以达到增

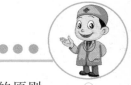

强体质、从而使乙肝抗原转阴的目的，符合中医扶正以祛邪的原则。

【验案】孙某，男，43岁。患者纳差，乏力，脘胁不舒，恶心欲吐5天；既往有乙型肝炎病史5年。诊脉弦细，苔薄黄腻，质偏红。实验室检查：谷丙转氨酶302U/L，血清总胆红素19μmol/L，γ-谷氨酰转移酶189U，白蛋白/球蛋白＜1，HBsAg（＋）。诊断为慢性乙型肝炎复发。用上方15剂。二诊：诉纳食有增，恶心已除，脘胁渐舒，唯乃乏力，脉弦细，苔薄黄，予前方加茵陈16g，生薏苡仁28g，续服15剂。三诊：诉纳食已旺，诸症皆消，复查谷丙转氨酶、血清总胆红素、γ-谷氨酰转移酶全部正常，白蛋白/球蛋白＞1，HBsAg（－），嘱上方再服3个月，以资巩固。3年后复查，一切正常。

【按语】中医认为肝为将军之官，主疏泄，性喜条达而恶抑郁，为藏血之脏，体阴而用阳，是人体气机运行畅达的保证。若情志不遂，肝木失于条达，肝体失于柔和，以致肝气横逆胁痛等症随之而起。且肝木为病，易于横侮脾土，脾胃居于中焦，为气机升降之枢纽，若中土受损，人体气机之升降逆乱，诸症风起。故本方使用疏肝解郁之品意即顺其条达之性，发其郁遏之气，正合《黄帝内经》"木郁达之"之旨。又伍健脾助运之味，实上以御木侮。且肝气有余，则肝血不足，所以肝郁易致血亏，虚则外邪侵入，恋于肝内，故更佐清肝解毒之剂，补肝体而和肝用，以消除外来之邪毒，如是则体用兼顾，肝脾并治，共奏祛邪扶正之效。

☯ 解毒化瘀汤（吴玉贞方）

【组成】青蒿、苦参、半枝莲、苦楝根皮、生地黄各18g，绞股蓝、虎杖、茵陈、土茯苓、金荞麦各28g，丹参、赤芍、炒苍术各16g，生甘草6g。

【用法】水煎服，每日1剂，每日3次温服。

【功效】除湿清热，化瘀解毒。适用于慢性乙型肝炎湿毒瘀阻型。舌偏红有瘀斑点，苔腻。

【方解】解毒化瘀汤中绞股蓝、虎杖、土茯苓、半枝莲、金荞麦解毒清热；茵陈、青蒿、苦参、生地黄、苍术清热利湿；丹参、赤芍化瘀活血；苦楝皮解毒杀虫，甘草调和诸药。全方共奏清热利湿，解毒活血之功。

【加减】湿浊重去生地黄，加猪苓、茯苓、广藿香、泽泻；正气虚加黄芪、白术、党参；肝区痛加绿梅

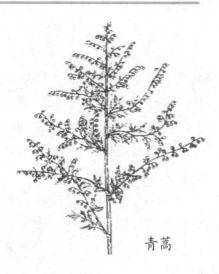

青蒿

花、炒延胡索；黄疸重加老君须、紫草、牵牛子、大黄；瘀血加当归、红花、白芍；食少腹胀加神曲、麦芽；齿鼻衄加仙鹤草、茜草。

【验案】李某，女，30岁。1997年6月份因肝区隐痛、乏力纳差、恶心欲吐、身体乏力，查肝功能示血清总胆红素 $115.7\mu mol/L$、谷丙转氨酶86U，HBsAg（＋），诊为乙型肝炎。先后用多种中、西药物，经半年以上治疗，反复查肝功能8次，黄疸指数及转氨酶时升时降，于1998年11月份来治。就诊时症见：恶心欲吐，右胁胀痛，纳谷不馨，疲乏无力，小便偏黄，大便日行2次但不溏，舌尖暗红，苔薄黄，脉弦滑。辨证施治：肝经湿热瘀结，木郁不能疏土；拟解毒利肝，复其疏泄。药用上方35剂，自觉症状逐渐消失。原方再服15剂，复查肝功能正常，HBsAg（－）。尚不耐疲劳，上方去赤芍、甘草，加制何首乌、制黄精各11g，以扶正固本，1个疗程（25剂）后，复查肝功能正常。

☯ 黄芪清肝汤（张梅凤方）

【组成】白花蛇舌草28g，黄芪28g，土茯苓28g，丹参16g，升麻16g，柴胡13g，郁金13g，黄芩13g，甘草13g。

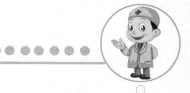

【用法】每日 1 剂，水煎服，每日 3 次温服。

【功效】利湿清热，疏肝理血。适用于慢性乙型肝炎之湿热阻滞，肝郁脾虚型。

【方解】黄芪清肝汤治疗为湿热郁滞，气滞血瘀，肝气不舒；此方为祛湿热，理气的方剂，黄芪清肝汤中白花蛇舌草利湿清热，护肝解毒为主药；土茯苓清湿利热，黄芩泻火清热，柴胡解热疏肝，黄芪、甘草，健脾补气，脾运化水湿，配升麻升举脾气以助解肝郁，丹参、郁金均为血中气药，既活血又行气，此八味为辅药，诸药合用达到肝胆湿热得清，气血调和的目的。

【加减】肾气不足加巴戟天、仙茅、肉苁蓉各 11g；脾虚湿滞型加白术、半夏、苍术各 7g，厚朴 6g，陈皮 4.5g，太子参 16g；肝肾阴虚加当归 6g，太子参 16g，枸杞子 16g，麦冬 11g，熟地黄 11g。

【验案】黄某，女，35 岁，1990 年 12 月 5 日来医院就诊。患者四肢乏力、纳差 3 个月。刻诊：皮肤、巩膜轻度色黄，未见肝掌及蜘蛛痣，肝肋下触及、剑下 2cm，压痛，肝区闷胀、叩击痛，脾可扪及、质软，舌淡红、边有齿痕、苔黄腻，脉滑数。实验室检查：谷丙转氨酶 78U/L，谷草转氨酶 112U/L，血清总胆红素 39μmol/L，血清直接胆红素 10μmol/L，HBsAg（＋），HBeAg（＋），HB-cAb（＋），白蛋白/球蛋白＝1.5。诊断为慢性活动性乙型肝炎。证属肝郁脾虚，湿郁化热。治以疏肝健脾，佐以清热利湿。药用清肝汤。每日 1 剂，水煎服。上方加减坚持服用 3 个月后复诊，诸症减轻，纳食增加，精神好转，无明显不适。

【按语】慢性乙型肝炎的病位主要在脾、肝两脏，以脾为主，其病机以脾虚肝郁为本。湿热邪毒内侵是发生乙型肝炎的基本病因。在疾病发展过程中，由于脾虚不运，可致湿浊内生，湿郁日久则可化热蕴毒；或脾失健运，饮食不消，而致食滞中脘；或气血运行失畅，而致气滞血瘀；或气血化生之源不足，阳损及阴，而致肝阴不足；或脾虚及肾。而致脾肾两虚。若患者脾气本虚，或邪郁日久伤及脾气，或肝郁日久横逆乘脾，或于治疗急性乙型肝炎的过程中寒凉清利太过而伤及中阳，均可导致脾气虚亏，而转变为慢性乙型肝炎。治疗以健脾疏肝为主，并根据辨证所得，或佐以祛湿，或佐以养阴，或佐以补肾，或佐以化瘀，或佐以解毒，或佐以消食。

活血解毒汤（高妍方）

【组成】茯苓、白术各 10～16g，当归、白芍、郁金、丹参、蚤休、连翘、金钱草各 10～16g，板蓝根、桑寄生各 20～28g，黄芪 15～100g。

【用法】每日 1 剂，水煎服，每日 3 次温服。

【功效】解毒活血，除湿。适用于慢性乙肝，食欲缺乏，症见乏力，肝区不适，口干苦。

【方解】活血解毒汤治证乃因湿热毒邪蕴结所致，导致瘀血阻络，脾肾不足，故方中以当归、白芍、郁金、丹参养血活血化瘀；蚤休、连翘、金钱草、板蓝根解毒清热除湿；茯苓、白术、桑寄生、黄芪补肝益脾肾以扶正。诸药相伍，除湿清热，活血解毒，兼以固本，则病症可除。

解毒活血汤（周亚滨方）

【组成】党参、丹参各 16g，白花蛇舌草、白茅根各 28g。

【用法】每日 1 剂，水煎服，每日 3 次温服。

【功效】解毒清热，化瘀活血。适用于慢性活动性肝炎，热毒瘀阻型，症见口干苦，厌油，纳差，尿黄，舌红苔腻，脉弦数。

【方解】慢性肝炎因湿热瘀毒未尽，故治以白花蛇舌草解毒清热，白茅根清热凉血，丹参养血活血化瘀，党参益气扶正，以提高抗病毒能力。全方用药味数不多，但组方严谨，用药得当，共呈解毒清热活血化瘀除湿之功。

【加减】营养状况差，食少用泡党参加至 30～50g；呕吐频作加法半夏；舌红苔黄厚加茵陈或青蒿；水肿、腹水加大腹皮与鞭草。

肝胆病 传承老药方

肝大明显，黄疸深，或在病程中加重者，加大白花蛇舌草用量至50～60g，丹参加至28g；出积压倾向明显者，白茅根用量100g，丹参减至13g；胁痛重白花蛇舌草、丹参分别加至50g、18g。

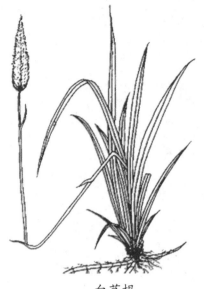

白茅根

【验案】邢某，女，32岁，2004年11月23日来医院就诊。患者3年前因目黄、身黄、厌油、小便黄住本院，诊断为慢性乙型肝炎，经多方治疗后症状痊愈出院。但出院时肝功能未复常，谷丙转氨酶82U/L，谷草转氨酶56U/L。院外断续服中药治疗，转氨酶一直偏高。近日复查肝功能示谷丙转氨酶305U/L，谷草转氨酶135U/L，HBV DNA 5.6×10^8拷贝/毫升。厌油，右肋隐痛，乏力，纳差，大便时干时溏，小便淡黄。舌红，苔黄腻，脉弦滑。面黄晦暗，颜面较多痤疮样疹点。辨证为湿热疫毒蕴结，肝脾两伤。治以解毒清热除湿，兼活血健脾。药用：上方稍加减，连续服用4周。2004年12月20日复诊，肝功能谷丙转氨酶90U/L，谷草转氨酶43U/L。诸症皆明显缓解，觉近日睡觉差，舌红，苔薄黄，脉弦。上方加女贞子、合欢皮各16g，五味子13g。继续治疗4周后复查肝功能正常，HBV DNA 3.65×10^5拷贝/毫升，无明显临床症状。仍守法治疗，以巩固疗效。连续6个月复查肝功能正常后停药。目前病情稳定，症状无反复。

【按语】中医将慢性乙型肝炎归属"肝着"范畴，疫毒为其主要致病因素。其发病取决于病邪与人体正气相互作用的结果。邪气盛为主要矛盾时，辨证属实证，多见肝、胆、脾湿热症候明显；正气

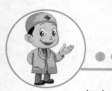

虚为主要矛盾时，辨证属虚证，多见肝、脾、肾气血精津亏损；邪正相持则为虚实夹杂证，临床最多见。

☯ 养血利湿汤（闫桂玲方）

【组成】当归、白芍各 13g，丹参 16g，茵陈、虎杖、板蓝根各 18g，白术、茯苓、陈皮、柴胡各 11g，甘草、郁金各 7g。

【用法】每日 1 剂，水煎服，每日分 2 次服。

【功效】健脾疏肝，解毒活血，清热除湿。适用于慢性乙型肝炎，热毒瘀阻，兼肝郁脾虚型，症见食欲缺乏，胁肋胀痛，乏力或便溏，口干苦，脉弦。

【方解】中医认为慢性乙肝病因病机为湿热瘀毒互结，日久不去，致肝失疏泄，脾失健运，故临床见：胁肋胀痛，乏力便溏。养血利湿汤中丹参、当归活血养血；茵陈利湿清热，虎杖、板蓝根解毒清热；白芍、柴胡、甘草、郁金、陈皮疏肝行气解郁；白术、茯苓化湿健脾。全方共奏健脾疏肝，清热除湿，活血解毒之功。

【加减】腹胀加枳壳、香附、木香、大腹皮；纳差食少加山楂、麦芽、鸡内金、神曲；腹泻便溏加炒山药、炒扁豆；失眠加合欢皮、首乌藤；鼻血衄加仙鹤草、茜草、三七、小蓟、水牛角；肝脾大加三棱、莪术、鳖甲、牡蛎；肝区痛加延胡索、川楝子、益母草、红花；恶心加竹茹、半夏；谷丙转氨酶持续升高加五味子、生山楂、败酱草、蒲公英；香草酚浊度异常加乌鸡白凤丸；白蛋白低加党参、黄芪、大枣；球蛋白高加穿山甲、炙鳖甲。

☯ 清热解毒汤（于己百方）

【组成】白花蛇舌草、夏枯草、金钱草、车前草各 28g，败酱草

肝胆病
传承老药方

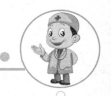

50g，龙胆草 6g，大蜈蚣 3 条，蛰虫 11g，制鳖甲 7g。

【用法】水煎服，每日 1 剂，每日 3 次温服。

【功效】解毒清热，活血利湿。适用于慢性乙型肝炎，湿热瘀阻型，症见：口干苦，腹胀，胁痛，厌油，纳呆，疲乏，脉弦。

【方解】清热解毒汤治证系湿热毒邪侵袭，肝失疏泄，日久致瘀血阻络而形成，方用六草解毒清热除湿，三虫化瘀活血通络散结。上述药味共用以行其职。

【加减】肝掌加赤芍、三七粉（冲服）、白及；肝脾大加丹参；腹水加泽兰、川木通、泽泻；黄疸加茵陈、仙鹤草、白茅根；肝郁气滞加醋柴胡、醋香附；肝肾阴亏加生白芍、枸杞子；脾虚加黄芪、白术；肠燥便秘加大黄（后下）、桃仁。

☯ 清热解毒汤（沈绍功方）

【组成】紫金牛、黄芪各 18g，半枝莲 28g，石见穿、白花蛇舌草、枳壳、白术各 16g，柴胡 10g，藿香、鸡内金各 11g，郁金、赤芍各 13g。

【用法】水煎服，每日 1 剂，每日 3 次温服。

【功效】解毒清热，行气疏肝活血。适用于慢性乙型肝炎，邪毒瘀阻，兼肝郁气滞型。

【方解】清热解毒汤中半枝莲、紫金牛、石见穿、白花蛇舌草解毒清热；郁金、赤芍、枳壳、柴胡行气疏肝活血；黄芪、白术、藿香益气健脾、除湿；切合本方治证病机。

【验案】沈某，女，45 岁，患者因肝区隐痛腹胀 1 年 3 个月，于 1999 年 5 月 22 日来医院就诊。患者在 1995 年医院体检时发现乙型肝炎"大三阳"，无任何不适，不影响工作，未经治疗。近 1 年来觉肝区不适，检查肝功能异常，乙型肝炎"小三阳"，在本地经中西药治疗效果不佳。诊见：面色苍黄，右胁隐痛不适，纳呆，口干且苦，疲倦乏力，尿黄，舌红、苔黄腻，脉弦滑。查体：右肋下肝可触及，质软，有叩击痛。肝功能：谷丙转氨酶 120U/L，谷草转氨酶 65U/L，余项在正常范围内；HBsAg、HBeAb、HBcAb 均阳性。中医辨证属湿热中阻型；治则利湿清热，活血解毒疏肝。以上方为基本方，随症加减，服药 3 个月后，1999 年 9 月 13 日肝功能检查：谷丙转氨酶 15U/L，谷草转氨酶 12U/L，余均属正常范围，HBsAg（＋），HBeAb（±），HBcAb（＋）。湿热已除，证属脾虚肝郁，血瘀疫毒互结，治则健脾益气，疏肝解郁，活血解毒。处方：柴胡、桃仁、重楼、枳实各 13g，佛手、泽兰、白芍各 11g，黄芪 28g，贯众、太子参各 16g，茯苓 18g，甘草 6g。配合大黄䗪虫丸 4g，每天 3 次。1999 年 3 月 21 日查 HBsAg、HBeAb、HBcAb 全部转阴，肝功能正常。嘱以大黄䗪虫丸 4g，每天 3 次，坚持服药 1 年。服药期间未见复发。

【按语】慢性乙型肝炎属中医学"胁痛""黄疸""积聚"等范畴，而乙型肝炎病毒属中医"疫毒"范畴。孙同郊认为，疫毒多为湿热之性。慢性乙型肝炎系湿热疫毒之邪留恋，迁延日久，耗伤正气所致。由于病邪的多重致病特性和患者机体素质的差异，疫毒侵入人体后其病理演变也颇为复杂，临床表现各异。疫毒内侵，化生湿热，壅阻中焦，致肝失条达，肝气郁滞，横逆犯脾，而见湿热中阻与肝郁脾虚之证；热为阳邪，灼伤肝肾之阴则见肝肾阴虚之证；湿热内阻最易使气血运行失畅而致脉络瘀阻，故本病多见瘀血阻络之兼证。湿热相合作祟，湿性缠绵，致使疾病迁延难愈。通过长期的临床实践，笔者认为清热除湿既可祛除病邪，有利于正气的恢复，又可防止病情复发或加重，亦即张子和之谓"论病首重邪气，治病必先祛邪"，"先攻其邪，邪去而元气自复"。因此立清热除湿为治疗本病的基本法则。临床运用清热法时，孙同郊首重解毒，以祛除邪毒，消除致病因素。

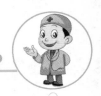

☯ 活血化瘀汤（颜德馨方）

【组成】丹参 16g，茵陈、虎杖、板蓝根、半枝莲、焦山楂、五味子各 15～28g，白芍、当归各 10～16g，茯苓 18g，白术 10～50g，柴胡、炙甘草各 3～6g。

【用法】每日 1 剂，水煎服，每日分 3 次服用。1 个月为 1 个疗程，可连续治疗。

【功效】解毒清热，疏肝利湿，活血化瘀。适用于慢性肝炎。

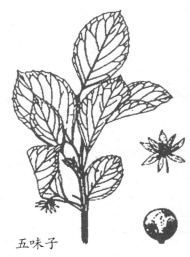

五味子

【方解】活血化瘀汤中板蓝根、半枝莲解毒清热；茵陈、虎杖利湿清热；丹参、焦山楂化瘀活血；白芍柔肝缓急以止痛；柴胡中量运用以解郁疏肝；茯苓、白术益气健脾以壮生化之源；当归活血补血，五味子酸敛肝气以防疏泄太过，甘草补中调和诸药以为使，诸药合用则肝毒得解，湿热得清，脾气得健，肝急得缓，肝气得疏，瘀血得化，临床运用依据邪正消长，轻重缓急，辨证化裁用药而收良效。

【加减】瘀血明显者症见胁痛如刺、脉涩，重用丹参、当归；肝郁明显者症见情志作用明显，胁痛、脉弦，重用白芍、焦山楂、甘草；湿热偏盛者症见黄疸明显，舌淡苔黄腻，重用茵陈、虎杖；热毒偏盛者毒血症明显，重用半枝莲、板蓝根；脾虚明显者症见纳差、乏困无力明显，重用白术、茯苓。

【验案】许某，男，33 岁。患者有身黄、腹胀、小便黄、右胁疼痛已经 8 余日，恶心乏困无力，伴纳差，厌食油腻，且患者父亲有"肝炎"病史。诊时见巩膜及全身黄染，心肺（一），腹软，肝肋下 3cm，压痛（＋），脾脏肋下未触及，舌淡苔黄，脉濡数。化验检查：血常规未见异常。肝功能检查示：谷丙转氨酶 189U/L 以上。血清总胆红素 130μmol/L，直接胆红素 75μmol/L，HBsAg（＋），B超示：肝大。西医诊断为急性乙型黄疸型肝炎；中医诊断为黄疸（湿热型）。治疗以解毒清热，退黄利湿，活血疏肝为大法。处方：茵陈 50g，虎杖、板蓝根、半枝莲各 28g，丹参、焦山楂、白芍、茯苓各 16g，当归、白术各 13g，五味子 18g，柴胡 6g，炙甘草 6g，每日 1 剂，水煎 2 次，分 3 次口服，上方连服 25 剂。二诊时症见腹胀、恶心消失，饮食渐增，右胁微痛，仍有乏困感，肝功能检查示：谷丙转氨酶 50U/L，总胆红素 52μmol/L，直接胆红素 32μmol/L。诊断辨证同前，效不更方，上方再进 20 剂。三诊时见诸症消失，黄疸消退。肝功能示：谷丙转氨酶 25U/L 以下，总胆红素正常，直接胆红素正常，为巩固疗效，防止复发。板茵汤中茵陈、虎杖、板蓝根、半枝莲减量，白术重量运用。处方：茵陈、虎杖、半枝莲、焦山楂、白芍各 13g，板蓝根、丹参、当归、五味子各 16g，茯苓 18g，白术 50g，柴胡、炙甘草各 4g，每日 1 剂，水煎 2 次，分 3 次口服，上方连服 15 剂，以收全功。

☯ 黄连解毒汤（邵念周方）

【组成】党参 28g，板蓝根、山豆根、五味子、黄芩、黄连、猪苓、甘草、白术、茯苓、柴胡各 16g，丹参、黄芪各 45g。

【用法】每日 1 剂，水煎服，每日 2 次，早、晚分服。6 个月为 1 个疗程，禁饮酒。

【功效】活血益气，解毒清热。适用于慢性肝炎。

【方解】中医药理研究证实，补气类药物黄芪、党参等能阻止肝糖原减少，增加组织细胞对乙肝病毒诱生干扰素，降低病毒复制；白术、茯苓等能增加清蛋白；柴胡、甘草、五味子、女贞子等能降低肝损害，提高肝功能；丹参、三七等活血化瘀类药物能改善肝组织供血，对损伤的肝细胞有修复作用；山豆根、板蓝根、黄芩、黄连等解毒清热类药物，除具有直接抗病毒作用外，也有调节免疫及保肝作用。将有效药物共拟于一方，增强机体免疫功能，阻止病毒复制，借以清除乙肝病毒而达到治疗乙肝病的目的。

【加减】胁痛明显者加郁金、枸杞子、白芍；肝脾大者加穿山甲（炮）、土鳖虫；合并黄疸者加茵陈、通草、栀子、大黄；B超提示肝实质回声光点密粗者加三七。

【验案】李某，女，30岁。患者全身乏力、纳差，伴胸胁胀痛不适5年余。患者5年前纳差，自觉乏力，胸胁胀痛不适，经县医院普查发现肝功能异常，随后复诊，结果：谷丙转氨酶（GPT）70U/L，HBsAg（＋）、HBeAg（＋）、抗-HBc（＋）。经多方治疗效果不佳。近日病情加重，症见，乏力困倦，头昏纳差，口苦，胸胁胀痛，舌质紫暗、苔黄腻，脉弦细。复查肝功能试验：香草酚浊度试验12U，碘试验（＋），谷丙转氨酶90U/L；酶联检查：HBsAg（＋），HBeAg（＋），抗-HBc（＋）；B超提示肝实质回声光点密粗。西医诊断：慢性乙型病毒性肝炎。中医诊断：胁痛（气虚，热毒内伏）。治用活血、益气、清热解毒。服黄连解毒汤加减治疗1个疗程后，临床症状消失，肝功能恢复正常；B超提示肝、脾无异常。酶联检查HBsAg，HBeAg，抗-HBc均转阴，抗-HBs、抗-HBe出现阳性。继续用上方加减治疗3个月，以巩固疗效。3年后复查，唯抗-HBs（＋），其余检查均无异常而病愈。

补肾保肝汤（佟秋佳方）

【组成】白花蛇舌草28g，龙葵11g，垂盆草28g，炒柴胡10g，

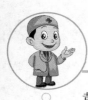

黄芩 11g，法半夏 13g，郁金 11g，女贞子 11g，炒白术 13g，甘草 6g。

【用法】水煎服，每日 1 剂，每日 3 次温服。

【功效】健脾疏肝，益气补肾。适用于慢性肝炎。

【方解】方中柴胡疏郁解滞，调达阴阳；半夏和胃散结，助脾化湿；龙葵、白花蛇舌草、垂盆草凉血清热，解毒泻火；郁金化瘀活血，解郁理气；女贞子、白术、甘草补中益气，补肝益肾，扶正祛邪。以上诸药清热解毒，健脾化湿，补肾养肝皆备矣。

【验案】金某，女，43 岁，营业员，2004 年 10 月 26 日来医院就诊。患者感染乙肝、"小三阳" 8 年，肝功能常有波动；2005 年 5 月曾在南京市人民医院住院治疗 1 个月余。刻诊：面色晦暗，胁痛隐隐，手掌殷红，时有齿衄，劳累尤甚，失眠易醒，经水色暗有块，舌暗淡少津，脉沉细。实验室检查：谷草转氨酶 125 U/L，谷丙转氨酶 218U，HBsAg、HBcAb、HBeAg 均阳性，HBV-DNA1.0 × 10^5 拷贝/毫升；B 型超声示肝损害。此时为免疫逃逸期，治以化瘀活血，解毒通络，兼以养阴。处方：龙葵 11g，炒柴胡 10g，黄芩 11g，法半夏 13g，白花蛇舌草 28g，莪术 13g，丹参 13g，制大黄 10g，牡丹皮 13g，郁金 11g，全当归 13g，生地黄 18g，甘草 6g。上方加减服药 30 剂后复查肝功能：谷草转氨酶 90U/L，谷丙转氨酶 61U/L，HBV DNA7.8×10^5 拷贝/毫升，以夜寐欠安为主诉。原方去制大黄、牡丹皮、生地黄，加炒党参 11g、茯苓 16g、炒白术 13g、生山楂 16g，继服。治疗 3 个月后，复查谷草转氨酶 35U/L，谷丙转氨酶 19U/L，HBV DNA＜5×10^2 拷贝/毫升，临床无明显症状。以龙葵 11g，炒柴胡 10g，黄芩 11g，法半夏 13g，白花蛇舌草 28g，莪术 13g，丹参 13g，黄芪 16g，生山楂 16g，郁金 11g，全当归 13g，生地黄 18g，甘草 6g 为主方，加减出入用之。治疗 6 个月后复查谷草转氨酶 32U，谷丙转氨酶 20U，HBV DNA＜5×10^2 拷贝/毫升，

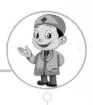

临床无明显症状。

【按语】中医认为，湿、热、郁、瘀、毒六邪内蕴，导致肝脾失调，肾亏正虚，是慢性乙型肝炎的主要病机，保肝汤正是因此而设，但具体应用时，应根据肝炎的病症病情变化，辨证化裁，随症出入。本方系小柴胡汤加减而来。小柴胡汤是张仲景《伤寒论》中治疗少阳病的药方，是中医治疗肝炎使用率最高的方剂之一。柴胡、黄芩、法半夏3味系小柴胡汤的主药，其中柴胡疏郁解滞，条达阴阳，《本草正义》谓："其性凉，故解寒热往来，肌表潮热，肝胆火炎，胸胁痛结，兼治疮疡；其性散，故主伤寒邪热未解，温病热盛，少阳头痛，肝经郁证"；黄芩性味苦寒清泻郁热；法半夏性味辛温和胃散结，助脾化湿。以上3药配伍后具有疏肝解郁，和解少阳，条达三焦，宣通内外，斡旋升降的功效。加龙葵、白花蛇舌草、垂盆草凉血清热解毒泻火；郁金化瘀活血，解郁理气；女贞子、炒白术、甘草补中益气，补肝益肾，扶正祛邪。以上诸药组方，清热解毒、清热燥湿、泻火清肝、化瘀活血、疏肝理气解郁、补中益气、健脾化湿、补肾养肝诸法皆备矣。

☯ 益气养阴汤（王丽双方）

【组成】黄芪16g，党参7g，五味子60g，茯苓16g，黑大豆28g，全瓜蒌16g，知母6g，黄柏6g，羊蹄根16g。

【用法】水煎服，每日1剂，每日3次温服。

【功效】养阴益气，凉血解毒。适用于慢性肝炎。

【方解】方中黄芪、党参为益气活血之药；五味子、黑大豆补肾填髓，壮骨养肝；全瓜蒌、羊蹄根凉血活血；知母、黄柏清热解毒。全方有益气养阴，凉血解毒之效。

【验案】姜某，女，48岁，服务员。患者有无黄疸型肝炎史10

年，乙型肝炎表面抗原反复阳性半年，头晕耳鸣，饮多尿少，水肿，唇干，经期紊乱，烘热汗出，舌偏红，苔薄白，脉细数。辨证为气阴两虚，兼有邪毒留恋。用上方加减服用 2 个月，肿消，其他症状明显好转，乙型肝炎病毒表面抗原转阴。后又连续检查数次，随访 2 年，乙型肝炎病毒表面抗原持续阴性。

【按语】方中黄芪、党参为活血益气之药，以黄芪为主药，辅以党参；五味子能提高人体免疫能力，增强抗病功能，故黄芪宜为15～150g；祛邪时全瓜蒌有降低转氨酶的作用，配以羊蹄根凉血活血；知母、黄柏提高解毒之功。慢性乙型肝炎患者，常见乙型肝炎病毒表面抗原长期阳性，缠绵不愈。治疗上，扶正与祛邪是不可忽视的两个方面。

🔵 行气护肝汤（段晓丽方）

【组成】白术 16g，黄芪 28g，茯苓 16g，鳖甲 18g，丹参 18g，白芍 16g，赤芍 18g，当归 11g，重楼16g，柴胡 13g。

【用法】水煎，每日 1 剂，早、晚 2 次分服。60 天为 1 个疗程。

【功效】化瘀活血，护肝行气。适用于慢性肝炎。

【方解】行气护肝汤采用丹参、当归、赤芍化瘀活血，使瘀血去新血生，加快肝功能恢复；黄芪、

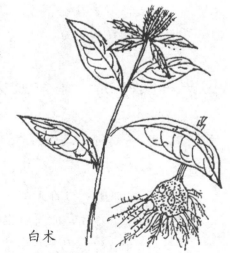

白术

白术、茯苓益气健脾；柴胡、白芍柔肝疏肝；茵陈、薏苡仁退黄利湿；重楼解毒清热，且能防止癌变；鳖甲软坚散结，抑制肝纤维组

织增生。全方共奏疏肝健脾，活血散结之功。采用中医辨证和中药化瘀活血、行气护肝的基本方法是治疗肝炎肝纤维化的有效手段。其治疗机制可能有两方面：一是调节了机体的免疫功能，增强了抗肝纤维化的能力；二是通过化瘀活血，行气护肝，改善了肝脏微循环，促使肝脏纤维组织软化。

【加减】胁痛者加延胡索、川楝子、郁金；黄疸者加茵陈、黄芩、薏苡仁；谷丙转氨酶（GPT）、谷草转氨酶（GOT）异常者，加半枝莲、白花蛇舌草、五味子，去黄芪、当归；气滞血瘀者加桃仁、枳壳、木香、香附；热郁血瘀者加黄连、通草、水牛角、焦栀子；纳差者加谷芽、麦芽、山楂、鸡内金；衄血明显者去丹参，加白茅根、三七。

【验案】陈某，女，45 岁。患者肝区不适，身体乏力纳差。有"乙肝"病史 15 年。刻诊见患者巩膜轻度黄染，面色晦暗，舌质淡、边有瘀点、苔白腻，脉沉弱。检查肝功能：谷丙转氨酶为 101U/L，谷草转氨酶 89U/L，总胆红素 56μmol/L，直接胆红素 26μmol，乙肝标记物为"小三阳"。检测肝纤维化指标结果血清透明质酸酶 268ng/ml，甘胆酸 2.02ng/ml，层粘连蛋白 178ng/ml，IV 型胶原 84ng/ml，医院诊断为乙型肝炎，肝纤维化。中医辨证为脾虚肝郁、气滞血瘀，即用上述中的复方，药取黄芪 28g，柴胡、郁金各 11g 益气疏肝；当归 16g，丹参 18g，白芍 16g 活血化瘀；重楼、赤芍各 18g，桃仁、香附各 11g，解气滞不畅、祛湿热余毒；茵陈 18g，车前子 16g，利湿退黄；鳖甲 18g，抑制纤维组织增生。每日 1 剂，水煎，早、晚分服，2 个月为 1 个疗程，并根据临床症状，随症加减。治疗 2 个疗程后，临床症状有明显好转，面色红润，乏力、纳差症状消失、舌质红、苔薄白、脉有力。再次检查肝功能已恢复正常，肝纤维化各项指标比治疗明显降低（透明质酸酶 128.31ng/ml、甘胆酸 1.89ng/ml、层粘连蛋白 128ng/ml，IV 型胶原 78ng/ml）。随访半年，病情稳定。

☯ 清热解毒汤（张志霞方）

【组成】板蓝根 16g，虎杖 16g，蒲公英 16g，栀子 13g，青皮、陈皮各 13g，茯苓 18g，炒白术 16g，枳壳 13g，黄芪 28g，甘草 13g。

【用法】每日 1 剂，水煎服，早、晚分 2 次服。30 天为 1 个疗程。

【功效】解毒清热，理气疏肝。适用于慢性肝炎。

【方解】中医认为慢性乙型肝炎乃受邪日久迁延而致，为正邪相持阶段，治疗上注意祛邪外，应当兼顾扶正。具体而言，湿热疫毒蛰伏肝胆之内，自当以解毒清热之品板蓝根、虎杖、蒲公英、栀子等直捣伏邪；但邪伏肝胆，必致肝胆疏泄，气机不利，故理气疏肝、调畅气机不可不用，青陈皮、枳壳等品正为此意。肝病最易犯脾，临床中也常见慢性乙型肝炎迁延日久而出现乏力、倦怠、脘闷纳呆、腹胀等中土失健，肝木克土等症状，因而以茯苓、炒白术、黄芪等实脾培中，健运中土之品，实乃"未病先治"之意。肝胆气机调达，则有利于祛邪外出，恢复肝细胞功能，同时青陈皮、枳壳又能引诸药入肝经而直达病所，更增疗效；中医《金匮要略》云："见肝之病，知肝传脾，当先实脾。"临床观察发现应用清热解毒合疏肝实脾法组方治疗的效果明显好于单纯清热解毒攻邪法。临床亦可见到应用茯苓、白术、黄芪、人参等健脾药使 HBsAg，HBeAg 及 HBV-DNA 定量下降或转阴者，可见疏肝实脾法在慢性乙型肝炎的治疗中有着重要的意义。

【加减】失眠多梦者加酸枣仁、五味子各 13g；五心烦热者加生地黄、牡丹皮各 13g；食欲差者加山楂、麦芽各 13g；胁痛明显者加郁金、延胡索各 13g；黄疸明显者加茵陈、金钱草各 28g；肝脾大者

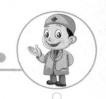

加鳖甲、丹参各 28g。

【验案】汪某，女，36 岁，工人。患者慢性乙型肝炎病史 6 年，肝酶反复升高、脘闷纳呆、右胁胀痛间作、尿黄、口干口苦、大便黏滞秽臭、肢体困重、倦怠乏力、舌质红、苔黄腻、脉弦数或滑数。从未到医院正规治疗，近 3 个月来，症状加重。查体：肝肋下 2.5cm，质地中等，压痛，肝区叩击痛阳性。肝功能：谷丙转氨酶 226U/L，谷草转氨酶 152U/L，谷氨酰转移酶 88U/L，乙肝两对半 HBsAg、HBeAg、HBcAb 阳性、HBV-DNA 阳性。遂以解毒清热、疏肝实脾法，基本方治疗 15 剂后，右胁胀痛明显缓解，肝大回缩，已无明显压痛及叩击痛，食欲好转，二便正常，上方加丹参 13g 续服 15 日后，复查肝功能各项指标全部恢复正常，HBV DNA 及乙肝两对半 HBsAg，HBeAg，HBcAb 仍呈阳性。为巩固治疗，守方再进 5 个月，临床症状完全消失，复查肝功能正常。

☯ 疏肝利胆汤（赵泽华方）

【组成】枸杞子 13g，生地黄 13g，当归 13g，白芍 13g，郁金 13g，川楝子 13g，沙参 16g，麦冬 13g，五味子 6g，青蒿 13g，贯众 13g，山楂 13g。

【用法】水煎服，每日 1 剂，每日 3 次温服。

【功效】疏肝利胆，滋养阴津。用于乙肝转阴。

【方解】方中生地黄、枸杞子、麦冬、沙参、五味子养阴生津；当归、白芍柔肝养血；郁金、川楝子、青蒿疏肝利胆；山楂健脾生津。全方疏肝利胆，滋养阴津皆备矣。

【验案】赵某，女，59 岁，退休教师。

患者有肝炎史 5 年，但一贯身体较好，无任何不适，能坚持工作。今年立春以来，身体异常困乏，胁痛，纳呆，乃至社区医院检

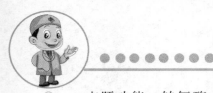

查肝功能：转氨酶 169U/L，HBsAg 阳性，余正常。诊断：乙型肝炎。患者平日喜服中药，乃至本院治疗。诊查：自诉神疲，纳呆，头晕，脉弦细，舌红，少苔，胁痛，失眠多梦。辨证属素体阴虚，肾水不足，肝气过旺，阴气受伤。治以疏肝养阴法治之。

第二诊：患者因在县城工作，不能常来门诊，自取前方服 15 剂，乃来复诊，自诉精神好转，胁痛减轻，食欲略增，脉弦细，舌黯红，苔薄黄，前方有效，以原方去青蒿加丹参 13g，嘱服 20～30 剂。

第三诊：时隔月余，乃来复诊，自诉各种症状基本消失，要求给成药，以方便服用，嘱之复查肝功能及乙肝抗原，患者以时间短，不欲检查，乃按原方 10 剂量，熬成膏剂。

第四诊：3 个月后患者服完膏剂，前来复诊，出示他院肝功能化验报告：肝功能正常，身体无不适感，远期追访，半年内复查肝功能及乙肝抗原，在正常范围。

【按语】中医认为慢性肝炎患者因邪毒久留，阻滞气机，耗伤肝体，多见肝气郁滞，肝阴亏损之候。针对本案患者纳呆、神疲、舌红少苔、脉弦细等症，笔者以养阴疏肝立法，方中生地黄、枸杞子、麦冬、沙参、五味子阴滋养津，当归、白芍柔肝养血，郁金、川楝子、青蒿利胆疏肝，以山楂健脾行气。服用该方多月，患者各种症状消失，肝功能正常，HBsAg 转阴。

☯ 清热生津汤加减（符为民方）

【组成】泽泻 7g，熟地黄 16g，云茯苓 16g，山药 16g，牡丹皮 7g，当归 7g，白芍 16g，楮实子 16g，黄精 16g，枸杞子 24g，胡黄连 7g，五味子 6g，小蓟 16g，淡黄芩 7g，败酱草 16g，生麦芽 16g，炒枣仁 16g。

【用法】水煎服，每日 1 剂，每日 3 次温服。

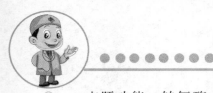
肝胆病 传承老药方

【功效】清热生津，滋阴补肝肾。用于慢性肝炎。

【方解】方中当归、熟地黄、白芍滋肝补肾，养血平肝；楮实子、枸杞子滋肾明目清肝，黄精填精补虚，益气滋阴；茯苓、山药益气健脾，胡黄连、黄芩清热利湿，五味子生津敛阴，败酱草清热解毒，生麦芽消食和中，酸枣仁养肝。诸药合用共奏滋肾清肝之效。

【验案】王某，女，37岁，理货员，1988年12月5日来医院就诊。

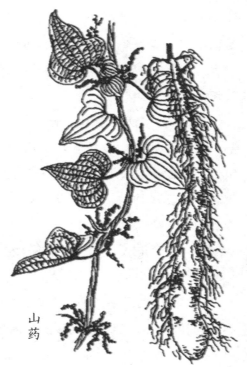

山药

患者于5年前发现有肝炎，经治疗病情稳定。近十天来肝区隐痛，头晕，目干涩，失眠多梦，胸闷，腰酸胀，五心烦热，四肢乏力。查肝功能：硫酸锌浊度试验（一），转氨酶158U/L，转肽酶286U/L，碱性磷酸酶（一），乙型肝炎表面抗原（＋），白蛋白/球蛋白＜1。B超示：未见异常。曾在县医院临床诊断为慢性肝炎，先后用茵陈蒿汤、龙胆泻肝汤等化裁服用半个月，患者自感头晕加重，背胀乏力，诸症未减。查肝功能转氨酶升至195U/L，转肽酶297U/L。遂请中医诊治。

查体：腹胀，肝于肋下可触及，剑突下2.5cm，质软，脾未触及，舌红，苔薄黄，脉沉细略数。中医证属肝肾阴虚，以滋肾清肝法治之，予本方加减。水煎服，每日1剂。患者先后服用本方月余，胁痛、头晕、腰酸及失眠多梦等均消失，自我感觉良好，仍偶感胸闷，大便稍稀。1989年1月23日查肝功能，转氨酶已正常，硫酸锌浊度试验（一），转肽酶 95U/L。舌淡红，少苔，脉沉弦，上方去败酱、小蓟、炒枣仁、胡黄连，加薏苡仁 28g，芡实 11g，隔日 1 剂。服 12 剂后，以杞菊地黄丸善后。随访 2 年，未复发，已坚持正常工作。

【按语】本病例患者因肝区隐痛，头晕，目干涩，失眠多梦，胸部闷，五心烦热，腰酸胀，乏力而就诊，此为肝肾阴虚之证，然前医以茵陈蒿汤、龙胆泻肝汤等治之，使肝肾之阴更虚，症状加重。笔者以生津汤加减治疗，药症相符，因此疗效显著。

健脾渗湿汤（王文敏方）

【组成】太子参 28g，黄芪 18g，焦术 16g，茯苓 18g，薏苡仁 28g，丹参 16g，仙灵脾 16g，鸡内金 18g，砂仁 6g（冲），鳖甲（先煎）16g，山药 18g，蒲公英 18g，白花蛇舌草 18g，赤小豆 16g。

【用法】水煎服，每日 1 剂，每日 2 次温服。

【功效】补肾益气，健脾渗湿，佐以化瘀软坚。

【方解】健脾渗湿汤中太子参、黄芪、焦术、仙灵脾补肾益气，以茯苓、薏苡仁、鸡内金、砂仁、淮山药、赤小豆健脾利湿，佐以丹参、鳖甲通瘀软坚，蒲公英、白花蛇舌草清解余毒。痼疾缓图功，一般患者服药 80 余剂，诸症悉除。

【验案】张某，女，48 岁，干部，1991 年 5 月 15 日来医院就诊。患者有慢性肝炎病史 4 年，肝功能异常。近半个月来倦怠乏力，纳呆腹胀加剧，腰酸膝软，下肢水肿，大便溏薄。发病后曾多次求医，索观前方，皆清热利湿、化瘀解毒、软坚消食等法。查肝功能：黄疸指数 8U，香草酚浊度试验 20U，硫酸锌浊度试验 15U，谷丙转氨酶 120U/L，白、球蛋白比例 0.85：1，HBsAg（＋）。查体：右颈有蜘蛛痣两颗，无肝掌，面色苍白虚浮少华，精神萎靡，巩膜及皮肤无黄染，心脏未闻及病理性杂音，两肺呼吸音清晰。腹部稍膨隆，叩之呈鼓音，腹水征阴性，无腹壁静脉怒张，肝大右肋下 2cm，剑突下 3cm，质地偏硬，下肢轻度凹陷性水肿，舌淡红，边有齿痕，苔薄白根微腻，脉沉细无力。诊断：慢性活动性乙型肝炎，早期肝硬化。证属脾肾不足，湿瘀阻滞。用上方 25 剂，每日 1 剂，水煎服。

服药 2 个月余，食欲、体力均增加，食后腹微胀，精神转佳，面色转红润，腰膝酸软显减。慢性痼疾，徐徐图功。原方再服 30 余剂。诸症恶除，肝肋下 1cm，质尚软，复查肝功能已正常，后以香砂六君子丸、八珍冲剂交替服用半载而收功。其间曾两次复查肝功能、乙肝表明抗原、蛋白比例均属正常。

【按语】慢性乙型肝炎的病因病机多为湿热邪毒侵犯肝脾，以致肝郁气滞、脾虚、湿阻、湿浊，久伏则疾病迁延难愈，故慢性乙型肝炎病势缠绵，呈现正虚邪实、虚实夹杂的特点。现代医学检查显示免疫功能低下是发病的重要依据。故对本病的治疗，调节机体的免疫功能与抑制肝炎病毒同等重要。

☯ 益气复肝汤（杨少山方）

【组成】赤芍 16g，丹参 16g，当归 13g，郁金 16g，柴胡 6g，茯苓 16g，白术 13g，黄芪 16g，矮地茶（平地木）28g，石见穿 28g，虎杖 16g。

【用法】每日 1 剂，水煎服，每日 2 次，早、晚分服。疗程为 2 个月。

【功效】益气健脾，清热解毒。适用于慢性乙型肝炎。

【方解】肝炎久病成瘀久病入络，形成瘀血，因此化瘀活血必须贯穿慢性乙型肝炎治疗全过程中，益气复肝汤中选用丹参、当归、赤芍、郁金、平地木、石见穿等具有化瘀活血作用的药物。慢性乙型肝炎久病难愈，是因为体内正气亏虚，病毒久恋难祛，因此必须重视扶正祛邪的原则，扶正匡复正气有利祛邪，祛邪阻止病毒复制，有利正气恢复，故方中选用黄芪、白术、茯苓等健脾益气药物。病程日久，患者多用过大剂量解毒清热、利湿清热药物，易造成脾肾阳虚，且肝功能难以恢复正常，故用干姜、吴茱萸、淫羊藿等温脾肾之药，以制寒凉之弊，有利于消除脾肾阳虚症状和肝功能恢复正常。

【加减】腹胀纳差者加陈皮、木香、谷芽、麦芽、山楂；有黄疸者去黄芪、当归，加茵陈、广金钱草；脾肾阳虚者加干姜、肉桂、吴茱萸、淫羊藿；阴虚者加女贞子、莲子、五味子。

【验案】杨某，男，46岁。患慢性肝炎有6年，经常发热，口干苦，脘腹痞闷，肝区胀满疼痛，纳差。肝功能检查：黄疸指数60U，总胆红素93μmol/L，硫酸锌浊度试验15U，香草酚浊度试验20U，谷丙转氨酶269U/L。服上方9剂后，黄疸消退，症状缓解，食欲增加。又服15剂，症情明显好转。复查肝功能：黄疸指数9U，硫酸锌浊度试验11U，香草酚浊度试验9U，谷丙转氨酶75U/L。一般情况均佳，病情稳定，随访恢复原工作。

☯ 理气健脾汤（赵时雨方）

【组成】党参15～23g，黄芪15～23g，丹参12～18g，板蓝根15～23g，栀子6～13g，大黄6～7g，五味子6～7g，厚朴9～11g，陈皮9～11g，金银花20～28g，甘草各6～13g。

【用法】水煎服，每日1剂，每日2次，早、晚分服。

【功效】理气疏肝，健脾燥湿。适用于慢性乙型肝炎。

【方解】理气健脾汤中黄芪味甘性温，为补气中之主药，具有提高免疫作用，提高网状内皮系统的吞噬能力，且有促进干扰素生长的作用，以减少病毒生长，同时能提高细胞免疫力，能降低 HBsAg 滴度，使之转阴；栀子、大黄退黄利胆，能降低病毒感染及调节免疫作用；丹参化瘀活血，能增强肝组织的修复和再生；五味子具有降低谷丙转氨酶和保肝作用；板蓝根、金银花抑制病毒和细菌的感染和修复，且增强免疫功能；党参益气补阴健脾；厚朴

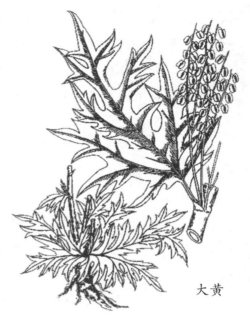

大黄

味苦辛，性温，归脾胃经，苦能下气，辛以散气，温可燥湿，合陈皮具有健脾理气燥湿之功；甘草解毒清热调和诸药。总之，本方具有扶正祛邪，抑制病毒复制，提高免疫力功能，促进机体清除 HBsAg 及修复肝损伤的作用，临床治疗乙肝效果较好。

【加减】气滞血瘀型加炒白芍、延胡索、乌药、香附、当归；肝肾阴虚型加生白芍、沙参、玉竹、麦冬、生地黄；肝郁脾虚型加茵陈、柴胡、延胡索、大枣、白术，去板蓝根；肝胆湿热型加龙胆草、黄芩、泽泻、车前子；脾肾阳虚型加附子、干姜、茯苓、白术。

【验案】崔某，女，27岁。因恶心呕吐，食欲减退，饮食厌油腻，小便黄赤，巩膜、皮肤黄染来医院就诊。检查：肝大，于肋下2cm，质软，有压痛及叩击痛，脾未触及，腹部呈鼓音，肠鸣音稍亢进。实验室检查：黄疸指数 75U，谷丙转氨酶 657U/L，白蛋白4.14g/L，球蛋白 2.56g/L。三胆阳性，蛋白微量。超声波检查：肝区较密微小波型，轻度腹水。诊断为病毒性肝炎。给大量葡萄糖、

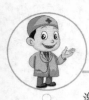

激素、维生素 C、三磷腺苷、血浆、胰岛素、茵陈蒿汤等静脉滴注，口服"肝太乐"、复方维生素 B 7天，除黄疸稍减退外，其余症状未见明显改善。逐渐停服激素和西药。症见腹胀，右胁作痛，低热，口渴欲饮，头晕失眠，四肢乏力。舌质嫩红，薄白，稍干，右脉虚，躁动无力，而左脉带弦。辨证：脾虚肝郁，肝阴不足。上方清水煎服，日服 1 剂，连服 15 剂。

第二诊：面色明净，食欲好转。右胁不胀，仍有低热，失眠多梦，自汗、盗汗，头晕肢软，舌质淡红，脉比前稍好转，超声波检查腹水消失，仍用前法。

第三诊：仍有手颤，腹部微胀。低热，口渴欲饮，脉细涩，舌质暗红带紫，苔微黄薄。此为肝郁脾滞，胃肠湿热；治以活血通络，化湿清热。

方药：茜根 24g，橘络 4g，赤小豆 28g，海螵蛸 11g，鸡内金 7g，春蚕砂（后下）7g，大腹皮 7g，茵陈 28g，泽泻 11g，葱须一撮。

清水煎服，每天 1 剂，共服 26 天。药后精神、食欲良好。复查肝功能：黄疸指数 4U，谷丙转氨酶 40U/L，白蛋白 4.16g/L，球蛋白 1.75g/L，病已治愈。出院追踪 2.5 年，未见复发。

【按语】慢性乙型肝炎属中医"虚劳""胁痛"等病范畴，中医对其治疗积累了丰富的经验，然在各种治法中，以益气健脾法尤为重要。本病的病机首先在于肝脾功能彼此失调，肝气郁久必克脾土，致使脾气亏虚，肝脾既损，则疏泄和运化功能失司，乃致气滞、湿阻、血瘀、渐成胁下癥积。肝血瘀阻日甚则脾土虚弱日增，湿热浊邪难除。久则脾虚及肾，阳损及阴，肾之阴阳俱虚。肝、脾、肾功能彼此失调，脏腑虚者愈虚，气、血、湿热实者愈实，正气不足，无力驱邪，致使病情反复缠绵难愈。故本虚标实，虚实交错是本病的主要病机特点。

☯ 调理气血汤 （陈克忠方）

【组成】当归、枸杞子、白术、桃仁、郁金各11g，白花蛇舌草、重楼、虎杖根、薏苡仁、生黄芪、丹参各28g，柴胡7g。

【用法】水煎服，每日1剂，每日2次，早、晚各1次。28日为1个疗程。

【功效】解毒清热，化瘀活血。适用于慢性肝炎。

【方解】方中生黄芪、薏苡仁、白术益气健脾；重楼、白花蛇舌草、虎杖根清热解毒利湿；当归、枸杞子滋阴补血；丹参、桃仁活血凉血；柴胡、郁金疏肝祛湿，调理气血。全方共奏培本扶正，清热解毒，活血化瘀之功效。

【验案】陈某，女，36岁，2003年4月14日来医院就诊，因纳差、恶心呕吐、目黄、尿黄3天入院。入院时皮肤及巩膜黄染，厌油纳差，恶心欲吐，四肢乏力，小便黄，大便干，口干不欲饮，舌红，苔微黄厚腻，脉弦滑数。肝肋下2cm，剑突下3cm，质软，压痛，脾未触及。肝功能：谷丙转氨酶528U/L，谷草转氨酶130U/L，血清总胆红素189μmol/L，血清直接胆红素89.8μmol/L；乙型肝炎表面抗原阴性；B型超声：显示胆囊塌陷、肝实质模糊。入院诊断：慢性黄疸型肝炎急发。中医辨证为湿热邪毒郁结肝胆，肝胆疏泄失调，胆汁外溢肌肤。予以清热解毒，退黄利湿，利胆疏肝。药用上方。服药10剂，自觉症状明显好转，恶心欲吐消失，血清总胆红素127μmol/L，谷丙转氨酶80U/L，食欲增进。上方加竹茹。药后半个月自觉症状消失，黄疸消退，血清总胆红素66.5μmol/L，谷丙转氨酶58U/L。加茵陈、大黄、白芍各16g，陈皮11g。巩固治疗半个月后，血清总胆红素30.2μmol/L，谷丙转氨酶36U/L，B型超声示肝胆显示清晰，痊愈出院。随访3年无任何不适。

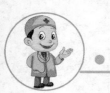

【按语】中医《金匮要略·脏腑经络先后病篇》中说："夫治未病者，见肝之病，知肝传脾，当先实脾，四季脾旺不受邪即勿补之。"因此用生黄芪、薏苡仁、白术益气健脾，重楼、白花蛇舌草、虎杖根解毒清热利湿；当归、枸杞子滋阴补血肝肾；丹参、桃仁活血凉血，清解血分热毒，柴胡、郁金疏肝祛湿，调理气血。全方共奏培本扶正、解毒清热、活血化瘀之功效。西医认为 HBV 感染主要是免疫系统遭到破坏而招致损害。中医药理研究表明，黄芪、薏苡仁、白术能参与免疫调控，增强特异性免疫反应，增强 T 细胞功能，提高机体免疫力；重楼、白花蛇舌草、虎杖根能增强巨噬细胞功能，抑制病毒；当归、丹参、桃仁活血加快肝脏循环。

☯ 健脾益肝汤（浦家作方）

【组成】虎杖 7g，茵陈 16g，土茯苓 18g，白花蛇舌草 18g，青皮 6g，党参 16g，黄芪 16g，当归 13g，茯苓 11g，鸡内金 11g，甘草 4g。

【用法】每日 1 剂，水煎，每日 2 次，早、晚分服。2 个月为 1 个疗程。

【功效】利湿清热，益气健脾。适用于慢性乙肝。

【方解】方中茵陈、虎杖、白花蛇舌草、土茯苓利湿清热；青皮消积疏肝；党参、黄芪、茯苓健脾益气；鸡内金消食健胃。全方健脾利肝，益气健脾皆备矣。

【验案】王某，男，37 岁，1997 年 6 月 16 日来医院就诊。患者反复胁肋隐痛不适伴腰膝酸软、手足心热，头晕目眩加重 2 个月。患者 5 年前医院体检发现"乙型肝炎"，每因劳累及情绪激动就感到胁肋隐痛，平素性情急躁，最近因劳累过度使胁肋隐痛加重，伴腰膝酸软、手足心热，头晕目眩。实验室检查：乙型肝炎五项示"大三阳"，肝功能正常。B型超声示：肝实质弥漫性损伤。服用护肝片、云芝肝泰等药效果较差。刻诊：胁肋隐痛不适，头晕目眩，腰膝酸软，夜寐多梦，两目干涩，晨起口干咽燥，舌质红、苔薄白，脉细数。西医诊断为"慢性乙型肝炎"；中医诊断为"胁痛"，证属肝肾阴虚、气郁血虚、络脉失养。治以健脾利肝，利湿清热，上方10剂。水煎服，每日1剂，分2次服。

第二诊：服药后，晨起口干咽燥基本消失，腰膝酸软、胁肋隐痛、头晕目眩等均较前减轻，但仍述夜寐多梦、手足心热、两目干涩。上方加首乌藤16g，莲子心4g，继服15剂。

第三诊：服药后，诸症明显改善，仅劳累后感右胁肋隐痛。上方加减共服药45剂，诸症基本消失。随访患者1年，病情稳定。

【按语】健脾益肝汤中茵陈、虎杖、白花蛇舌草、土茯苓能利湿清热，祛黄退黄，具有灭杀肝炎病毒作用；青皮消积疏肝；党参、黄芪、茯苓健脾益气。特别是黄芪能增强机体的免疫力，增强非特异性免疫，提高体液免疫，增强免疫球蛋白的含量，能提高细胞营养，促进蛋白质合成与能量代谢，使食欲增进，体力恢复。当归化瘀活血，能改善肝内微循环，增加肝细胞的营养和氧气供给，既可阻断肝炎的进展，又有利于肝脏的病理恢复。鸡内金能健胃消食，又能止腹泻。中医《医学衷中参西录》誉其："为消化瘀积之要药……，但不能消脾胃之积，无论脏腑何处有积，鸡内金皆能消之，是以男子痃，女子瘕，久久服之皆能治愈。"慢性乙型肝炎属肝脏有积。鸡内金善实脾强胃，又治肝之积，确是一药治多脏之佳品。

☯ 补益气血汤（王多让方）

【组成】桑寄生16g，独活13g，杜仲13g，牛膝16g，细辛2g，秦艽16g，茯苓13g，肉桂2g，防风、川芎各13g，党参16g，当归11g，生白芍、生地黄各16g，甘草6g。

【用法】头煎加水 900ml，取汁 450ml，两煎加水 600ml，取汁 450ml，两煎混合，分 3 次口服，每日 1 剂，30 日为 1 个疗程。

【功效】祛风除湿，补益气血。适用于慢性乙型肝炎。

【方解】方中独活祛湿寒止痹痛；防风祛风胜湿；秦艽除湿舒筋活血；桑寄生、杜仲、牛膝祛风补肾；当归、川芎、生地黄、生白芍养血活血；党参、茯苓健脾补气；肉桂祛瘀活血；甘草和中，调和诸药。诸药合用，筋脉通活，疼痛自除。

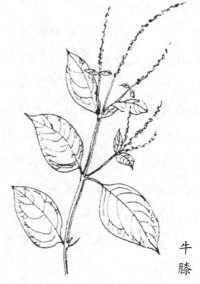

牛膝

【加减】腹胀者加鸡内金 16g，莱菔子 28g；有黄疸者加茵陈 28g，赤芍 60g；肝区隐痛者加柴胡、延胡索各 13g。

【验案】夏某，女，55 岁，工人。1985 年 10 月 15 日来医院就诊。10 年前患急性黄疸型肝炎，经市经医院治愈后未再复发，5 天前突然厌油，胸胁胀满，恶心，不欲食，关节痛，口干口苦，四肢乏力，尿赤，便秘，继则皮肤巩膜黄染，色鲜明。查体：神志清楚，心肺（一），腹软，肝大肋下 2.5cm，脾未触及，舌质红，苔黄厚腻，脉弦滑有力。肝功能、谷丙转氨酶 480U/L，胆红素 238.56μmol/L（13.6mg％），香草酚浊度试验 15.6U，白蛋白/球蛋白＝3.14/3.35，HBsAg（＋）。西医诊断：慢性乙型活动性肝炎。辨证属肝胆湿热，余邪未尽。治以清热燥湿法。

服上方 18 剂药 3 周后黄疸明显消退，胆红素 118.06μmol/L，舌苔转薄白，进行肝穿刺，病理提示：肝细胞内有胆红素，胆管扩张，肝细胞水样变、气球样变及嗜酸样变，门脉区及间质大量炎细胞浸润，小胆管胆栓。继续治疗 2 个月肝功能恢复正常，再次肝穿刺，肝细胞炎性浸润及变性、坏死均明显好转，瘀胆消失，治愈出院。

【按语】因免疫系统功能紊乱，导致免疫复合物形成，沉积于关节囊滑膜，致关节痛。四肢关节疼痛在慢性肝病中较常见，临床多给予类激素类药物如强力宁、甘草酸二铵（甘利欣）或胸腺肽等免疫调节药治疗，一般疗程长，费用高，且效果欠佳。笔者认为久病必虚，慢性肝病日久，正气亏虚，气虚不能固卫，导致外邪侵袭，风寒湿外侵，痹阻经脉，气血不通，不通则痛，加之血虚不能濡养筋脉，故易见四肢关节疼痛，治当补气血，益肝肾，祛风湿，通经脉。本方出自《备急千金要方》，独活为君，善祛下焦与筋骨间之风寒湿邪；细辛为臣，因其发散阴经风寒，搜剔风湿止痛；防风祛风胜湿；秦艽除湿舒筋；桑寄生、杜仲、牛膝祛风湿兼补肝肾；当归、川芎、生地黄、生白芍养血活血；党参、茯苓健脾补气；肉桂温通血脉；甘草调和诸药。诸药合用，气血足，风湿除筋脉通，疼痛自除，肝功能亦得到改善，充分体现中医学辨证论治的精髓所在。

☯ 解毒化湿汤（王晖方）

【组成】茵陈 18g，柴胡 7g，板蓝根 16g，当归 7g，丹参 18g，莪术 7g，党参 7g，炒白术 7g，黄芪 18g，女贞子 18g，五味子 16g，茯苓 7g。

【用法】将药用水浸泡 30 分钟，每剂煎煮 2 次，每次煎煮 30 分钟，将两次所煎得药液混合。每日 1 剂，分早、中、晚 3 次温服。也可共碾为末，炼蜜为丸，每丸重 7g，日服 3 丸。

【功效】具有清解祛邪，培补脾肾，疏肝解郁，活血化瘀之功，适用于各种急慢性病毒性肝炎、早期肝硬化、肝功能异常、肝脾大等，中医辨证为肝郁气滞、血瘀阻络者。

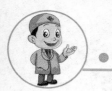

【方解】解毒化湿汤中以柴胡调达肝气；板蓝根、茵陈、茯苓等利湿清热，抑制病毒；当归、丹参、莪术等调肝养血，祛瘀和血，以扩张肝脏血管，提高肝内血液循环和提高肝脏血流量，从而起到改善肝脏营养及氧气供应，防止肝脏细胞损害、变性和纤维组织增生，以防肝病的发生发展，并促进肝病恢复；党参、白术、黄芪、女贞子、五味子等为扶正补虚之品，党参、白术、黄芪益气补脾，从而有利于血浆蛋白的提高，增强肝功能的恢复，其中五味子酸收入肝，使转氨酶不致释放出来，从而起到降酶作用。上药配伍，全面兼顾，起到中药处方综合作用和整体调节作用，这是运用中药治疗病毒性肝炎的一大优势。

【加减】偏于阴虚酌加生地黄、当归、枸杞子等以滋补肾阴；对于肝硬化代偿失调，血脉瘀滞、阳虚不化所出现的腹水，根据"去菀陈莝"、温阳利水的治则，在重用补益脾肾和活血祛瘀之品的基础上，尚须酌加理气利水之品，如大腹皮、茯苓皮、泽泻、白茅根等，如此标本兼治，有利于腹水消除，恢复肝脏代偿功能。有湿热证候或胆瘀现象的，方中茵陈可重用40～60g，以利于清利湿热，再加赤芍、芦根、栀子，是出于祛瘀利胆的目的；虚羸不足严重的偏于阳虚者酌加淫羊藿、仙茅、蛇床子、肉桂以温补肾阳。

☯ 生地清肝汤（吴宏方）

【组成】白芍 7g，生地黄 16g，赤芍 7g，滁菊 7g，水牛角 16g，山羊角 16g，白茅根 16g，牡丹皮 7g，金银花 7g，连翘 7g。

【用法】将药用水浸泡 30 分钟，每剂煎煮 2 次，每次煎煮 30 分钟，将两次所煎得药液混合。每日 1 剂，分 2 次于饭后温服。

【功效】具有凉血清热解毒之功，用于慢性迁延性肝炎，症见唇色深褐，胁痛脘胀，面色晦暗黧黑，午后低热，甚则瘀斑、痞块等症。而以脉象细弦、滑数或舌质偏红、沉而有力，紫黯、舌苔黄薄腻、少津为其必具之指征。即中医辨证属于瘀血阻络、肝肾阴虚者。

【方解】生地黄清肝汤是首批国家级名老中医、山东省著名中医临床家吴宏教授经验方。是在犀角地黄汤和清营汤基础上化裁而来，全方具有解毒清热、行血凉血、透达辛凉、滋阴外托之功。方中生地黄养肝生血、清血热；白芍滋肝养阴、敛肝升阳；赤芍泻肝热、破血痹；滁菊疏风散热，配伍山羊角降肝火、息肝风；水

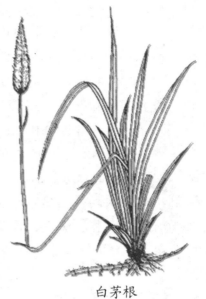

白茅根

牛角性走散，入心肝胃经清热解毒、消瘀血、治发黄、疗面黑；白茅根入血分，凉血利尿，引热下行，使邪热有所出路；牡丹皮属血分药，辛苦微寒，既散肝中伏火又清肾中相火，消瘀血、除癥坚而无伤正败胃之弊；金银花、连翘属气分药，辛凉轻清，宜透诸经郁火。对邪热郁伏，血热血瘀，阴液耗伤之慢性迁延性肝炎是一张有效的方剂。

【加减】若见肝阴耗伤、血瘀络脉，则重用生地黄、丹参、鳖甲、桃仁、川芎、赤白芍，以滋肝液、清肝热、活血软坚；如肝郁气滞、络脉痹阻而胁痛显著者，则加川楝子、延胡索、郁金、厚朴、香附，甚则用失笑散；见热毒旺盛者，重用水牛角、牡丹皮、连翘、金银花、穿心莲、菊花，以清热解毒为先，或加龟甲以制其炎上之火；若兼见脾困湿阻者，去菊花，加用茯苓、薏苡仁、泽泻等。也可在方中配伍党参、木香、佛手、谷麦芽，以健中理脾胃。

【验案】米某，女，33岁。1976年4月患者妊娠期间患急性无黄疸型肝炎，反复发作2年多，谷丙转氨酶波动在90U/L左右，诊断为慢性迁延肝炎活动期。患者自觉脘腹胀痛连及右胁，四肢乏力，

口干烦热，大便秘结；面色萎黄而晦暗，脉沉弦带数，重按不衰，舌质偏红少津。辨证：肝热内炽，郁热阻络，耗液灼阴，上蒸于颜面，治以解毒清热、宣调气血、透发肝经之蕴热。处方：生地黄16g，水牛角（先下）16g，山羊角（先下）16g，牡丹皮7g，赤、白芍各7g，金银花7g，滁菊7g，连翘16g，佛手6g，木香4g，制香附7g，党参7g，白茅根28g。上方服用15剂后，自觉口中热气上腾，唇部热疮遍发，守服原方7剂后，烦热大减，口疮渐消。20剂后大便转爽，面部斑点消退大半，色泽转为淡黄；服药30剂后，复查肝功能2次均为正常，唯觉口干，月经量多，脉弦细，舌偏红；再予前方去木香、佛手、香附，加入川石斛、生何首乌、川楝子，继续进服21剂。随访3年，自觉症状消失，肝功能定期复查未见异常。

【按语】中医认为，湿热夹毒，邪毒留恋，是各种病毒性肝炎致病的主要原因；正气虚损，免疫功能紊乱减退，是发病的重要病机；肝失调达，气滞血瘀，又是本病的基本病理变化。因此，本方组成采取解毒化湿、补虚、祛瘀三法合用的治疗原则，通治各种病毒性肝炎。

清热利湿解毒汤（杨牧祥方）

【组成】太子参、茯苓、赤芍、苦参、虎杖、蚤休各16g，黄芪、白花蛇舌草、蒲公英、薏苡仁、丹参各28g，当归13g。

【用法】将药用水浸泡30分钟，每剂煎煮2次，每次煎煮30分钟，将两次所煎得药液混合。每日1剂，分2次于饭后1小时温服。

【功效】具有利湿清热解毒、化瘀活血畅气之功，适用于慢性丙型肝炎，中医辨证属于湿热内蕴、气滞血瘀者。

【方解】方中苦参、虎杖、白花蛇舌草、蒲公英清热利湿，降酶解毒；丹参、赤芍、当归活血化瘀，散结软肝；太子参、黄芪、茯苓、丹参强肝健脾，扶正祛邪。

【加减】若湿热缠绵，致湿郁痰聚者，原方去黄芪，加佩兰、苍术、橘络、清半夏；若以肝郁脾虚为主者，原方去苦参、蚤休、赤芍，加炒白术、淮山药、炒枳壳、醋柴胡；若湿热相搏，耗伤肝阴者，原方去苦参、丹参，加女贞子、枸杞子、白芍、乌梅、甘草；若湿热内遏，煎熬阴血，血热妄行者，原方去黄芪、丹参、当归，加青黛、白茅根、炒牡丹皮、生地黄；肝脾湿热为主者，原方去黄芪、太子参，加茵陈、山栀子、车前子、水杨梅、败酱草；若湿热阻滞，肝络瘀阻明显者，原方加蒲黄、五灵脂、制大黄，兼有肝脾大者，再加炙鳖甲、穿山甲；转氨酶持续难降时，酌加葛根、五味子、垂盆草。

【验案】杨某，女，45 岁，工人，1995 年 1 月 25 日来医院就诊。患者曾在 1993 年 10 月因患胃溃疡伴大出血，在手术治疗中曾多次输血和人血白蛋白。约术后 2 个月出现乏力、纳差、尿黄等，查肝功能异常，HBsAg 阴性。按甲肝治疗 1 个月后，肝功能正常即停药。以后多次出现病情反复，经治疗效果不显。半个月前因劳累后病又复发，邀余诊治。刻诊：纳差，乏力，尿黄、脘胁痞胀，面色暗滞，口苦而黏，舌质暗红边有瘀斑、苔黄腻，脉弦濡。实验室检查：谷丙转氨酶 328U/L，谷草转氨酶 265U/L，香草酚浊度试验 8U，血清总胆红素 68.8μmol/L，抗 HCV 阳性，抗 HAV 和两对半均阴性。西医诊为丙型肝炎，中医辨证为湿热郁滞，气滞血瘀。予以利湿解毒汤去黄芪，加茵陈 28g，穿山甲、佩兰各 16g，炒枳壳、蒲黄、五灵脂各 13g。服药 1 个月，诸症锐减，复查肝功能正常。抗 HCV 弱阳性。继以上方随症化裁又治疗 5 个月，临床症状消失，多次复查肝功能正常，抗-HCV 阴性。随访年余无复发，痊愈。

【按语】身体所受湿、毒、热、瘀、虚为慢性肝炎的发病原因，而临床中又以湿热蕴结，阻滞肝络，郁久不解，肝脾失调，气阴亏虚为最主要病理转机。故丙肝患者多见有舌苔黄腻消退缓慢，转氨酶易持续增高，舌质呈暗红色甚者边有瘀斑等湿热瘀毒胶着难解之病象。针对以上二病理特点，笔者采用具有清利湿热，健脾调肝，化瘀解毒作用的强肝解毒汤为治而收效。是方以苦参、虎杖、白花蛇舌草、蒲公英等清热利湿，解毒降酶。已有药理研究表明，该类药既能抑制和清除肝炎病毒，又能降低血清转氨酶活性，减轻肝细胞变性坏死，促进再生修复；以丹参、失笑散、赤芍、穿山甲等化瘀活血，散结软肝，促进肝脏微循环和蛋白质合成，降解胆红素，抑制肝组织纤维增生；以参芪、苓术类强肝健脾，扶正祛邪，具有提高细胞和体液免疫，诱生干扰素等作用，诸药配合，使湿热清，瘀毒消，气血畅，肝脾和。具有类似于现代医学抗病毒、免疫调控、恢复肝功能等综合治疗作用，且无明显不良反应，故病易愈。

☯ 利湿退黄汤（刘华为方）

【组成】白术 13g，黄芪、灵芝、半枝莲、丹参、虎杖、白花蛇舌草各 16g，薏苡仁、大黄各 16g，生甘草 13g。

【用法】研末过筛，药制成冲剂，每包 7g，每次服 1 包，每日 3 次。

【功效】具有健脾益气，清热解毒，化瘀凉血之功，适用于慢性丙型肝炎，中医辨证属于湿热内蕴、肝郁脾虚、瘀血阻络者。

【方解】全方以健脾益气，解毒清热，凉血祛瘀为主，可使血热有深入浅，阻止病邪深入，以培本扶正。

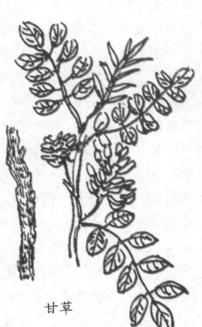

甘草

【加减】临证时可随症加减。

【按语】中医认为热毒瘀结，肝脾损伤多是丙肝的病理机制，同时病邪的入侵与患者机体正气亏虚有关，亦与正虚的病机同时存在，即本病患者集毒、瘀、虚于一体。利湿退黄汤治疗上扶正祛邪并用，法以健脾益气，解毒清热，凉血祛瘀为主。入血分之药，可使血热由深出浅，阻止病邪深入，且可防止由于瘀热伤络、络伤血溢。灵芝味苦平，补气益血，养肝健脾，培本扶正，为主药。中医药理研究表明，灵芝中已分离出近 200 种化合物，其中有人体必需的 7 种氨基酸，24 种微量元素。锗含量非常高，能提高新陈代谢。灵芝热水提取物试验，可刺激巨噬细胞的吞噬作用，并可提高网状内皮细胞的功能。灵芝多糖能增强小鼠的体液免疫，提高脾淋巴细胞增生，提高脾淋巴细胞 DNA 的合成，具有较强的保肝作用。黄芪味温，气薄味厚，能升能降，补气健脾，入手足太阳经。肝病日久，则损伤脾胃，气血生化不足，肝失其奉养，久之气虚血亏而致肝脉瘀阻。现代药理认为，黄芪具有机体免疫双向调节作用，可提高血清白蛋白，肝细胞修复，增强红细胞吞噬病菌的作用，降低机体变态反应性炎症，从而减少肝纤维化。丹参能活跃肝脏微循环，减少血黏度，改善肝脏营养，增强肝细胞再生。半枝莲、虎杖、白花蛇舌草解毒清热、凉血活血、退黄利湿，调节机体免疫力，抑制病毒复制。大黄能增强机体产生干扰素，帮助机体清除肝炎病毒，改善微循环，促进胆汁分泌，加速退黄。

☯ 肝郁脾虚汤（沈宝藩方）

【组成】太子参 13g，生黄芪 16g，巴戟天 13g，淮牛膝 7g，制大黄 6g，炙鳖甲（打碎煎）16g，生牡蛎（打碎煎）16g，虎杖 11g，黄芩 11g，紫丹参 11g，全当归 13g，赤芍药 13g，青皮 7g，生麦芽 28g，白花蛇舌草 16g。

【用法】将药用水浸泡 30 分钟，每剂煎煮 2 次，每次煎煮 30 分钟，将 2 次所煎得药液混合。每日 1 剂，分 2 次于饭后 1 小时温服。

【功效】具有柔肝健脾、化瘀活血解毒之功，适用于慢性丙型肝炎患者，中医辨证属于肝肾不足、肝郁脾虚、瘀血阻络者。

【方解】全方以补肾益气，柔肝健脾，活血解毒为主，对于人体正气亏虚，无力驱逐湿热疫毒，淫邪外出，导致疫毒内侵有奇效。

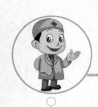

【加减】可随症加减。

【按语】慢性丙型病毒性肝炎是由于人体正气亏虚，无力驱逐湿热疫毒，阴邪外出，导致疫毒内侵，藏于血分，恶血归肝，肝失疏泄，肝郁脾虚，脾失健运，湿热稽留过久，湿盛则伤阳，热盛则伤阴，久则出现肝肾阴虚或脾肾阳虚，气滞肝郁导致络脉瘀阻，影响气血运行，阴阳失衡，临床多见虚实兼夹、寒热互见的错综复杂的症状。中医《素问·阴阳应象大论篇》云："年四十，而阴气自半也，起居衰矣。"人到中年以后，随着肾气不足，气血渐衰，全身脏腑经络功能均出现衰退征象。慢性丙型病毒性肝炎是由疫毒阴邪滞留营血脏腑，藏伏深处，毒瘀久聚而成，故自拟脾虚汤重视补肾益气，柔肝实脾，佐以活血清化解毒，阳以抗阴，动以抗凝，故收良效。本方无毒性作用，价廉药源广，值得在基层进一步推广。

☯ 太子参补肾方（高尔鑫方）

【组成】珍珠草、田基黄、菟丝子各16g，太子参、茯苓、三七、丹参、赤芍、杜仲各13g，五爪龙、郁金、何首乌各18g。

【用法】将药用水浸泡30分钟，每剂煎煮2次，每次煎煮30分钟，将2次所煎得药液混合。每日1剂，分2次于饭后1小时温服。

【功效】本方具有补肾健脾、化瘀活血之功，适用于治疗慢性丙型肝炎患者，中医辨证属于脾肾阳虚、血瘀阻络者。

【方解】方中太子参、茯苓、五爪龙健脾益气；何首乌、杜仲、菟丝子补肾益肝；郁金、三七、丹参、赤芍化瘀活血；珍珠草、田基黄解毒清热。全方补肾健脾，活血化瘀。

☯ 板蓝根健肝宁汤（莫成荣方）

【组成】条参28g，葛根28g，茯苓16g，藿香13g，板蓝根16g，柴胡13g，青皮7g，露蜂房13g，田基黄28g。

【用法】将药用水浸泡30分钟，每剂煎煮2次，每次煎煮30分钟，将 2 次所煎得药液混合。每日 1 剂，分 2 次于饭后 1 小时温服。30 天为 1 个疗程。治疗期间每周记录临床症状、体征，每月或半个月内做 3 次肝功能，每 3 个月做 1 次抗-HCV 检测，半年后追访。

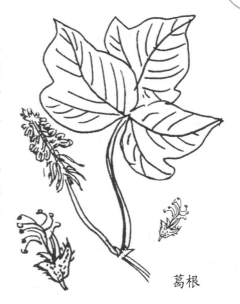

葛根

【功效】具有化浊降酶，益气扶正，健脾疏肝之功，适用于慢性丙型肝炎患者，症见胸胁胀痛，四肢倦怠，脘腹痞胀，纳呆，舌质淡嫩或边有齿痕，舌苔薄白或薄白腻，脉弦缓等征象，中医辨证属于肝郁脾虚者。

【方解】条参、茯苓益气健脾；藿香和胃醒脾；葛根生脾提气；柴胡、青皮理气疏肝；田基黄、露蜂房解毒清热。全方共奏扶正益气，疏肝健脾之效。

【加减】临证时可随症加减。

【验案】李某，女，51 岁。1992 年 11 月 4 日来医院就诊。患者于 5 年前的 4 月份患消化道出血，输血后一个半月出现恶心呕吐，HBsAg、HBeAg、HBcAb、抗-HCV 阳性，先后 3 次住院。求诊前（10 月 13 日）肝功能：谷丙转氨酶＞333U/L，肝区隐痛，胸腹痞胀，神疲乏力，大便干结，小便黄，舌质淡红，苔薄白，脉弦缓，服健肝宁汤 20 天后复查，谷丙转氨酶正常，肝痛除，腹胀消，睡眠多梦，连续服药至 1993 年 1 月 22 日追访，患者复查 2 次，抗-HCV 均属阴性。

【按语】慢性丙型肝炎属于中医"胁痛""腹胀""虚劳"范畴。此病多以脾虚为主，肝郁次之。故治疗用益气健脾的条参、茯苓等药；配葛根升脾提气；藿香和胃醒脾；柴胡、青皮理气疏肝；田基黄、露蜂房解毒清热。共奏扶正益气，疏肝健脾，化浊降酶之效。

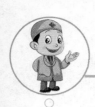

第三章
急性肝炎

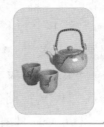

☯ 清胆退黄汤（张树一方）

【组成】生大黄 6～18g，茵陈、车前子各 28g，赤芍 30～60g，柴胡、泽兰各 13g，丹参、黄芩、金银花、郁金、焦山楂、焦麦芽、焦神曲各 16g，炒枳壳、藿香各 11g，甘草 6g。

【用法】水煎服，每日 1 剂，每日 2 次温服，2 周为 1 个疗程。

【功效】化瘀活血，退黄清胆。适用于黄疸型肝炎。

【方解】清胆退黄汤除用茵陈、黄芩、车前子、金银花利湿清热外，主要用赤芍、泽兰、丹参、生大黄、

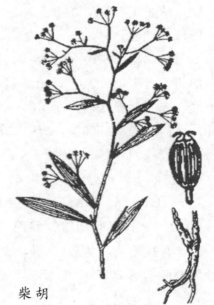

柴胡

郁金、当归退黄活血。此即"治黄必活血，血行黄易却"之意。另用柴胡、枳壳宣畅气血；焦山楂、焦麦芽、焦神曲健胃消食；藿香化浊芳香；甘草补中调和诸药。

【加减】清胆退黄汤中生大黄用量以使患者大便保持在每日 2 或 3 次为宜。若热重者加益母草、栀子、芦根；湿重者以薏苡仁易车

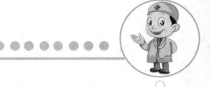

前子；黄疸已退大半时加当归、白术。

【验案】肖某，女，23 岁，1991 年 8 月 7 日来医院就诊。患者腹胀、发热、厌油、纳呆 5 天，伴身目黄染及尿黄 3 天入院。诊见，除上症外，兼有胸胁胀痛，身软乏力，脘腹胀满，恶心呕吐，不思饮食，大便干燥。舌淡红、苔黄厚腻，脉弦滑数。查体：肝肋下2.5cm，剑突下 5cm，触痛，拒按，尿胆红素强阳性。肝功能检查：香草酚浊度试验 15U，谷丙转氨酶＞258U/L。西医诊断为急性黄疸型甲型肝炎；中医诊为阳黄，证属肝胆湿热、疫毒瘀滞。投上方，如法 2 个疗程，腹中肠鸣，下燥屎数枚，身热渐退，精神略爽。3 天后，身黄渐退，食欲增。7 天后复查肝功能，除谷丙转氨酶 75U/L，余均正常，调治 2 周出院。随访未复发。

【按语】因外感湿热毒邪，或因饮食不节，嗜食肥甘辛辣之品，损伤脾胃或素有脾胃失健，酿生湿热，湿热中阻，熏蒸肝胆，不能泄越，以致肝失疏泄，胆汁外溢，浸入肌肤，下流膀胱，使身黄、目黄、溲黄而形成黄疸。临床表现见：身黄、目黄、尿黄，色泽多黄而鲜明，口干苦、纳差、厌油、头重身困，胁痛、腹胀、便溏、发热，或恶心呕吐，或往来寒热。舌质红，苔黄腻，脉弦数或滑数。治法以清热利湿为主，临床根据湿热的偏盛而用药，可侧重于清热或利湿。

☯ 利湿退黄汤（李正文方）

【组成】茯苓 18g，广金钱草、茵陈、白花蛇舌草、虎杖、板蓝根各 28g。

【用法】每日 1 剂，水煎服，每日分 2 次服，儿童药量酌减。服药期间多饮开水，注意休息，适当活动，忌食油腻肥甘的食物。

【功效】解毒清热，退黄利湿。

【方解】利湿退黄汤中广金钱草、茵陈清热化湿，利尿退黄；白

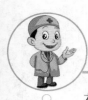
花蛇舌草、板蓝根解毒清热；虎杖通络活血，退黄利湿；茯苓益气健脾，利水渗湿。诸药合用使湿热浊邪易去，脾胃之气得强，药味虽少，作用强劲，可收事半功倍之效，在辨证施治中随症加减亦不可忽视。

【加减】呕吐者加陈皮；纳呆者加鸡内金；胁痛者加郁金；黄疸深重者加牡丹皮；身痒者加苦参；口干者加玄参、枸杞子；热邪偏盛者加栀子、芦根；湿邪偏盛者加苍术、佩兰；便秘者加生大黄。

【验案】杨某，男，36岁。患者因恶心呕吐、食欲缺乏、腹胀厌油、身体乏力10个月，目巩膜及皮肤黄染3天，于1988年6月7日来医院就诊。检查：体温37.5℃，面目及皮肤深黄如橘色，腹软，肝肋下2.5cm，压痛、叩击痛明显，质中等硬度，脾未触及。舌质微红、苔黄腻微燥，脉弦细。肝功能检查：香草酚絮状试验（＋＋＋），香草酚浊度试验28U，凡登白试验直接反应（＋＋），凡登白试验间接反应（＋＋），谷丙转氨酶319U/L。西医诊断为急性黄疸型肝炎。中医辨证：湿热中阻，瘀热发黄（阳黄）。治则退黄解毒，利湿清热。投上方加减，服药20剂，精神转佳，脘腹胀满已除，其他症状明显减轻，食欲稍增，大便微软，黄疸渐退，舌质转淡、苔薄白。守原方加党参、砂仁、白术各7g，续服10剂，诸症悉除而愈。连续2次复查肝功能均正常。1年后随访，健康无恙。

☯ 赤药解毒汤（梁保方）

【组成】赤芍16g，茵陈16g，广金钱草16g，葛根16g，地耳草16g，茯苓16g，白术13g，郁金13g，车前子16g，麦芽16g。

【用法】每日1剂，水煎服，每日2次，早、晚分服。同时配合益肝灵70mg，肝泰乐200mg，口服，每日3次。静脉滴注10%葡萄糖注射液250ml、维生素C 2.0g、维生素B$_6$ 0.2g、门冬氨酸钾镁

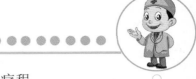

20ml，每日 1 次。10 日为 1 个疗程，一般 2～3 个疗程。

【功效】解毒清热，退黄利湿。适用于急性病毒性肝炎。

【方解】赤芍解毒汤中广金钱草、地耳草利湿清热退黄，能加快胆汁分泌，提高胆汁中胆酸和胆红素的排泄。赤芍为活血凉血之品，善清血分热。《药品化义》中云："赤芍专泻肝火，养肝脏血"。中医药理研究证明，赤芍有明显改善和恢复肝功能作用。郁金解郁疏肝，车前子利尿清热，使邪有出路。茯苓、白术利湿健脾，符合张仲景"见肝之病，知病传脾，当先实脾"之意。诸药合用，相得益彰。

【加减】若胁痛较甚者加柴胡、葛根、延胡索；恶心呕吐者加半夏、天南星、竹茹；心中懊恼者加黄连。

【验案】杜某，女，33 岁，工人。患者纳差、神疲乏力、双胁不适 10 天，服健脾丸不效。近 3 天来出现身目发黄、恶心呕吐、溲黄如浓茶。就诊时巩膜及皮肤、黏膜黄染，色如鲜橘，肝右胁下 2.5cm，叩击肝区有痛感。精神欠佳，舌质红、苔薄黄，脉弦滑。肝功能检查：谷丙转氨酶 252U/L，谷草转氨酶 158U/L，血清总胆红素 162μmol/L，直接胆红素原 57.3μmol/L，间接胆红素 35.3μmol/L。B 型超声检查：弥漫性肝病、肝大。中医辨证：黄疸（湿热内盛阳黄）。治则：清热解毒，利湿退黄，祛瘀活血。用解毒汤加减，服 15 剂后症状明显好转，肝脏明显缩小，肝功能好转。守方继服 30 剂，黄疸消退，体征消失，B 型超声、肝功能检查均正常，病痊愈而结。

☯ 利湿清热汤（傅相邦方）

【组成】土大黄 13g，土茯苓 18g，土黄连 13g，土茵陈 16g，广金钱草 28g，海金沙 16g（以上剂量儿童酌减）。

【用法】水煎服，每日 1 剂，每剂煎药 2 次，分早、晚 2 次服。

饭后服。

【功效】利湿清热，退黄解毒。适用于病毒性黄疸型肝炎。

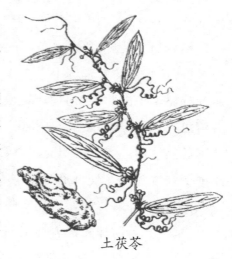

土茯苓

【方解】西医的病毒性黄疸型肝炎属中医"黄疸"范畴，其基本病因病机为感染湿热疫毒，熏蒸肝胆，致使胆汁不受约束，溢于肌肤，导致黄疸。治则利湿清热，解毒退黄为主。四土二金汤即据此而设，方中土茵陈、广金钱草、海金沙、土茯苓利湿清热退黄；土大黄、土黄连泻火清热解毒，活血化瘀。

中医医学研究证实，本方药物大多具有抗病毒，保护肝细胞膜，消除肝细胞炎症，防止肝细胞坏死，促进肝细胞再生及改善肝脏微循环，防止肝纤维化的功能。其中，某些药物还具有松弛胆道括约肌，加速胆汁排泄，消除胆汁的瘀积，从而达到退黄的作用。

【加减】兼肝肾阴虚，症见头晕耳鸣，腰膝酸软，胁部隐痛，咽干口渴明显，舌红少苔，脉弦细或细数者加麦冬、天冬、生地黄、枸杞子；兼气滞血瘀，症见胁部刺痛，腹部表筋显露，面色晦暗，或有蜘蛛痣，舌暗有瘀斑，脉弦涩者酌加延胡索、柴胡、桃仁等。肝胆湿热明显，症见烦热口苦，厌油腻，恶心呕吐，大便干，或黏滞不爽，舌红、苔黄厚腻，脉弦数或滑数者酌加龙胆草、栀子、芦根、黄柏；兼有脾虚湿盛，症见倦怠少言，呕吐频繁，纳呆食少，脘腹胀满，口不渴，舌淡苔白腻，脉濡缓者加白术、甘草、茯苓、黄芪。

【验案】章某，男，35岁。患者入院前5天全身乏力，恶心，头昏，纳差、口渴、厌油。体温达37.5℃，皮肤、巩膜黄染呈橘色，舌质红、苔薄黄，肝下界右锁骨中线肋下 2.5cm，质中等硬，有压痛，黄疸指数 42U，香草酚浊度试验 13U，香草酚絮状试验（＋＋＋），谷丙转氨酶＞500U/L，尿胆红素阳性。诊断为急性黄疸型肝炎（阳黄，偏热型），经口服多种维生素、肝泰乐外，未做其他处理。上方清热汤每日 1 剂加金银花 23g、板蓝根 16g，10 天后检查肝功能：黄疸指数 5U，香草酚浊度试验 7U，香草酚絮状试验（＋），谷丙转氨酶 160U/L，皮肤黄染消退，精神、食纳好转，肝脏回缩为肋下 1cm。住院 25 天后复查肝功能正常，症状消失，临床治愈出院。

☯ 茵陈肝炎汤（严东标方）

【组成】蒲公英、紫花地丁、板蓝根、焦山楂、炒麦芽、神曲各 18g，茵陈 28g，生甘草、泽泻各 16g，大枣 5 枚。

【用法】水煎服，每日 1 剂，水煎 2 次分服。14 天为 1 个疗程，一般 1~2 个疗程即可治愈。

【功效】用于急性肝炎。

【方解】茵陈肝炎汤中茵陈、蒲公英、紫花地丁、板蓝根、生甘草、泽泻解毒清热，退黄利湿，降转氨酶；焦山楂、神曲、麦芽导滞消食，助脾运，化湿滞；大枣合和胃甘草。组方严谨，证之临床疗效满意。

【加减】舌质紫暗或肝脾大者加丹参、莪术各 16g；若大便秘结者加生大黄 10~16g；湿重者加茯苓 16g。

【验案】周某，女，36 岁，司机。1994 年 8 月 2 日来医院就诊。患者目黄、身黄、尿黄，腹胀便秘，纳呆疲乏，舌质暗红，苔黄腻，脉弦滑。医生查体：肝肋下 2cm，有压痛，肝区有叩痛，脾肋下未触及。查肝功能：总胆红素 69μmol/L，直接胆红素 46μmol/L，白、球蛋白正常，香草酚浊度试验12U，香草酚絮状试验（＋＋），HB-sAg 阴性。B超示：肝大，胆囊萎缩。遂诊断为急性黄疸型肝炎。考虑是黄疸热重于湿而夹瘀，故在肝炎汤的基础上，加生大黄（后下）13g，丹参、莪术各16g。每日1剂，水煎2次服。服6剂后，腑气通畅，黄疸消退，余症亦减。又服6剂，诸症消失，小便色清，查体肝脏回缩，无压痛，肝区叩痛消失。再服5剂，复查肝功能、B超正常而告病愈。后于1995、1996年两度复查肝功能正常。

【按语】肝炎汤是严东标副主任医师的经验方，临床多次用于急性肝炎的治疗，疗效肯定。一般服药45天，复查肝功能、B超而证实病愈，亦有20天治愈者。服用本方时，无需配合其他药物治疗，嘱患者多多休息，注意饮食宜忌，但本方对HBsAg阳转阴疗效不肯定。其用于慢性肝炎，可在基本方的基础上随症加减，疗效亦佳。治疗急性病毒性肝炎200例，治愈190例（占95％），无效10例（乙型肝炎21例中，HBsAg未转阴者15例）。

本病例属于典型的阳黄证，因热重于湿，大便秘结，故加大黄通腑泄热退黄；因肝大，胆囊萎缩，舌质暗红，湿热夹瘀，故加丹参、莪术化瘀活血。药证得当，故获捷效。

☯ 清营醒神汤（马丽丽方）

【组成】赤芍7g，犀角1.5～4g（或广犀角3～6g，或浓缩水牛角粉4.5～7g），牡丹皮7g，丹参7g，黑山栀子7g，白茅根28g。

【用法】水煎服，每日1剂，每日3次温服。

【功效】止血凉血，退黄消瘀，醒神清营。用于肝病血热所致的吐衄出血，斑疹，发黄，高热，昏谵，舌质深绛，脉细数等。

【方解】清营醒神汤中犀角解毒凉血。凡热毒壅盛，深陷血分，而见发黄、发斑、惊狂、谵语、鼻衄、吐血，非犀角泄热解毒则不

为功。唯犀角物稀价昂，极难
觅寻，常代之以广犀角、水牛
角等。赤芍、牡丹皮、丹参、
白茅根散血凉血，消瘀清热。
合方以治出血黄疸、发斑、高
热昏谵诸证。

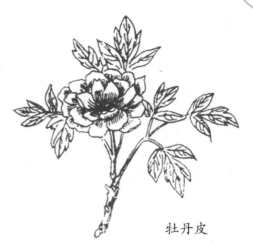

牡丹皮

【验案】马某，女，48 岁。
1988 年 10 月 17 日来医院就诊。
1988 年 8 月由南京转上海住院，
患者 2 周来腹水渗出，黄疸激增，诊断为亚急性重症肝炎，3 天之中
2 次发病危通知。西医师以大剂量血浆、山莨菪碱、抗生素以阻断
黄疸上升趋势，然患者大小便不通，腹胀发热，烦躁几绝。遂请中
医配合治疗。症见：面色暗黄，皮肤枯黄，巩膜泛绿，脐平微突，
腹胀如鼓，腹壁青筋显露，疖子颇多，瘙痒难忍，体温 38.2℃，焦
躁不安，小便浓黄涩少，大便干结，苔黄燥，舌煅红，脉弦滑数不
清。辨证，疫毒壅盛，侵入营血，瘀热熏蒸肌肤，邪水充斥三焦，
属急黄、疸水重证，若有出血、昏迷之变，危殆立至。急用消瘀凉
血，泄热清营，利疸通腑，逐水消胀合方，配合西医抢救。方用：
犀角（研吞）1.5g（或广犀角 6g 代），赤芍 16g，牡丹皮 16g，丹参
16g，茵陈 28g，焦山栀子 7g，生大黄 7g，川厚朴 7g，槟榔 7g，大
腹皮 7g，车前子（包）60g，白茅根 28g，葫芦 60g，禹功散（包）
28g，酌加片仔癀、安宫牛黄散吞服。每日 1 剂，2 次煎服。上方 6
剂后，得宿粪燥屎大量，小便通畅，腹水消退，危象得以扭转，遂
减去逐水消胀药物，重用凉血消瘀，利疸通腑，2 周后胆红素总量
下降较多，撤消病危通知，15 周后胆红素复常，121 天肝功能全部
正常出院。

【按语】中医认为，凉血清营法之功能，根据肝病临床应用，大

体如下。

1. 止血凉血　本病成因，有寒热虚实之分，以热为主。如宋·严用和曰："夫血之妄行者，未有不因热之所发，盖血得热而淖溢，血气俱热，血随气上乃吐衄也。"因此肝病凡见出血量多，色鲜红，舌质红，苔黄，脉弦数者，不论吐血、衄血、便血，皮肤发斑种种，均系热毒炽盛，迫血妄行所致，宜以凉血清营汤酌加生地黄、大青叶为宜，以解毒清营，止血凉血，改善出血倾向。

2. 退黄消瘀　若重度黄疸，或黄疸持续不退者，与血热瘀结有关。《伤寒论》曰："太阳病发黄、脉沉弦……血证谛也"，《诸病源候论》曰："此由脾胃大热，热伤于心，心主于血，热气盛，故发黄而动血。"均说明热毒炽盛，瘀结血分，熏蒸外发可致黄疸（或出血）。应用清营方加茵陈蒿汤加减以消瘀凉血，通腑利胆，多能取得重症肝炎或瘀胆型肝炎的重度黄疸或持续黄疸的消除，有利于肝功能恢复，对肝脏病的治疗影响甚巨。

3. 醒神清营　对于严重肝病（包括重症肝炎与肝硬化晚期）。由于肝功能严重损害，不能清除血液中有毒代谢产物，致使透过血脑屏障，形成中枢神经功能障碍，出现肝性脑病。此瘟邪疫毒侵入血分，不仅可见到出血发斑、黄疸，也可见到烦渴、发热、谵狂、昏迷，舌质红绛，脉细数或弦数等表现，称为"热入营血"。清营凉血汤中犀角为除大热、解血毒之专药，对热入血分之惊狂、谵语，非犀角不为功。同时还常以神犀丹、紫雪丹、安宫牛黄丸、至宝丹等含犀角成分之丸散加入，以达到解毒泄热，醒神清营，其效益速，常可救治一些危恶证候。

☯ 龙胆草降酶汤（张宪明方）

【组成】炒白芍 10～14g，柴胡 6～11g，枳实 6～13g，炙甘草

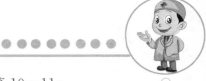

3～6g, 土茵陈 6～11g, 川郁金 10～11g, 龙胆草 10～11g。

【用法】水煎服, 每日 1 剂, 每日 3 次温服。

【功效】用于急、慢性肝炎转氨酶长期不降并持续升高者。症见两胁胀痛或隐痛, 四肢倦怠, 食欲缺乏, 口苦, 心烦易怒, 大便黏腻不快, 尿黄, 苔黄薄腻, 舌红体胖、脉细弦。

【方解】本方由四逆散加疏利肝胆湿热之品相合而成, 古方和自拟方融为一体。

【加减】肾阴不足者, 加枸杞子、白芍、五味子; 腹胀者, 加厚朴、木香; 如湿热偏重者, 可重用龙胆草至 18g, 并加虎杖 18g; 纳差者, 加白豆蔻; 肝大者, 加酥鳖甲。

【验案】王某, 女, 26 岁。有慢性肝炎病史 1 年余。症见: 胁痛脘闷, 目黄面黄, 寐差神疲, 心中郁闷, 纳呆口苦, 大便黏腻不畅, 尿黄量少, 舌苔黄腻, 脉弦细。肝功能检查: 谷丙转氨酶 429U/L, 表面抗原阳性。肝区有触痛。证属湿热久羁, 肝胆气滞。用复方降酶汤, 重用龙胆草 18g, 加虎杖 18g, 栀子 6g, 黄连 6g, 连服 15 余剂, 症状消失, 肝功能恢复正常。随访 6 年未见复发。

【按语】服药期间, 忌食鱼虾、鸡及其他生冷油腻之品。

柔肝养阴汤（王一鸣方）

【组成】金钱草 150g, 茵陈 300g, 柴胡 150g, 龙胆草 150g, 五味子（单包）100g, 蜂蜜 1000g。

【用法】①前 4 味中药, 放沙锅内加水煎熬。头煎加水 4000ml, 中等火煎成药汁 1000ml。二煎将药渣加水 3500ml, 中等火煎成药汁 1000ml。2 次共得药汁 2000ml。②将五味子打碎, 放沙锅加水、酒合煎。头煎加水 900ml, 60 度白酒 75ml, 中等火煎成药汁 500ml。二煎将药渣加水 750ml, 60 度白酒 75ml。2 次共得药汁 1000ml。

③将以上 2 种药汁混合之 3000ml 中，加入蜂蜜 1000g，慢火煎成 1000ml 即可成茵陈蜜煎剂。④将煎成之茵陈蜜煎剂，贮藏于干燥清洁的玻璃瓶内，不可使之接触生水、唾液及其他药物。⑤服法：成人每日 3 次，每次 15～20ml，饭后 30 分钟服药，儿童酌减。⑥每 3 剂药为 1 个疗程，约服 2 个月。

【功效】利湿清热，柔肝养阴。用于肝炎。

【方解】柔肝养阴汤中茵陈、金钱草、龙胆草三药，除湿清热、退黄利胆为君；重用蜂蜜甘以入脾，脾旺则肝血充盛，以脾为气血生化之源也，以为臣；柴胡苦平入少阳，解郁疏肝，生发肝气以为佐。然柴胡性偏走表，故加五味子酸以收敛。

【按语】肝炎多为湿热病毒所致，湿性黏滞，故不易速愈。热伤阴津，肝血不足。因此利湿清热、柔肝养阴为贯彻整个疗程之大法。

本方治疗肝炎以来已 20 余年，此属一证一方之列，无论对甲型、乙型肝炎，均有较好疗效。累计疗好已超过 362 名患者，但均系门诊病历，观察不全，随访困难，且各项检验项目，前后方法不周，难以统计比较。

☯ 解毒消肿汤 （周次清方）

【组成】金银花 16g，野菊花 13g，红花 6g，紫花地丁 28g，甘草 6g，滑石 16g。

【用法】水煎服，每天 1 剂，每日 3 次，温服。

【功效】解毒清热，活血渗湿。适用于无黄疸型肝炎湿热为患之偏于热者。见有轻度疲乏，肝区隐痛，大便不畅，口干，尿黄，脉濡，舌红等症。对黄疸型肝炎热重于湿者也有较好疗效。

【方解】解毒消肿汤中野菊花有解毒清热、消肿凉肝之功，有较强抗病毒，消除炎症，修复病损组织作用；金银花也为解毒清热之品，能清络中风火湿热；红花为祛瘀活血之品，可入肝通络，止痛消肿，有改善肝血流作用。再配以紫花地丁、滑石、甘草以增强其利湿清热、消肿解毒之力，故本方对于肝炎证属热重湿轻者甚为有效。

【加减】若属湿热并重者，加苍术13g，猪苓13g，泽泻13g；若为黄疸型肝炎，加茵陈15～28g，山栀子13g。

【验案】丁某，女，29岁，患者肝区隐痛，身体乏力，胃纳尚可而便秘溲黄，口渴喜饮，肝在肋下二指，谷丙转氨酶异常，已3个月余，经用多种中西药物未见著效。用野菊花13g，金银花16g，红花6g，紫花地丁28g，焦山栀子13g，滑石28g，甘草6g，此方加减连服3个月，诸症均消，肝功能恢复正常。随访2年，未见复发。

☯ 当归乙肝汤（万文漠方）

【组成】全当归13g，醋柴胡13g，杭白芍16g，云茯苓13g，生白术13g，鸡内金13g，大砂仁6g，血丹参16g，炒川楝子13g，醋延胡索13g，炒枳壳13g，绵茵陈18g，广陈皮13g，炒谷芽13g，炒麦芽13g。

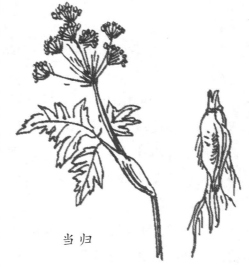

当归

【用法】水煎服，每日1剂。

【功效】疏肝养血，健脾和中。适用于迁延性、慢性活动性乙型肝炎，或乙肝病毒携带者。症见食欲缺乏，胁痛酸胀，面色无华，情志抑郁，乏力便溏，肝功能反复异常。苔薄白或白腻。脉细弦等症。

【方解】方中柴胡性味辛苦微寒，独能化土疏木，调肝和脾；当归、白芍乃动静相配，甘酸化阴，和营补血，补虚养肝，中医"见肝之病，知肝传脾，当先实脾"。集砂仁、云茯苓、白术、鸡内金、陈皮、谷芽等多种益气健脾和中之药，庶得脾土健运，化食谷为精微以养肝；本病者气滞血瘀乃是必然，使用丹参、延胡索、川楝子、枳壳宣通气血而贯穿始终；茵陈性味苦平疏利，利胆清肝，促进代谢。诸药协同，疏肝养血，和中健脾，活血理气兼清湿热，俾肝得脾养，脾得肝助，藏泄并举，运化升降自如，增强机体免疫力，达到自我调节、自我康复之目的。

【加减】肝郁化热者加牡丹皮、地骨皮；神倦乏力甚者加黄芪、党参；不寐者加酸枣仁、合欢皮、焦远志。

利湿解毒汤（邓铁涛方）

【组成】栀子、金钱草各13g，茵陈、金银花、板蓝根各16g，龙胆草6g。

【用法】水煎服，每日1剂，每日3次温服。

【功效】解毒清热，退黄利湿。适用于急性黄疸型肝炎，症见身目皮黄，口干喜冷饮，纳呆厌油，腹胀胁痛，大便干燥色灰，脉弦滑或弦数，苔黄腻。

【方解】利湿解毒汤中茵陈利湿清热，利胆退黄为君药，中医药理证

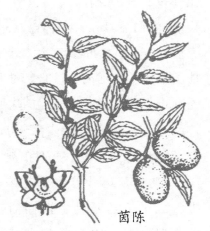

茵陈

明该药有明显的促进胆汁分泌作用，加快胆汁中胆酸和胆红素的排泄。栀子、龙胆草、金银花、板蓝根、金钱草泻火清热解毒，利湿退黄为辅药，诸药合用，达到解毒清热、退黄利湿的作用。

【加减】肝区痛、脾大加延胡索、制乳香、制没药各13g；腹胀、纳差加佩兰、藿香各11g，生薏苡仁28g，车前子18g；口苦欲吐加

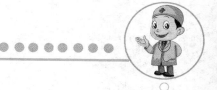

黄芩、山楂各 13g。

【验案】徐某，女，33 岁，工人。患者神疲乏力，纳差，双胁不适 5 天，服健脾丸效果不佳。近 3 天来出现身目发黄、恶心呕吐、溲黄如浓茶。就诊时精神萎靡、巩膜及皮肤黏膜黄染、色如鲜橘、肝右胁下 2cm，肝区叩有痛感。舌质红、苔薄黄，脉弦滑。肝功能检查：谷丙转氨酶 258U/L，谷草转氨酶 167U/L，总胆红素 158μmol/L、直接胆红素 58.8μmol/L，间接胆红素 35.7μmol/L。B 超检查：弥漫性肝病、肝大。中医辨证：黄疸（湿热内盛阳黄）。拟宜：解毒清热，退黄利湿，茵陈解毒汤加减。服 13 剂后症状明显好转，肝大明显缩小，肝功能好转。守方继服 25 剂，黄疸消退，体征消失。B 超、肝功能检查均已正常，病痊愈。

【按语】中医理论认为，黄疸病在百脉，乃湿热毒邪熏蒸肝胆脾胃，伤及血分而成。故古人有"黄家所得，从湿得之"及"伤寒瘀热在里，身必发黄"的论述。传统治疗以清热利湿为主，但一般清热利湿之剂，药在气分，而重度黄疸的湿热早已瘀阻于血，必须引药入血分才有效。活血化瘀药可以改变微细胞胆管膜和胆小管上皮细胞的通透性，降低血清胆红素，顿挫和消退重度黄疸。

☯ 疏肝解郁汤（任继学方）

【组成】金钱草 50g，茵陈 100g，龙胆草、柴胡、白芍、栀子各 16g，大黄（后下）、车前子（包煎）、紫草、麦芽各 18g，板蓝根 28g，赤芍、枳实各 13g。

【用法】水煎服，每日 1 剂，每日 2 次温服。同时用清开灵注射液 30ml，加入 250ml 10% 葡萄糖注射液中静脉滴注，每日 1 次。以上剂量均为成人用量，小儿及体弱多病者，根据病情减少用量。

【功效】利湿清热，疏肝解郁，凉血解毒。适用于急性黄疸型肝炎。

【方解】疏肝解郁汤方中茵陈、金钱草、龙胆草利湿清热退黄；栀子清三焦郁热；板蓝根、车前子解毒清热利湿；赤芍、丹参、紫草凉血清热、止痛活血；白芍柔肝养阴；柴胡、枳实解郁疏肝、止痛行气；麦芽和胃除积。诸药合用，使内蕴之热得以清泄，肝胆气机得以疏利。另清开灵注射液中的黄芩、金银花、板蓝根有解毒清热，通湿利热作用，牛黄、水牛角凉血清营。2 药并用，退黄较快。黄疸较难退者应配用活血之法，祛瘀生新则黄疸易退。

另外，龙胆草苦寒较甚，故不可久服。治疗中还应根据症状适当调整药物，如属阴黄者须慎用。

【加减】湿热症状明显者加白茅根、黄柏、茯苓；腹胀者可加焦槟榔、枳实、木香；食积不化可加谷芽、神曲、鸡内金；气虚加党参、黄芪；黄疸较重者增加茵陈、大黄用量；恶心呕吐加半夏、竹茹、木香、陈皮；胁痛者加郁金、川楝子、桃仁、延胡索；肝大回缩慢者加三棱、鳖甲；转氨酶持续不降者加五味子、金樱子、败酱草、金银花、紫草；阴虚者加沙参、石斛、枸杞子。水煎 2 次，各得煎出液 300ml，药液混匀，分 2 次早、晚服。

【验案】谷某，女，30 岁。2003 年 6 月 16 日诊。患者几天来厌食油腻，腹胀，右胁肋疼痛，恶心，不欲饮食，小便黄如浓茶色，发病 3 日后两巩膜出现黄染，如橘黄色，继则周身出现不同程度的黄染。诊见精神抑郁，面部淡漠，查肝在肋下 2.5cm 处，有明显触痛及叩痛。舌质淡红，苔厚腻，脉弦滑而数。肝功能检查谷丙转氨酶 285U/L，黄疸指数 67μmol/L。诊断：急性黄疸型肝炎。以清肝解郁汤加减服 16 剂，静脉滴注清开灵注射液 15 日后，症状体征完全消失。2003 年 7 月 2 日肝功能检查各项指标均达正常值，后复查肝功能数次均正常，1 年内无反复。

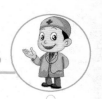

☯ 清肝解毒汤（谷越涛方）

【组成】金银花 10～28g，茵陈 15～50g，薄荷 5～13g，竹茹 10～18g，赤芍 5～18g，陈皮、炒山栀子、郁金、生姜、甘草各 5～16g，大枣（去核）1～4 枚。以上药物剂量可按小儿至成人酌情而定。

【用法】每日 1 剂，水煎服，每日 2 次，混合，分 3 次服。呕吐重者，少量频服，以不吐为度。

【功效】解毒清热，利湿清肝。适用于甲型病毒性肝炎。

【方解】清肝解毒汤中以茵陈利湿清热退黄；金银花、山栀子解毒清热兼利湿；赤

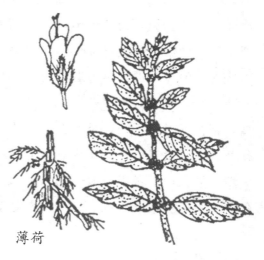

薄荷

芍、郁金祛瘀活血退黄；陈皮健脾理气利湿，薄荷解表散肝；竹茹化痰（湿）止呕；甘草、大枣解毒健脾兼调诸药；生姜化湿止呕温中，兼制诸药之寒。全方共奏解毒清肝利湿退黄之功。由于该方配伍紧扣病因病机，无大苦大寒之偏弊，不致损伤脾阳转成阴黄；清肝又未忘实脾，故随症加减用之，疗程短而疗效可靠。

【加减】湿重于热者加车前草、白术、山药、茯苓；有瘀血见证者加丹参；热重于湿者加连翘、金银花、大黄、板蓝根；肝大回缩缓慢者加茜草、三棱；偏寒湿者去山栀子，加附子、白术、大枣。

【验案】李某，女，40 岁，1986 年 11 月 25 日来医院就诊。其 4 岁女孩于 30 天前患急性黄疸型甲型肝炎治愈。本人于 11 月 23 日突

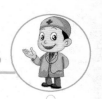

第三章

急性肝炎

然头身痛，出现寒战高热（体温39.5℃），上腹不适，恶心呕吐，西医拟诊急性胆囊炎，给予激素、抗生素、维生素、葡萄糖等静脉滴注。第3天出现黄疸。第4天黄疸迅速加深。精神萎靡不振，神疲体倦。B超查：胆囊无变化，肝大剑突下2.5cm，肋下3cm。肝功能：总胆红素138μmol/L，谷丙转氨酶256U/L，HBsAg阴性。确诊为急性黄疸型甲型肝炎。由于患者的女儿患此病时服中药治愈，因此要求中医诊治。刻诊：胁肋满闷而痛，恶心呕吐，身目具黄，厌油，高热心烦，精神萎靡，形体困惫，口渴口苦，小便黄赤，大便干结，舌红、苔黄厚而燥，脉弦数。证属湿热黄疸重证，有成急黄之虞。治以解毒清热，退黄利湿。基本方加连翘、大黄、板蓝根。服药1剂，呕大减；服药3剂，热退，呕吐止；服药6剂，食纳渐增，精神振，口不渴，小便淡黄，大便解；体温下降，恐苦寒太过伤及脾阳，故于原方去大黄，加白术，连服6剂，黄疸退净，饮食大增，肝大回缩过半；效不更方，续进10剂，诸症消失，肝不大。化验：总胆红素及谷丙转氨酶均恢复正常，临床治愈。

🌀 养阴生津汤（袁海波方）

【组成】当归7g，北沙参7g，生地黄24g，枸杞子16g，川楝子6g，麦冬11g，桂枝11g，茯苓11g，桃仁6g，白芍11g，牡丹皮11g。

【用法】用水浸泡方药约30分钟，然后用大火煎药至沸腾，再以小火煎煮30分钟；每日1剂，分3次温服，6剂为1个疗程，需用药6～8个疗程。

【功效】生津养阴，化瘀活血。适用于黄胆型肝炎。

【方解】养阴生津汤中重用生地黄养血滋阴，补肝益阴；北沙参养肝滋阴；麦冬滋肝补阴，清虚补热；枸杞子滋阴养肾而涵肝木；

当归补肝血而化阴，北沙参、麦冬、枸杞子、当归以助生地黄以滋阴补肝；川楝子既能解郁疏肝，又能制约滋补药而不壅滞气机，还能清泻肝中郁热；桂枝温通经脉，化瘀行滞，消散癥块；茯苓消痰利水，降泻渗湿；桃仁化瘀破血，消癥攻坚，调畅血脉；牡丹皮行瘀散血，清退伏热；白芍活血养血，入络破血行瘀。

【加减】若大便干结者，加玄参、火麻仁、郁李仁，以滋阴润肠通便；若阴虚甚者，加玄参、天冬、玉竹，以滋补阴津；若瘀甚者，加红花、丹参、川芎，以活血化瘀；若腹胀者，加枳实、木香、山楂，以行气消食和胃。

【验案】王某，女，34岁，山西人。患者在6年前发生乙肝大三阳，曾多次服用中西药，数次检查仍是大三阳，近3个月来出现右舌质红，苔薄黄，胁及胃脘部轻度不适，欲服用中药治疗。刻诊：胁肋脘腹胀闷，表情沉默，不欲言语，口苦，急躁，大便偏干，乏力，脉沉略弱。辨为肝胆郁热证，治当疏肝利胆，活血化瘀，用小柴胡汤与茵陈蒿汤合方加味，北沙参24g，当归7g，生地黄13g，枸杞子16g，川楝子7g，麦冬7g，大枣12枚，茵陈18g，茯苓14g，牡丹皮6g，桂枝13g，白芍18g。6剂，水煎服，每天1剂，每日3服。

第二诊：胁肋脘腹胀闷减轻，以前方10剂。

第三诊：口苦好转，以前方10剂。

第四诊：情绪转佳，以前方10剂。之后，以前方因病证变化而酌情加减治疗11个月，经复查，乙肝三大阳转阴，病毒指数降至正常，在治后1年内数次复查，各项指标均正常。随访5年，各项指标均正常。

【按语】笔者根据患者表情沉默、不欲言语辨为肝胆郁滞；再根据患者舌质红，苔薄黄辨为热；因四肢乏力、脉略弱辨为夹气虚，以此辨为肝胆郁热证。方以小柴胡汤清胆热，调气机，益正气；以茵陈蒿汤利湿清热，导热下行；加白芍缓急柔肝；桂枝通阳，兼防寒药伤阳。

☯ 清热除烦汤（高辉远方）

【组成】茵陈 15g，柴胡 5g，赤小豆 10g，龙胆草 2.5g，苦参 5g，山栀子 5g，淡豆豉 10g，橘络 10g，钩藤 10g，白术 10g，白豆蔻 5g，茯苓 5g，神曲 10g，灯心草 2.5g。

【用法】水煎 2 遍，分 2 次温服，每日 1 剂。

【功效】利湿清热，健脾疏肝。用于急性肝炎。

【方解】清热除烦汤中以柴胡、茵陈、龙胆草、苦参、山栀子清肝利胆化湿热；以赤芍、白术、白豆蔻、茯苓皮健脾利湿；以橘络、神曲理气和胃；以淡豆豉、钩藤、灯心草清热镇惊除烦。诸药合用共奏利湿清热，健脾疏肝之功，取效良好。

【验案】高某，女，7 岁，1958 年 4 月 1 日来医院就诊。5 天前家长发现孩子易惊悸，发热，性情烦躁，睡眠不安，不愿进饮食，厌油腻，恶心欲呕，尿深黄。送孩子到医院检查：肝大肋下 1cm，有压痛。化验肝功能：脑磷脂絮状试验（＋＋＋），香草酚浊度试验 8U，黄疸指数 28U。诊为急性黄疸型肝炎，住院保肝治疗。今邀老中医会诊。检查：白睛轻微黄染，舌苔黄而略厚，脉细略数。辨证：肝胆郁热，脾为湿困。

5 月 5 日第二诊：服药 12 余剂，体温正常，烦躁，惊悸等症消失，恶心、干呕减轻，饮食仍差。近日复查，黄疸已不明显，肝肋下刚触及，脑磷脂絮状试验（＋＋），黄疸指数 9U。舌苔薄白，脉象细数已减，热象减轻。原方去山栀子、豆豉、钩藤，加山茱萸 10 克、大枣 3 枚，煎服法同前。

5 月 17 日第三诊：又服药 15 余剂，饮食睡眠均恢复如常。检查：白睛黄疸已退清，肝肋下已触不到，化验肝功能亦恢复正常。舌苔薄白，脉缓细。原方加党参 10 克，继续服数剂，以固疗效。

【按语】急性黄疸型肝炎多由时疫湿浊之邪或酗酒、暴食损伤脾胃，湿浊中困、蕴郁化热，湿热熏蒸，肝胆失于疏泄所致。治应清热利湿、凉血解毒，疏肝解郁为原则。

☯ 解热清毒汤（王成果方）

【组成】藿香 13g，白蔻仁 13g，茵陈 16g，滑石 16g，石菖蒲 13g，黄芩 16g，连翘 6g，薄荷 6g，茯苓 13g，通草 13g。

【用法】水煎服，每日 1 剂，每日 2 次温服。

【功效】化浊辟秽，解热清湿。适用于急性黄疸型肝炎。

【方解】解热清毒汤中滑石、茵陈、黄芩利湿清热；藿香、石菖蒲辟秽化浊；白蔻仁和中行气；连翘、薄荷芳化湿浊；茯苓、通草渗湿利水。诸药合用使热解，湿热清，黄疸自退。

【验案】王某，男，23 岁，患者身热，尿黄 3 天住院，发病开始出现低热，全身疲乏无力，恶心厌油，测体温 37.8℃，无畏寒，小便黄赤，大便干结。查体：巩膜微有黄染，肝大、右肋下 2cm，剑突下约 3.0cm，中等硬度，有叩触痛，脾不大。化验检查：总胆红素 79.5μmol（4.5mg%），香草酚浊度试验（TTT，麝浊）7U，香草酚絮状试验（TFT，麝絮）（＋），谷丙转氨酶 260U/L。诊断为病毒性肝炎，急性黄疸型。中医辨证，不思饮食，身热目黄，有汗不解，口苦口黏，恶心纳呆，舌苔黄腻，渴喜饮水，脉象弦滑，证属湿热阳黄，湿热熏蒸而身热不退、眼目发黄，拟芳化清利。遂用上方治疗。

第二天体温正常，唯尿色黄赤，目黄不退，湿热仍重，继续以甘露消毒丹加减，共 10 剂，眼目黄疸已消，尿色变清，复查总胆红

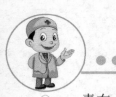

素在 $34\mu mol/L$（2.0 mg%）以下，谷丙转氨酶正常而出院，共服甘露消毒丹 30 剂。

🌀 和肝健脾方（马学盛方）

【组成】当归 13g，干垂盆草 60g（鲜者 250g），大枣 5 枚。

【用法】水煎 2 次，每次煎 30 分钟，每日分 2 次服，每日 1 剂。本方可连续服数月之久；谷丙转氨酶降至正常范围以内，一般仍需再服数周为宜。

【功效】消肿清热，健脾和肝。适用于急性传染性肝炎、慢性迁延型肝炎谷丙转氨酶持续不降者。

【方解】和肝健脾方中垂盆草为景天科植物垂盆草全草，性味甘凉，有解毒清热、消肿利水之功，有显著降转氨酶作用；配以当归和血柔肝，大枣健脾和胃，可加快肝功能恢复。

【加减】药后若见便溏者，可减当归，而加茯苓 16g，炒黄芩 13g。

【验案】丁某，女，25 岁，患者迁延型慢性肝炎病史 2 年，肝区时痛，身酸乏力，谷丙转氨酶异常，曾用各种治疗方法效果不佳。用本方加川楝子 13g，枸杞子 11g，八月札 11g，服药 6 个月，诸症渐除，谷丙转氨酶降至正常范围。续服 1 年，未再升高。随访 6 年，未复发。

🌀 利湿泻火汤（陈国新方）

【组成】黄芩 16g，茵陈 60g，黄连 13g，黄柏 16g，枳实 11g，山栀子 16g，大黄 13g，半夏各 11g，全瓜蒌 28g。

【用法】水煎服，每日 2 次，每次 30 分钟，每日分 2 次服；每

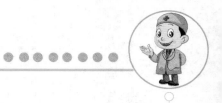

日 1 剂，服至危象解除。

【功效】清热解毒，利湿泻火，适用于重症肝炎。症见黄疸迅速增深、恶心、呕吐持续，纳呆，精神萎靡，甚则出现肢肿、腹水等症者。

【方解】急性肝炎系热毒太甚，湿邪郁积，导致伤津劫液，肝阴亏虚，直逼血分，病势危重，故投以泻火利湿之重剂。本方由茵陈蒿汤、泻心汤、栀子柏皮汤三方组合变化而成，对早期重症肝炎，可阻止病情迅速发展。

【验案】陈某，男，37 岁，最近患重症肝炎，尿色红赤，面目深黄，大便秘结，不思饮食，频频恶心，精神烦躁，肝功能迅速恶化。予服茵陈 60g，黄连 13g，制大黄 11g，姜竹茹 13g，姜半夏 13g，焦山栀子 16g，田基黄 28g，平地木 28g，鲜茅根 28g。服药 5 天后黄疸渐退，大便已调，恶心止，能食少量半流质；续服 5 周，诸症明显改善，病情即趋稳定。

【按语】本病例患者十分险恶，若已出现昏迷、烦躁、出血等症者，则当以中西医结合方法尽力抢救。

☯ 茵陈消疸汤 （丁书文方）

【组成】栀子、黄柏、苦参、龙胆草、木通各 16g，茵陈 50g，柴胡、板蓝根、虎杖各 18g，鱼腥草、败酱草各 28g。

【用法】将药用清水浸泡 30 分钟，再煎 30 分钟，共煎 2 次，2 次煎出的药液混合。每日 1 剂，分 2 或 3 次温服。

【功效】化湿醒脾，疏肝利胆，清利湿热。适用于肝胆郁热，胁痛腹胀，口苦口干，恶心呕吐，尿黄，身目发黄，舌红，苔黄腻，脉弦数。

【方解】本方由茵陈蒿汤化裁而成。茵陈消疸汤中茵陈蒿、虎杖退黄利湿，解毒清热；柴胡、龙胆草疏泄肝炎而燥湿；栀子、苦参、黄柏、板蓝根清热利湿，凉血解毒；鱼腥草、败酱草、木通解毒清热利水。全方则有解毒清热，疏泄肝胆，利湿退黄的作用。

【加减】高热口渴加石膏、玄参、知母；纳呆加陈皮、砂仁、鸡内金、焦三仙；胁痛加金铃子、玄胡、白芍、郁金；黄染过重者加重茵陈剂量。如脘腹胀满加枳壳、木香、油朴；大便燥结加大麻仁、大黄；恶心呕吐加藿香、半夏；头晕头痛加菊花、薄荷；身痛作痒加秦艽、白鲜皮；本方作者临床应用十余年，确有退黄保肝作用。

【验案】刘某，女，27岁，学生。患者面黄、身黄、肝区痛3个月。肝功能检查：谷丙转氨酶153U/L，香草酚浊度试验高（8U）。诊断为急性黄疸型肝炎。给予100g/L葡萄糖静脉滴注，服用辅酶A、胰岛素、三磷酸腺苷、酵母片、胃蛋白酶等治疗5个月，复查肝功能，谷丙转氨酶上升到238U/L。诊查：面色和全身发黄、色鲜明，巩膜明显黄染，肝右肋下2.0cm，质软，上腹压痛，右胁有叩击痛，舌质红、苔黄厚腻，脉弦细数。中医辨证为阳黄，用本方加蒲公英50g，满天星50g，生大黄13g。连服10剂，自觉症状显著改善，黄染消退，周身轻松舒服，食欲增加。原方再进8剂，诸症全消。

【按语】甲型病毒性肝炎，临床上分急性黄疸型和急性无黄疸型，而以黄疸型为多见。由于甲肝传染性较强，因此中医学把黄疸型者标为"时疫发黄""瘟黄"。其发病原因，中医学认为是人体感受湿邪、天行疫病而得，其病机为湿邪、疫毒侵入脾胃，熏蒸肝胆，肝胆失于疏泄，胆液不循常道，渗入经血，溢于肌肤，发为黄疸。辨证以阴阳为纲，分为阳黄、阴黄。阳黄为湿热，以身目俱黄如橘子色而鲜明为主症；阴黄证属寒湿，以身目黄色晦暗如烟熏为主症，从临床观察，以阳黄证为多见。自拟之清肝利湿消疸汤，随症时通过加减，对阳黄、阴黄用之皆宜。

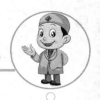

☯ 茵陈清热散（刘建国方）

【组成】白术、泽泻、猪苓、茯苓、泽兰、丹参各 10～18g，茵陈、红藤、赤芍各 20～28g，桂枝 6～10g，秦艽 10～16g。

【用法】水煎服，每日 1 剂，每日 2 次温服。

【功效】利小便，清湿热。适用于急性黄疸型肝炎，湿热型之湿重于热。症见：黄疸、头重身困，脘腹胀满，恶心呕吐，小便黄赤短少。

【方解】茵陈清热散中茵陈清湿利热为主药，泽泻、白术、猪苓、茯苓甘淡利湿，使湿从小便而去；桂枝温以化气利水；红藤、赤芍、泽兰、丹参化瘀活血退黄；秦艽清热利湿。诸药合用，清湿热，利小便，退黄疸。

【加减】腹胀苔腻加藿香、木香、佩兰；便秘加枳实、生大黄；尿少加杏仁、薏苡仁；恶心呕吐加姜半夏、天南星、石菖蒲；胁痛加柴胡、郁金；口鼻出血加三七末、琥珀末冲服。

【验案】孙某，女，20 岁，学生。于 4 天前开始恶心呕吐，厌油，发热，精神萎靡，疲倦乏力，纳差、腹胀；于 1 天前热退，出现巩膜、皮肤黄染。入院检查：腹平软，肝于右肋下 3cm、剑突下 4cm，质软，压痛（＋）。舌红、苔黄腻，脉弦。肝功能：黄疸指数 58U，谷丙转氨酶 70U/L。应用"茵陈清热散"治疗 5 剂，精神、食欲、呕吐情况逐日好转，第 5 天恢复正常；服药第 8 天，皮肤、巩膜黄染消失，肝大由肋下 4cm 缩小到 1.5cm；服药第 10 天，黄疸指数及转氨酶均至正常。住院共 15 天，服"茵陈清热散"共 15 剂，临床症状均消失，实验室检查正常而出院。

【按语】黄疸初起发热，《黄帝内经》认为是有表证，《伤寒论》有麻黄连翘赤小豆汤治疗阳黄兼表之证，《金匮要略·黄疸病脉证并治第十五》记有"诸病黄家，但利其小便；假令脉浮，当以汗解之，宜桂枝加黄芪汤主之"。桂枝加黄芪汤用于治疗黄疸兼表虚证。本案患者发热是因湿热熏蒸所致，非表证也，故不能单纯用解表，予芳化清利之剂。

☯ 柴胡急肝汤（孙建宇方）

【组成】柴胡 23g，茵陈 28g，黄芩 18g，茯苓 16g，秦艽 13g，升麻 13g，板蓝根 28g，赤芍 16g，丹参 23g，车前子 16g，白茅根 16g，生甘草 6g。

【用法】水煎服，每日 1 剂，每日 3 次温服。

【功效】利胆退黄，清利湿热。适用于急性黄疸型肝炎，湿热型，症见：黄疸、口干苦、纳差、乏力、腹胀、尿黄少、舌苔黄腻，脉弦滑。

【方解】柴胡急肝汤中茵陈、柴

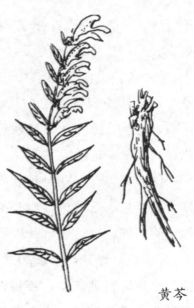

黄芩

胡、黄芩清热化湿，利胆疏肝为主药；茯苓、秦艽、车前子、白茅根通便利湿；赤芍、丹参化瘀活血；升麻散肝之郁热，透邪达表；甘草补中调和诸药。全方共奏其功。

【加减】发热加银花、半枝莲、连翘；纳差加木香、焦三仙；腹胀加枳壳、砂仁；热重于湿加栀子、知母、黄柏；湿重于热加藿香、佩兰、苍术、薏苡仁；阴虚加玄参、牡丹皮。

【验案】宋某，女，24 岁，学生。1985 年 5 月 2 日来医院就诊。主诉近十几天，自觉脘腹胀，纳呆，乏力口苦，便溏尿黄。脉弦滑。

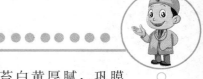

体检：肝大 1cm，质软，无压痛，脾未扪及，舌苔白黄厚腻，巩膜及皮肤无黄染。肝功能检查：香草酚浊度试验 7U，脑磷脂胆固醇絮状试验（＋＋），谷丙转氨酶 398U/L，HBsAg（－）。诊为湿邪热毒，困阻中焦，脾失健运。治则解毒清热，投予上方，连服 12 剂后，食欲好转，尿清，舌淡红，苔薄白，脉弦细；肝功能检查：碘试验（＋），香草酚浊度试验 16U，脑磷脂胆固醇絮状试验（＋＋），谷丙转氨酶 178U/L，HBsAg（－）。

连服 15 剂后，精神好转，纳佳。照方再服 20 剂，1985 年 7 月 2 日肝功能复查：香草酚浊度试验 9U，其他均复常。又服 20 剂而愈，复查肝功能 5 次，均正常。

☯ 清热利湿退黄汤（宋淑云方）

【组成】溪黄草、田基黄、绵茵陈各 28g，虎杖 50g，黄芩 11g，赤芍 18g，甘草 13g。

【用法】水煎服，每日 1 剂，每日 2 次温服。

【功效】利湿清热退黄。适用于急性黄疸型肝炎，湿热型，症见：黄疸、口干渴，纳果，舌红苔黄腻，脉弦数。

【方解】清热利湿退黄汤中虎杖解毒清热；溪黄草、田基黄、绵茵陈、黄芩清热利湿；赤芍活血凉血；甘草调和诸药。全方共奏清热利湿退黄之功。

【加减】恶寒发热加薄荷、柴胡、黄柏、连翘；呕吐加姜竹茹、姜半夏；胃纳差加神曲、山楂、麦芽；黄疸消退后加茯苓、猪苓。

【验案】崔某，男，16 岁，学生。患者发病 5 天，胸痞胁痛，头昏乏力，巩膜、皮肤色黄，恶心呕吐，皮肤发痒，小便短赤，灼热刺痛，大便稀白，每日五六解而不畅，四肢酸痛，全身乏力。检查：皮肤、巩膜黄染，色泽鲜明，腹软，肝在右胁沿锁骨中线下 2cm，质软，重压不适。舌苔白腻，脉缓。实验室检查：黄疸指数 30U，凡登白试验阳性，脑磷脂胆固醇絮状试验（＋＋＋），香草酚浊度试验 18U，尿胆原（＋），胆红质（＋）。诊断：急性黄疸型肝炎，属湿重于热之阳黄实证。以本方加大黄、牡丹皮、茯苓各 18g，连服 15 剂后，黄疸尽退，余症均减，唯肝功能未完全恢复；再服 18 剂，肝功能恢复正常，后以健脾化湿、疏肝和胃之法而收功。

☯ 清热祛湿汤（高曼霞方）

【组成】泽兰 16g，广犀角（锉末吞服）4g，四川金钱草 28g，土茯苓 28g，平地木 28g，败酱草 16g。

【用法】水煎服，每日 1 剂，每日 2 次温服。

【功效】利湿清热，利胆疏肝。用于乙型肝炎。患者常有面色晦黄，巩膜混浊，烦躁易怒，神萎乏力，口苦而黏，不思饮食，脘腹胀满，嗳气泛恶，胁肋胀痛或刺痛，小溲黄赤，脉弦数或濡数，舌红有紫斑，苔黄白而腻等症状。

【方解】清热祛湿汤以广犀角、泽兰入血以解毒清热、化瘀活血为君；臣以土茯苓、金钱草、平地木以清热疏肝，化湿利尿；败酱草活血凉血为佐；六药皆归肝、脾等经，故无须赘加引经药为使。诸药配伍，共奏清热解毒、消瘀活血、利湿化浊之功效。

【加减】湿重者加苍术、佩兰、猪苓、赤茯苓、生薏苡仁；热重者加金银花、黑栀子、夏枯草、蒲公英；热毒甚者则选加白花蛇舌草、龙葵、蜀羊泉、蛇莓、石打穿、半枝莲、七叶一枝花等。气滞甚者加沉香曲、川楝子、陈皮、大腹皮、枳壳、广木香；瘀血明显者加丹参、益母草、桃仁、郁金、红花、赤芍、延胡索、三棱、莪术。

【验案】高某，女，32 岁。1992 年 8 月 20 日来医院就诊。患者面目、肌肤黄染，厌油腻，溲黄便结，神疲乏力，纳差欲呕，苔黄腻，脉滑数。体温 37.8℃。肝功能示：总胆红素、谷丙转氨酶升高，乙型肝炎表面抗原阳性。诊断：急性黄疸型肝炎，中医证属黄疸（阳黄），法当清肝利胆，清热利湿。药用上方。每日 1 剂，水煎服。

药进 10 剂，肤黄见淡，呕止、热退身爽，食欲渐增，余症同前。上方加猪苓 7g。守方半个月，复查肝功能，各项指标基本正常。稍以和胃之品善其后，月余体健恢复工作。

☯ 清热护肝汤（徐欣欣方）

【组成】白芍 28g，柴胡 18g，枳实 16g，甘草 16g，白术 18g，茯苓 18g，黄芪 28g，五味子 16g，败酱草 28g，茵陈 18g，板蓝根 18g，虎杖 18g，蒲公英 28g，连翘 18g。

【用法】水煎服，每日 1 剂，每日 3 次温服。

【功效】清热解毒，疏肝理脾。用于慢性肝炎症见胁肋胀满疼痛，五心烦热，肝掌，舌赤，脉弦或弦数等。

【方解】清热护肝汤乃以四逆散加茯苓、白术、黄芪及诸解毒清热之品而成。其中柴胡疏肝条达肝气，芍药柔肝养血缓中止痛。柴芍合用，一疏一柔，疏而不燥，柔而不滞。枳实行气，甘草和中缓中。诸药配合，药力专而奏效捷。肝以阴为体，以阳为用，内藏相火，最忌香燥戕伐以耗伤肝阴，但养肝又切忌甘寒滋腻如生熟地黄、玉竹等，易助湿有碍脾胃之运化，故重用芍药养血敛阴以益肝之体，一般用量在 30～50g。加茯苓、白术、黄芪者，以健脾益气；加板蓝根、蒲公英、败酱草等解毒清热之品，乃针对患者乙肝表面抗原、e抗原阳性及胆红素高，或丙型肝炎者而辨病辨证用药。据中医药理研究，黄芪、五味子对肝损伤有较强的保护作用；茵陈有护肝利胆作用，可以使肝细胞的变性坏死减轻；败酱草可明显增强肝细胞再生，防止肝细胞变性和坏死，降低转氨酶；蒲公英和连翘对四氯化碳所致肝损伤的动物试验有显著减少血清中谷丙转氨酶和减轻肝细胞脂肪变性的作用；板蓝根和虎杖也有极强的抗病毒和调节免疫力的作用。

【加减】脾大者，可加入制鳖甲、土鳖虫、水蛭、桃仁等。

【验案】徐某，女，29 岁，理货员。1991 年 9 月 10 日来医院就诊。

几天前发热恶寒，疲倦乏力。经社区医院治疗，发热恶寒已愈，但上腹部稍胀，食欲缺乏，面目肌肤黄染。恶心呕吐，小便深黄。苔黄腻，脉弦。查肝功能：谷丙转氨酶 95U/L，黄疸指数 18U，香草酚浊度试验 8U，香草酚絮状试验（＋＋＋），HBsAg 阴性。诊断：急性甲型黄疸型肝炎。辨为阳黄（肝脾湿热）。治则：利湿清热，退黄解毒，疏肝健脾。

上方水煎，加入白砂糖，少量多次频服。嘱服 8 剂。

第二诊：呕吐腹胀愈，食欲增，余症亦减。照上方加厚朴、枳实，嘱服 15 剂，诸症皆愈。复查肝功能恢复正常。

【按语】乙肝病毒并非人体之所有，一旦感染，也应视为异常。当劳倦过度，体质虚弱时便会发病。用本方对乙肝病毒携带者可收转阴之效，不妨一试。

☯ 养血调肝汤（赵金忠方）

【组成】茵陈 18g，柴胡 7g，板蓝根 16g，当归 7g，丹参 18g，莪术 7g，党参 7g，炒白术 7g，黄芪 18g，女贞子 18g，五味子 16g，茯苓 7g。

【用法】水煎服，每日 1 剂。先煎、二煎药液相混，早、中、晚分 3 次服。也可共碾为末，炼蜜为丸，每丸重 7g，日服 3 丸。

【功效】活血化癥，疏肝解郁，祛邪清解，培脾补肾。适用于各种急慢性病毒性肝炎、早期肝硬化、肝脾大、肝功能异常等。

【方解】养血调肝汤中以柴胡条达肝气；茵陈、板蓝根、茯苓等利湿清热，抑制病毒；当归、丹参、莪术等调肝养血，祛瘀和血，

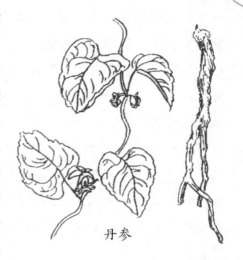

丹参

以扩张肝脏血管，提高肝内血液循环和增加肝血流量，从而加强肝脏营养及氧气供应，防止肝细胞损害、变性和纤维组织增生，以防肝病的发生发展，并帮助肝病恢复；白术、党参、黄芪、女贞子、五味子等为补虚扶正之品，党参、白术、黄芪益气健脾，而有利于血浆蛋白的提高，加强肝功能的恢复。其中五味子酸收入肝，减少转氨酶的释放，从而起到降酶作用。上药配伍，全面兼顾，充分发挥整体调节作用，这是中药治疗病毒性肝炎的一大优势。

湿热夹毒，邪毒留恋，是各种病毒性肝炎致病的主要病因；正气虚损，免疫功能紊乱低下，是发病的重要病机；肝失条达，气滞血瘀，又是本病的基本病理变化。因此，本方组成采取解毒化湿、补虚、祛瘀三法合用的治疗原则，通治各种病毒性肝炎。

【加减】对于肝硬化代偿失调，血脉瘀滞、阳虚不化所出现的腹水，根据"去菀陈莝"、温阳利水的治则，在重用补益脾肾和活血祛瘀之品的基础上，尚须酌加理气利水之品，如大腹皮、茯苓皮、泽泻、白茅根等，如此标本兼治，有利于腹水消除，恢复肝脏代偿功能。有湿热证候或瘀胆现象者，方中茵陈可重用 40～60g，以利于清利湿热，再加赤芍、栀子，是出于祛瘀利胆的目的；虚羸不足，偏

于阳虚者酌加淫羊藿、仙茅、肉桂以温补肾阳；偏于阴虚者酌加生地黄、枸杞子等以滋补肾阴。

【验案】张某，男，22岁，农民工，就诊于1992年9月16日，症见腹胀乏力，全身黄染，恶心欲吐，不思饮食，二便闭短，舌苔黄腻，脉滑，肝在右肋下2.5cm，剑突下3cm，谷丙转氨酶28U/L，香草酚浊度试验12U，香草酚絮状试验＋＋＋，3日来诊，证属黄疸，湿热壅滞，熏蒸肝胆，湿阻脾胃，升降受阻，气机失常，运化无权，上方每日1剂，服药3剂后，二便已行，呕恶止，已思饮食，周身黄染，退十之有七，但神倦乏力，腹胀未减，苔由黄腻渐变为黄白腻，守上方加砂仁4g，陈皮6g，玫瑰花13g，再服8剂。

9月22日第二诊：黄染退尽，自感精神复常，腹亦不胀，并有饥感欲求食，苔薄，脉和缓，肝回缩，肋下触及边，继进8剂。

10月1日第三诊，诸症尽去，舌脉已复常，查肝功能：谷丙转氨酶38U/L以下，香草酚浊度试验5U，香草酚絮状试验（－），肝脾已触不到。10月中旬，已正常劳动，随访1年，3次查肝功能正常。

健胃消食汤（李裕蕃方）

【组成】炒白术13g，生鸡内金11g，白芍11g，柴胡13g，广陈皮6g，神曲13g，生麦芽13g，佛手13g，板蓝根16g，丹参4g，泽兰叶16g，甘草6g。

【用法】水煎服，每日1剂，每日3次温服。

【功效】适用于肝硬化、慢性肝炎、肝脾综合征、慢性胃炎等。

【方解】健胃消食汤中以生鸡内金性味甘涩平，消癥积，消食健胃为主。辅以炒白术性味甘苦温燥湿健脾；白芍性味酸苦柔肝养阴，以防燥药伤及肝血。此即王旭高"以柔济刚"之意；用柴胡性味微苦寒辛疏肝升清，陈皮性味辛苦温理气健脾。合而用之，有一升一降之妙用。丹参性味苦微寒生新祛瘀；板蓝根苦寒可解毒清肝，两者合用可回缩肿大之肝脾。泽兰性味苦辛微温，通络活血而利水，对于肝络不和引起的胁痛及蜘蛛痣有卓效，又可防止水湿潴留。佛手性味辛苦酸温理气止痛而不燥，堪称肝家之润剂。神曲、麦芽消食健胃，又可调整胃机。且生麦芽与肝同类相求，为疏肝之妙品。如此配伍，正合《金匮要略》"夫肝之病，补用酸，助用焦苦，益用甘味之药调之"之旨，故可使肝气疏，脾胃健，气血和，肿块消，水道利。

【加减】腹胀满加香橼皮；便溏减鸡内金量，加炒白术量，再加白扁豆；肝硬化加穿山甲、牡蛎；脾大加鳖甲；胁痛加青皮、片姜黄；肝大加三棱、莪术；气虚加党参；血虚加当归、鸡血藤；湿盛加佩兰。

【按语】按张锡纯鸡胵汤原方可"治气郁成臌胀，兼治脾胃虚而且郁，饮食不能运化"。笔者以此方灵活化裁，而收效颇多。新制消食汤一方治疗各种慢性肝病五千余例，治愈率达90％左右。

☯ 红花化瘀汤（李学勤方）

【组成】草红花 13g，全当归 11g，川芎片 10g，怀牛膝 11g，京赤芍 18g，片姜黄 11g，制香附 11g，丝瓜络 10g，广木香 6g，板蓝根 28g，草河车 28g。

【用法】将药物用水 700ml 浸泡 1 小时，武火煎熬取汁 200ml；第 2 煎加水 500ml，取汁 200ml；两煎药汁兑匀，分 2 次于饭前 1 小时温服，每日服 1 剂。病情严重者，每日可分服 1.5～2 剂，8 小时或 6 小时温服 1 次。

【功效】健脾疏肝，清热解毒，化瘀通络。适用于急慢性肝炎、慢性活动性肝炎、早期肝硬化。辨证为血行不畅，肝气郁结，脉络痹阻，结于胁下。以形体较瘦，胁肋刺痛，面色无华，或有癥瘕，舌质紫暗或瘀点，舌下脉络紫而粗，脉弦或涩为主症。

【方解】中医认为肝为刚脏，喜条达，恶抑郁。肝病日久，热毒之气必累及血而瘀阻脉络，使肝脉瘀阻，肝气更郁，疏泄失司，瘀血更盛。红花化瘀汤以当归、红花、川芎、赤芍、牛膝等化瘀活血，药专力强。其中当归为活血生血之主药，还能宣通气分，使血各有所归，其性能升能降，内润脏腑，外达肌表，故能缓肝之急；赤芍凉血活血，故可以防止寒凝。中医研究表明，当归、赤芍、川芎等含有多种有效成分和多种微量元素，可活跃微循环，提高肝血流量，疏通血管，提高肝细胞的营养和氧气供给，提高肝细胞再生，有利于肝脏的病理恢复。香附、姜黄、木香理气疏肝，直入厥阴，取其"气行则血行"之意；丝瓜络直通脉络，以助化瘀，使肝血通畅，肝气疏利而肝郁得解，以达到《黄帝内经》所强调的"通其脏脉""疏其血气""令其条达"的目的；姜黄行气活血，通络疏肝，与板蓝根、草河车相伍，清热利湿，解毒祛邪，理气而不散，清热不过寒，除湿不化燥，活血不破血，祛瘀不伤正，以奏攘外安内之功。全方活血化瘀，瘀从气化，毒随瘀解，为治疗慢性肝炎、慢性活动性肝炎及早期肝硬化之良方。现代医家从临床实践中证实，运用化瘀活血法可明显抑制或减轻肝细胞变性、坏死，促使肝组织的修复和肝功能的恢复。辨证辨病相结合，临床疗效满意。

【加减】蟹爪纹络或有蜘蛛痣者，选加枸杞子 16g，女贞子 11g，墨旱莲 11g，山茱萸 16g；失眠烦躁者，加炒酸枣仁 18g，琥珀（冲服）2g，首乌藤 28g；若脘腹胀满者，加大腹皮 11g，大麦芽 16g，沉香 6g；胁下癥瘕者，加炙鳖甲或败龟甲、炮穿山甲各 6g；牙龈出血或鼻出血者，加田三七（冲）4g，栀子炭 11g，粉牡丹皮 13g；多梦心惊者，加生龙牡各 18g，焦远志 7g，柏子仁 11g。

【验案】汪某，男，26岁，农民，1995年9月15日来医院就诊。十几天来身体乏力，尿黄，右胁疼痛，上腹胀满，纳差，在社区医院化验检查确诊为乙型肝炎，既往无肝炎史。先后用过多种西药未见明显疗效而来就诊。仍见上述症状，伴巩膜稍黄染，口干少饮，夜寐不宁，肝肋下大2.5cm，质软稍压痛，肝区有叩击痛，大便不爽，舌质红、苔黄稍厚，脉弦。查两对半HBsAg，HBeAg，抗HBc、HBV DNA均阳性。肝功能：谷丙转氨酶298U/L，谷草转氨酶268U/L，总胆红素38μmol/L。诊断为急性乙型肝炎。证属湿热疫毒，内阻血络，损伤肝脾。治则：祛湿清热，解毒活血，利胆疏肝健脾。上方日1剂，水煎早、晚各服1次，连续服药5个月后，诸症消失，复查肝功能恢复正常，HBV DNA，HBsAg，HBeAg，抗-HBc均转阴，抗-HBs转阳，为巩固疗效，上方略有改动，每2日煎服1剂，又连服3个月，随访3年未复发。

☯ 胆失通降汤 （顾双林方）

【组成】郁金10～16g，茵陈15～28g，板蓝根15～18g，大黄5～13g，田基黄15～18g，败酱草15～18g，生麦芽16g，佛手10～16g。

【用法】水煎服，每日1剂。

【功效】疏肝理气，清热利湿，通腑利胆。症见：疲倦乏力，恶心纳呆，厌食油腻，脘腹胀满，口渴不引饮，或口苦口干欲饮。

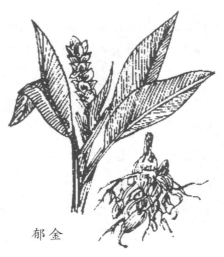

郁金

【方解】郁金、茵陈、板蓝根清热利湿；大黄苦寒，心凉透泄；田基黄、败酱草退黄凉血；生麦芽、佛手健脾生津。诸药配合，使湿热清，瘀毒消，气血畅，肝脾和。

【加减】若湿遏热伏，胆失通降，胃脘痞满，右胁闷痛，口苦呕逆者去板蓝根、败酱草，加金钱草15～18g，半夏6g，黄连6g，竹茹13g，以辛开苦降利胆。初起有表证者暂去大黄、败酱草，加金银花10～16g，连翘10～16g，赤小豆28g，薄荷6g，青蒿13g，兼以辛凉透泄。若身目发黄，里实热（即热重于湿）者，重用茵陈，加栀子13g，川黄柏13g，龙胆草6g，以清热泻火。若湿困便溏，小便不利（湿重于热）者，去大黄、板蓝根、败酱草加兖州卷柏（龙兰草）16g，滑石16g，佩兰6g，连翘13g，白豆蔻6g，芳香化湿。也可以服用中成药甘露消毒丹，每次7g，每日3次。若平素有胃肠消化不良病史，得病后脘腹胀满嘈杂而痛，嗳气吞酸，大便次数增多，滞下不爽等，舌苔厚腻，脉弦缓者。辨证属于湿热积滞，气机失调，方应改用茵陈保和汤合五金汤加减（郁金、川楝子、鸡内金、马蹄金、金钱草），以清热利湿，消导理气。

根据检查化验项目指标加减。退黄疸：郁金、黄连、绵茵陈均有较好的退黄作用。黄疸指数在50～100U者，茵陈用量在30～50g之间；黄疸指数在100U以上者茵陈用60g。茵陈布包，先用水浸，后入，或另煎后与原方药汤兑服。郁金与黄连配伍，利胆退黄效果甚佳，郁金用量一般16g，黄连5～13g。降麝絮、麝浊：属湿毒内蕴者，败酱草28g，苦参根16g。瘀热互结者加丹参16g，牡丹皮13g，焦栀子6g，田基黄20～28g，生地黄13g。急性乙型肝炎在辨证施治的基础上，加用下列药物：黄连、川黄柏、虎杖、连翘、黄芩、生地黄等，有促进HBsAg转阴的作用。降谷丙转氨酶：若肝胆火旺者，加龙胆草6～13g，栀子13g，黄芩13g，一见喜13g。若舌尖芒刺（红点），心经热毒者，应泻火解毒，另用黄连6g，甘草6g，开水泡三遍，每遍100ml。三餐饭后各饮1次，半个月为1个疗程。

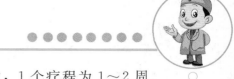

亦可结合服用片仔癀，每次 0.6g，每日 2 次，1 个疗程为 1～2 周。若湿重于热，小便不利者去大黄、败酱草，另用兖州卷柏（龙兰草）20～28g，白毛藤（白英）15～18g，竹茹 7g，白茅根 16g～18g，冰糖适量，水煎代茶饮。

【验案】李某，女，28 岁，司机。1995 年 5 月 5 日来医院就诊。5 天前因头胀痛、发热、咽痒在社区医院用"伤风速效胶囊"、青霉素等治疗无效而转院。临床症见头痛，低热，右肋下不适，小便黄，乏力，食欲缺乏，大便干结。脉弦数，舌苔黄腻。

肝大肋下可触及，剑突下二指，叩压痛明显，巩膜黄染。谷丙转氨酶 899U/L（升高），总胆红素 71.0μmol/L。诊断为急性黄疸型肝炎，属湿热内蕴肝胆之阳黄。治则：利湿清热，退黄凉血。上方用药 10 剂。服药后热退，食欲好转，头痛减轻，腹胀消失，小便色淡。继服 7 剂，肝功能恢复正常，症状体征消失。为巩固疗效，再服 20 剂而痊愈。

☯ 赤芍消黄汤（薛芳方）

【组成】山栀子 10～18g，茵陈 30～60g，大黄 6～18g，虎杖 15～28g，败酱草 15～30，丹参 28g，赤芍 30～60g，茜草 10～18g，云茯苓 15～28g，山楂 15～28g，白茅根 28g，甘草 6g。

【用法】水煎服，每日 1 剂，每日分 2 次温服。

【功效】适用于重度黄疸型病毒性肝炎。

【方解】赤芍消黄汤以茵陈蒿汤为主方，其中茵陈清泄肝脏之毒热，化湿退黄；栀子清热化湿，引湿热自小便出；大黄逐瘀泻热，通利大便；重用赤芍、丹参及茜草、白茅根以活血凉血，旨在清血中瘀热，凉血祛邪，使之血脉通达畅利，湿热得除，邪热得清，瘀结得散，则黄疸易于消退；虎杖、败酱草及大黄、栀子清热解毒利湿，毒减则湿热易消；茯苓、山楂、甘草以利湿健脾化积，脾气健运则湿热之邪无藏身之处，且又无由以生，利于黄疸消退。

【加减】寒湿内盛者，加用桂枝 16g，干姜 9～11g；肝肾阴虚者加生地黄 15～28g，玄参 15～28g；脾肾阳虚者，加用附子 10～16g，肉桂 10～16g；热重加用连翘 15～28g；湿重加用苍术 10～16g，藿香 10～16g；腹胀甚者加用厚朴 16g，莱菔子 16g；恶心呕吐重者加生姜 6～13g，半夏 13g。

【验案】李某，女，31 岁，教师，1997 年 8 月 24 日来医院就诊，患者以急性黄疸肝炎于 6 月 20 日入传染病医院治疗。患者因黄疸加重，出现腹水及出血倾向，被确诊为急性重症肝炎。来诊时黄疸指数 381U，谷丙转氨酶 203U/L，香草酚浊度试验 25U，白、球蛋白比例 30：32。B 超提示：少量腹水。症见：时发鼻出血，呕恶腹胀，烦躁头晕，足胫水肿，尿黄如茶，大便秘结，诊脉弦滑数，舌淡苔白，辨为热毒炽盛，予主方加玄参 18g，草决明 38g，4 剂药后衄血止，足肿见消，腹胀及精神好转，大便日 4～6 次，小便畅利。继服之 15 剂，黄疸明显好转，腹水消退，纳食增加，黄疸指数 129U，谷丙转氨酶 93U/L，香草酚浊度试验 8U，白蛋白：球蛋白 ＝ 37：30。继用主方减甘草为 18g，加大黄 23g，又服 20 剂，黄疸消失，体力明显恢复，黄疸指数 25.65U。处方：秦艽 16g，麦冬 16g，赤芍 18g，蒲公英 28g，郁金 16g，黄芪 16g，丹参 16g，当归 16g，2 日 1 剂，调治月余。1996 年 10 月 6 日复查肝功能正常。

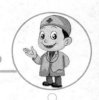

第四章
肝硬化

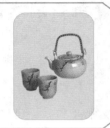

🔯 通利气机汤（朱锡祺方）

【组成】生麻黄 6g，桂枝 13g，生姜 13g，甘草 6g，大枣 6 枚，细辛 6g，熟附子 13g，丹参 28g，白术 13g，三棱 6g。

【用法】水煎服，每日 1 剂，每日分 2 次服。14 天为 1 个疗程。

【功效】散寒温阳，通利气机，软坚，化湿。适用于肝硬化。

【方解】通利气机汤中麻黄、附子、细辛温经助阳；桂枝、生姜通阳化气、温水散湿；甘草、大枣、白术益气补中，合丹参、三棱化瘀活血。诸药合用，共奏散寒温阳，通利气机，宣行水湿之效。

【验案】刘某，女，46 岁。患者胁痛 4 年，腹膨胀而满 4 个月，经检查诊为"肝硬化腹水"，屡用利水除湿不效。就诊时，见：腹大如鼓，短气撑急，肢冷便溏，肠鸣漉漉，舌质淡，小便短少，苔薄白，脉沉细。诊为阳虚气滞，血瘀水停。上方服药 30 剂，腹水消退，诸症随之而减，后以疏肝健脾之法，做丸善后。

【按语】肝硬化多为阳虚气滞，血瘀水停，故单纯利水除湿不能取效，笔者采取《金匮要略·水气病脉证并治》中的桂枝去芍药加麻辛附子汤治之。本方在《金匮要略》中用于治疗阳虚阴凝，水饮停聚心下之证，与本案病机相同，故用之。

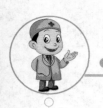

☯ 沉香消水丹（甘业崇方）

【组成】甘遂 13g，沉香 13g，琥珀 13g，枳实 6g，麝香 0.16g。

【用法】将药共研细末，过筛去渣，装入胶囊中，每粒 0.4g，每次服 4 粒。晨起空腹用桂枝 13g，芍药 13g，生姜 13g，肥大枣 20枚，煎汤送服。

【方解】方中甘遂、沉香健脾土；琥珀、枳实疏肝健脾；麝香活血养血，化瘀行滞。诸药共奏健脾疏肝，养血活血，调胃肠，通调水道，促进肝、脾功能恢复正常功效。

【验案】刘某，女，49 岁。

患者肝硬化腹水 2 年，大便秘结不畅，腹胀如瓮，小便点滴不利，中西医多次治疗不见效果，痛苦万分。切其脉沉弦有力，舌苔白腻而润。观其人神充气足，体质好，病虽重而体力未衰。辨为肝硬化腹水之实证。邪气有余，正气不衰。治当祛邪匡正。如果迟迟坐视不救，挽留水毒而不敢攻下之，患者生命不保。处以上方。服药后，患者感觉胃肠翻腾，腹痛欲呕，如释重负，心中懊恼不宁，未几则大便开始泻下，至两三次之时，小便亦增加，此时腹胀减轻，随后能睡卧休息。

两天之后，切脉验舌，知其腹水犹未尽，照方又进 1 剂，大便作泻 3 次，比上次药后腹围减少，更为畅快，肚胀乃安。此时患者唯觉疲乏无力，食后腹中不适，切其脉沉弦而软，舌苔白腻变薄。改用补中益气汤加砂仁、木香醒胃补脾，或五补一攻，或七补一攻，小心谨慎治疗，终于化险为夷，死里逃生。

【按语】此病例患者来诊时腹胀如瓮，大便干结不畅，小便点滴不畅，此肝硬化腹水之实证。正气不衰，邪气有余，笔者以消水丹破气逐水，以祛邪气；另合用桂枝汤以防利之过猛而伤及正气，桂枝护其阳，芍药以护其阴，且用肥大枣 20 枚之多，以缓中益脾，防止逐水伤及脾胃，又能缓和甘遂之毒性。甘草反甘遂故去而不用。药后，腹内实邪得以从大便而走，腹胀乃安，此时急以益气补中汤以醒胃补脾，攻补兼施，终能获效。

☯ 益肝腹水散（旦付贵方）

【组成】甘遂、广香、大黄、槟榔、牵牛子、牙皂各等份。

【用法】上药除甘遂依法炮制外，余药均生用，共研细末，每日早晨服 4.5g，每日 1 次。

【方解】方中甘遂，广香健脾土；大黄清热利湿；槟榔行气解郁，活血止痛；牵牛子味苦性平，活血化瘀；牙皂味辛，通关利窍，敷肿痛消。全方攻补兼施，以顾护后天之本。

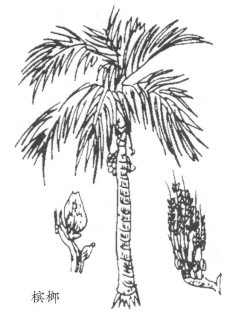

槟榔

【验案】刘某，女，45 岁。患有慢性肝炎 10 年，经省医院检查，诊断为肝硬化后期，合并大量腹水，因病情无治，未收住院，医生嘱其回家自行调治。经中西医多人治疗，病势越来越重，笔者应邀会诊，见患者腹大如鼓，比妇女怀双胎还大，按之如囊裹水，四肢按之没指，饮食不进，二便均不畅，但患者精神尚好，舌体胖大，舌苔厚滑腻，脉沉细无力。遂采用中西医结合治疗，每天注射 50％葡萄糖液 2 次，用量酌情而定，每早在 4—5 时钟，服腹水散 1 次，少顷即大便，当大便泻至三四次，少进饮食，泻即自止，连续服用 1 个月零 1 天，肿胀尽消而愈。

【按语】此病例患者来诊时腹大如鼓，按之如囊裹水，四肢没指，患者体质尚可，故予腹水散以驱逐内停水患，水从大便而走，连用 1 个月，肿胀尽消。然攻逐之法易伤人体正气，虽内有邪实，而水臌患者多为脾虚不运才造成水湿内停，长期攻逐必更损脾胃，故治疗时当攻补兼施，以顾护后天之本，则水停之患消除后才能使机体有复健之本。

☯ 疏肝化坚汤（郭鑫方）

【组成】生菟丝子 18g，炒酸枣仁 28g，山药 16g，青皮 13g，山茱萸 13g，生鳖甲 16g，香附 13g，仙鹤草 13g，鸡骨草 13g，田基黄 13g，砂仁 13g，生杜仲 13g，生白术 11g，龙胆草 6g，橘核 13g，补骨脂 13g，茯苓皮 13g，延胡索 13g，银柴胡 13g。

【用法】水煎两遍，分 2 次温服，每日 1 剂。

【功效】健脾补肾，清热利湿，疏肝理气。适用于肝硬化。

【方解】方中生菟丝子、仙鹤草、龙胆草、延胡索清热泻火生津；青皮、田基黄、银柴胡、酸枣仁清热凉血、养阴生津；茯苓皮、生杜仲利水渗湿；山茱萸、生鳖甲活血通络、凉血散瘀；香附、山药、橘核补中益气、养阴生津；白术、砂仁益胃生津，清心除烦。全方健脾利湿，疏肝理气。

【验案】田某，女，33 岁，1962 年 2 月 28 日来医院就诊。

患者 2 年来常有饭后腹胀、口苦、食欲缺乏、右肋胀痛等症状，大便溏稀，每日 3 或 4 次，有时午后低热，且伴有两耳失聪，头晕，眼花，两耳失聪，失眠，乏力等。近日来，尿量减少，腹胀加剧，下肢水肿，食纳大减。到社区医院检查，肝大肋下三指，质硬，腹水征阳性，两下肢凹陷性水肿，黄疸指数 10U，诊断为肝硬化合并

肝胆病
传承老药方

腹水。10 年前曾患急性传染性肝炎，经住院治疗后好转，但 10 多年来常有消化不良，肝区不适，饭后腹胀，有时低热。2 年前曾经做十二指肠引流、胆道造影及肝穿刺等检查，西医诊断为肝硬化、慢性胆囊炎。现查体：身体消瘦，面色黧黄无华，舌质红，苔薄黄，脉弦涩。

辨证：肝气郁滞，脾肾阳虚，湿热内蕴。用上方治之。

3 月 5 日第二诊：服药 10 剂，小便明显增多，腹胀、水肿均减轻，食欲好转，肝区痛较前减轻，睡眠正常，大便每日 1 次，已不稀。舌苔薄白，脉细弱，原方加鸡内金 13g，继服。

4 月 1 日第三诊：服药 15 余剂，腹水已消，体温正常。唯稍感腹胀，右肋隐痛，余无不适，舌苔脉象同前。原方加郁金 11g，生黄芪 11g。煎服法同前。

12 月 2 日来函称：服药数 15 剂，病情日渐好转，未再发生腹水，已恢复工作半年多。

【按语】中医认为肝硬化患者多有肝气郁滞、湿热内蕴之证，病例患者以腹水，双下肢凹陷性水肿，头晕，眼花，失眠，两耳失聪，乏力脾肾阳虚之象为主要表现，故以健脾补肾，理气疏肝，利湿清热为治法，患者病情日渐好转，腹水全消。

☯ 行气消水汤（田德欣方）

【组成】生黄芪 45g，杏仁 16g，生白术 28g，大腹皮 16g，生大黄 13g，牵牛子 13g，丹参 28g。

【用法】水煎服，每日 1 剂，每剂 2 煎，取汁 450ml，早、中、晚分 3 次口服，30 日为 1 个疗程。

【功效】利湿健脾，行气消水。用于肝硬化腹水。

【方解】全方以生精养血，补益肝肾为主，有保肝及增强免疫作用，能减少三酰甘油在肝内畜积，促进肝脏排泄毒物的能力，减轻毒物对肝脏的损害，加强肝脏代谢药物的能力。

【加减】总蛋白质、白球蛋白比例倒置者加黄精 11g，鳖甲 28g，穿山甲（代用品）13g；形寒肢冷、阳虚症状明显者加制附子 4g，桂枝 13g；伴有胸腔积液者加生麻黄（先入久煎）28g，葶苈子 13g；顽固性腹水者加醋甘遂（研末空腹冲服）0.5g，车前子（包煎）60g；黄疸者加茵陈 28g，栀子 13g，广金钱草 28g；腹胀难忍者加青皮 13g，生麦芽 28g，莱菔子 13g；脾脏大有出血倾向者加三七粉（冲服）4g，鳖甲 16g，白及 16g。

【验案】许某，女，45 岁，河北人，1990 年 12 月来医院就诊。患者肝硬化腹水病史 2 年，多次住院治疗及内服中药未见好转。症见行走不便，腹大如鼓，腹内有水液震动，眠欠佳，口干不欲饮，纳可，小便黄少，大便稀溏，每日 1 次。体检：精神萎靡。扶入医院，面色无华。腹部如鼓，平卧时膈肌高举至第 4 肋间，腹壁静脉怒张不明显。腹围 89cm，移动性浊音（＋），心界不大，位置上移，无杂音，克氏征阳性，颈软，双下肢凹陷性水肿，无全身淋巴结肿大，舌质淡、有瘀点，苔白少津，脉细弦而涩。肝功能检查：血浆总蛋白 64.8g/L，白蛋白 25.6g/L，球蛋白 42.2g/L，HBsAg 阴性。B 型超声检查为腹水征。证属气滞血瘀，结于腹部；治以利湿健脾，消水行气。投行上方 10 剂后，复诊时述行走已无后坠感，查见腹围消至 83cm，双下肢仍有轻度凹陷性水肿，已能平卧。继续用前方 15 剂，腹围 80cm，双下肢水肿消失。精神渐好，前方加党参、补骨脂扶正固本，以善其后，肝功能查 A/G 恢复正常。B 型超声示腹水已消失。追踪观察 10 年，患者腹水未出现，精神状态较好，整日奔波于工作岗位。

【按语】肝硬化属"臌胀""积聚"范畴，主要因情志内伤、酒食不节、黄疸失治等因素伤及肝脏，以致肝主疏泄功能失调，气机郁滞，肝之脉络为瘀血阻滞，肝气横逆而乘脾胃，脾虚运化失职，土不制水，水湿内聚，壅塞中焦而成。故其主要病机为肝郁脾虚，气滞血瘀，水湿内停，证属本虚标实，乃肝、脾、肾受病。治疗上采用标本同治。

☯ 疏肝健脾汤 （杨洁方）

【组成】炒白术 28g，黄芪 18g，丹参 28g，地鳖虫 4g，茯苓皮 28g，大腹皮 16g，炮穿山甲（代用品）6g，半边莲 28g，柴胡 13g，赤芍 16g，炒枳壳 6g，陈皮 6g，甘草 6g。

【用法】每日 1 剂，水煎服，每日 2 次，早、晚分服。

【功效】健脾疏肝，利水消肿，行气活血。

【方解】疏肝健脾汤采用黄芪、炒白术益气健脾，降浊升清；丹参、地鳖虫、炮穿山甲（代用品）通络活血；柴胡、赤芍、炒枳壳、甘草理气疏肝；茯苓皮、大腹皮、半边莲、陈皮行气消肿利水。诸药合用，共奏健脾疏肝、活血行气、消肿利水之功。此外，疏肝健脾汤远期疗效理想，可以有效地减少复发率。

【加减】腹水消退后伴肝肾阴虚者去茯苓皮、大腹皮、半边莲、炒枳壳，加墨旱莲 16g，枸杞子、菟丝子、女贞子各 13g；湿热内蕴者加茵陈 16g，熟大黄 4g；瘀血阻滞者加三七（磨兑）4g。

【验案】杨某，男，69 岁，年过花甲而患肝硬化腹水 5 年，医生多用补气血、利水消胀方法治疗，最近越来越严重，经朋友介绍来诊。经过详细诊断，询问病情，查询前后所做检查及治疗方药后认为，患者虽年高久病，体质虚弱，但痰瘀互结，血瘀肝络，肝脾运化失常，新血不生，恶血不去，三焦阻塞，决渎无权而致本病，正所谓中医"大实有羸状，至虚有盛候"也，若补气补血，反致助邪为寇，应先祛瘀为法。遂用上方加减嘱服 10 剂，10 天后患者复诊，病已去半，仍用前方加红花，又服 60 剂获效。

【按语】肝硬化腹水在中医上属臌胀，以水停、血瘀、气滞为标实，脾虚为本，故有"肝病传脾""水唯畏土"之明训。脾虚失其运化之职，使清阳不升，水谷之精微不能输布以奉养五脏。浊阴不降，水湿不能转输以排泄体外，蕴结中焦而成臌胀。故其治疗以疏通三焦为立方之本。

滋肾软肝汤（李达仁方）

【组成】丹参 28g，当归 16g，赤芍 16g，桃仁 10g，醋鳖甲 16g，炮穿山甲（代用品）13g，黄芪 28g，白术 16g，茯苓 18g，车前子 16g，大腹皮 18g，枸杞子 11g，淫羊藿 13g，茵陈 16g，柴胡 6g，枳壳 7g，大黄 6g，白花蛇舌草 28g。

【用法】每日 1 剂，水煎服，每日 2 次，早、晚分服。

【功效】化瘀活血，益气健脾。用于肝炎后肝硬化。

【方解】滋肾软肝汤中当归、丹参、桃仁、赤芍、炮穿山甲（代用品）、醋鳖甲化瘀活血，软坚柔肝消瘕；黄芪、白术、茯苓健脾益气，脾健则瘀血自行，乃为肝病实脾之法；白术、茯苓、车前子、大腹皮健脾消

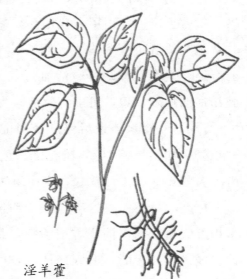

淫羊藿

胀利水；茵陈、大黄、白花蛇舌草清热解毒利湿；枸杞子、醋鳖甲、淫羊藿滋阴益肾养肝；柴胡、枳壳理气疏肝解郁，为肝经要药，可引诸药直达病所。

【加减】病久虚损严重者加红参 6g，阿胶珠 11g；出血者加三七 4g，紫珠草 16g，仙鹤草 11g；形寒肢冷者加制附子 13g，肉桂 4g；右胁痛明显者加延胡索 11g，郁金 11g；若腹水严重者加服螺内酯 40mg，呋塞米 20mg，每日 3 次口服；血浆白蛋白明显减少者，适当补充人血白蛋白；伴有感染者加用抗生素。

【验案】李某，女，46 岁，广东人。2007 年 3 月 20 日来医院就诊。嗜酒 20 年，近 3 年来饮酒量增加，每日饮白酒 250g 左右。8 个月前无明显诱因而倦怠乏力，3 个月前出现腹胀不适，至 1 个月前腹胀加重，腹大如鼓，唇干口燥，伴明显乏力。诊见：形体消瘦，腹胀如鼓，面色黧黑，五心烦热，乏力，纳呆，小便短黄，巩膜黄染，舌暗红、苔少，脉弦细略数。B 型超声检查示：肝硬化失代偿期，中量腹水。检查示：转氨酶升高，黄疸指数升高，肝脏纤维化四项升高，白球比值降低，凝血时间轻度延长。诊断：肝硬化腹水（失代偿期）。证属肝肾阴虚，肝盛瘀热。治则化瘀活血，健脾益气。用上方加白茅根 28g，15 剂，每天 1 剂，水煎，早、晚分服。二诊：腹胀减轻，尿量增加，精神好转，出院后以上方加减调理 2 个月余，腹胀基本消失。

【按语】肝硬化、脾肿大归属中医"胁痛""臌胀""癥瘕""积聚"等范畴，脾功能亢进所致的鼻出血、齿龈出血、皮肤瘀斑等症与中医"臌胀""癥瘕""积聚"中的肝脾血瘀型表现一致，认为由于寒湿、湿热或疫毒之邪停聚中焦，使肝脾肾功能失调，造成肝之血络瘀阻而致病。临床上又因病迁延日久，肝脾两虚累及于肾，其中以肾阴亏虚、肝失滋荣者居多。根据《金匮要略·脏腑经络先后病脉证》"见肝之病，知肝传脾"的理论，笔者认为本病虽以肝肾阴虚为主，然脾为后天之本、气血生化之源，木郁必克土，导致肝脾肾俱虚，故在治疗中以滋补肝肾、软坚消瘀，并配以健脾益气之剂。

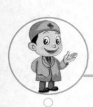

消痞化积汤（王多让方）

【组成】鳖甲、龟甲、益母草、泽兰、泽泻、猪苓各18g，黄芪、薏苡仁、茯苓、茯苓皮各28g，丹参、赤芍、柴胡、厚朴各16g，广三七、地鳖虫各13g。

【用法】水煎服，每日1剂，每日分2次服，早、晚各1次，30天为1个疗程。

【功效】健脾益气，祛瘀清胀，化湿利水。

【方解】消痞化积汤中黄芪升阳益气，化湿健脾；茯苓、薏苡仁利湿淡渗；猪苓、泽泻、茯苓皮消肿利水；柴胡、厚朴解郁疏肝，化湿理气；丹参、赤芍、益母草、泽兰化瘀活血，消肿利水；地鳖虫、广三七活血逐瘀；鳖甲、龟甲散结软坚，化积消痞。诸药合用，共奏健脾益气、化湿利水、祛瘀清胀之功。

【加减】肝区疼痛者加延胡索、郁金各16g；鼻出血、齿龈出血者加旱莲草、茜草各16g；腹胀纳呆者加山楂、麦芽、神曲各28g，鸡内金16g；肝脾大者加三棱、莪术、穿山甲（代用品）各16g；腹水重者加陈葫芦、大腹皮、花椒目各28g；阳虚者加附子、干姜、肉桂各13g；阴虚者加沙参、麦冬、白芍各16g；黄疸者加茵陈、蒲公英、车前子各28g。

【按语】肝硬化腹水以肝、脾、肾三脏为病变中心，初则气滞瘀滞、血脉壅塞，继则癖散为臌，病邪日进，正气日衰，其腹水出现，往往是晚期之征兆。消退腹水，减轻临床症状，乃治疗之关键。肝硬化患者在证候上既有脾胃虚弱，又有水湿偏盛，因此在治疗上既要益其气，又要祛其邪。中医认为腹水宜从小便去，尽量少抽腹水，以免蛋白质丢失过多、腹腔感染等并发症出现。一般来说，其正气之虚衰，不出伤阴伤阳，阴阳失调，温阳尚易，育阴最难。盖养阴

肝胆病 传承老药方

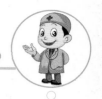

则碍水，利水则伤阴，用药之时，配伍尤当慎重。

软坚消瘀方（张学文方）

【组成】制黄精 11g，北沙参 11g，麦冬 7g，延胡索 16g，川郁金 11g，炙龟甲 7g，炙鳖甲 28g，党参 11g，生黄芪 16g，焦白术 28g，茯苓 24g，牡丹皮 7g，莪术 7g，大腹皮 7g，羊蹄根 28g，仙鹤草 28g。

【用法】水煎服，每日 1 剂，每日 2 次服，连续服用 3 个月为 1 个疗程。

【功效】软坚消瘀，滋补肝肾，健脾益气。

【方解】软坚消瘀方中制黄精、北沙参、麦冬、炙龟甲滋肾补肝，滋水以涵木；炙鳖甲消痞软坚；延胡索行血中气滞；川郁金行气中血滞；牡丹皮化瘀凉血；莪术消痞破瘀，又能开胃健脾；羊蹄根生新祛瘀；仙鹤草凉血补血止血；党参、生黄芪、焦白术补脾；茯苓淡渗健脾利湿；大腹皮行气宽中，消肿利水。

【验案】赵某，女，37 岁，理货员，1999 年 12 月 10 日来医院就诊。患者腹膨作胀成臌已 3 个月余。患者有乙型肝炎史 5 年。现尿少，巩膜微黄，右胁隐痛，面色晦暗，纳便正常，腹部膨大，有中等量腹水征，脉细弦，舌红少苔。肝功能检查：谷丙转氨酶 45U/L，谷草转氨酶 8U/L，血清总胆红素 65.8μmol/L。诊为肝炎后肝硬化，失代偿期。属肝肾不足，肝病及脾，脾不制水。治以柔肝滋肾，行水健脾消胀。用上方每日 1 剂，水煎服，分 2 次服。连服 1 个月，腹水消退，黄疸消失。以上方加土鳖虫 6g，猪苓 11g，泽泻 16g，坚持服药半年，病情明显好转。复查肝功能：谷草转氨酶 15.7U/L，谷丙转氨酶 18.5U/L，血清总胆红素 25.3μmol/L。

【按语】综合观察认为本方有活血化瘀、柔肝健脾、益气养阴、利湿消胀之功。对改善肝脏微循环，降低门静脉高压，促进肝细胞再生及白蛋白合成有良好的效果，对改善自觉症状疗效更为明显。同时对改善酶谱、降低血清总胆红素有显著疗效。临床应用过程中未发现不良反应，充分体现了中医治疗肝炎后肝硬化的优越性。

☯ 温阳利水汤（欧阳全方）

【组成】丹参、赤芍、沙参各 18g，黄芪、枳椇子、牡蛎、白茅根各 28g，党参、青皮、淫羊藿各 16g，葶苈子 13g，肉桂、附片各 6g。

【用法】每日 1 剂，水煎服，每日 2 次，早、晚分服。

【功效】益气健脾，温阳利水。

【方解】温阳利水汤中党参、黄芪、附片、肉桂、葶苈子、淫羊藿、白茅根益气健脾，利水温阳；丹参、沙参、赤芍、青皮、牡蛎行气活血，养阴祛邪；其枳椇子甘寒如肝、脾、肾三经，清肝养阴利水。随症加减，以达到改善肝肾功能、调节机体免疫，激发人体正气，使肝、脾、肾三脏功能协调，血脉通行无阻，肝纤维降解，促进腹水消退，故临床取得较好疗效。

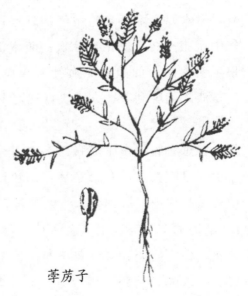

葶苈子

【加减】小便不利下肢肿者加益母草、泽兰各 16g，泽泻 13g；舌质暗有瘀斑者加路路通 13g，地鳖虫 6g，丝瓜络 16g；若发热者加白花蛇舌草、半枝莲、龙葵各 28g；黄疸者加茵陈 16g，栀子 13g。

【验案】张某，女，49 岁，工人。2000 年 4 月，在上海三级甲等医院诊断为肝硬化，生化检查：谷丙转氨酶 45U/L，谷草转氨酶 43U/L；B 型超声示：弥漫性肝硬化，脾大。医院多次治疗效果不佳，遂求诊于中医。患者胸胁胀满，倦怠乏力，面色萎黄，不思饮食，大便偏干，舌质紫暗有瘀斑，脉弦涩。证属瘀血阻滞，气虚运化失司。治以前方加减，嘱其用药渣热敷肝区。复诊症状减轻，原方随症加减，续服百余剂诸症消失。在社区医院检查，谷丙转氨酶 32U/L，谷草转氨酶 23U/L；B 型超声：肝、胆、脾、胰未见异常。

【按语】肝硬化腹水属中医"臌胀"范畴。其病机为肝、脾、胃三脏受损，致使气滞血瘀，水饮内停，以致腹部日渐胀大，形成臌胀。《金匮要略》有"见肝之病，知肝传脾，当先实脾"之论。中焦脾土衰败在肝硬化病理变化中居主导地位。脾主运化水谷精微及水湿，又为气机升降之枢纽，气、血、水的运行顺畅与否与脾气的盛衰密切相关。肝硬化在其发展过程中，可出现腹水、营养不良、白细胞减少、低蛋白血症、出血等临床表现，皆与脾虚有关。故本病之治疗，当从脾论治。通过健脾化湿，调畅气机以改善消化道症状，增加食欲，促进精微物质吸收，提高血浆蛋白，以消除腹水。本方以扶正祛邪，攻补兼施组方。功效健脾益气，利水消肿，活血化瘀。

软肝利湿汤（周端方）

【组成】红花、赤芍各 11g，当归、穿山甲（先煎）、桃仁各 16g，鳖甲（先煎）18g，丹参、牡蛎（先煎）、生黄芪、泽泻各 28g，白术 23g，茯苓、葶苈子、大腹皮各 18g，青皮 13g。

【用法】水煎服，每日 1 剂，每剂煎 2 次，早、晚服。

【功效】软肝利湿，益气健中。适用于肝硬化。

【方解】软肝利湿汤中用黄芪、白术、党参有健中益气、消肿利水之功。中医《本草汇言》曰："白术乃扶植脾胃，疗痹散湿，除痃

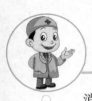

消食之要药也。"中医药理研究证实：白术、鳖甲均能纠正白、球蛋白的比例倒置，保护肝细胞。大腹皮、茯苓主入脾胃经，化湿健脾，消肿利水。青皮、泽泻、葶苈子消胀行气，攻下逐水，其中牵牛子走气分、通三焦、利水道，善于泻湿、消肿，为消腹水之要药。茵陈退黄利湿，为治黄疸之要药。

全方诸药相配，具有化瘀软肝、攻下逐水之效，临证时需随症施治，灵活运用，每获良效。

【加减】若阴虚潮热，五心烦热，口干，尿赤，舌质红，加女贞子、石斛各 18g，龟甲（先煎）16g；如阳虚畏寒、纳少、便溏者，加肉桂 4g，仙茅、仙灵脾各 13g；气虚乏力者，加党参 16g；湿热并重见黄疸症者，加茵陈、金钱草各 28g；血瘀腹水严重者，加三棱、莪术、牵牛子各 13g，应中病即止，不可过用。

【验案】余某，女，30 岁，辽宁人。1998 年 6 月 16 日来医院就诊。患者有慢性乙型肝炎 10 余年，肝功能异常，最近 3 个月出现胸闷腹胀满，尿少。

社区医院确诊为肝硬化腹水后期而入院治疗，经西药治疗无效，病情加重而出院。后转住本院，西药用保肝护肝、利尿等治疗，病情仍未见明显好转。邀会诊。患者神志清醒，面色黧黄，巩膜呈黄染，腹胀大如鼓，腹壁静脉曲张，四肢消瘦，肝脾肋下触摸不清，食则腹胀更甚，双下肢凹陷性水肿，倦怠乏力，纳食减少，小便短少色黄，口干不欲饮水，大便色黑黏滞，舌质紫暗，苔薄白，脉弦涩。B 超提示：肝硬化伴大量腹水，门静脉高压，脾大。肝功能检测示：直接胆红素 15.2μmol/L，白蛋白 26g/L，球蛋白 28g/L，谷丙转氨酶 168U/L，谷氨酰转移酶 150U/L。西医诊断：肝硬化腹水，脾大，门脉高压。中医诊断：臌胀。证属：肝脾血瘀型。治疗活血化瘀，散结软坚，攻下逐水。

用基本方加三棱、牵牛子各 13g，10 剂，每日 1 剂，煎 2 次分

肝胆病 传承老药方

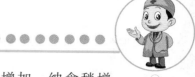

服。10 剂后复诊：自诉腹胀略减，尿量亦比前略增加，纳食稍增，下肢浮肿减轻，精神尚可。原方加茵陈 28g，续服 10 剂。

于 1998 年 7 月 10 日三诊：腹胀明显减轻，腹水大减，双下肢肿除，胃纳增，小便明显增多，尿色淡黄，大便软色黄，舌质淡红苔薄，脉细涩。上方去三棱、牵牛子，加党参 16g，12 剂。

7 月 25 日四诊，腹胀、腹水完全消失，神疲乏力明显好转，面色见好，饮食及二便正常，能参加一些轻便劳动。B 超检查：腹水消除，肝功能正常。嘱停药观察。宜进清淡、富有营养而且易于消化之食物；禁烟酒，忌辛辣食物；心情开朗、乐观，避免过度劳累，注意冷暖，定期 B 超及肝功能检查。恢复工作，至今随访，未再复发。

【按语】肝硬化伴腹水属中医学"臌胀"范畴，为肝、脾、肾三脏受损，气滞血瘀水蓄而成。《兰室密藏·中满腹胀论》认为"臌胀皆由脾胃之气虚弱，不能运化精微而制水谷，聚而不散而成胀满"。其脾虚是本，气滞血瘀水蓄是标。

☯ 健脾养肝汤（周文泉方）

【组成】党参、白术、茵陈蒿各 15～28g，生黄芪 30～50g，鳖甲、丹参、赤芍、车前子各 10～28g，莪术、郁金、焦山栀子、生大黄各 13g。

【用法】水煎服，每日 1 剂，水煎 2 汁，混匀分 2 次服。必要时用 20% 人血白蛋白 10g 静脉滴注，每日 1 次。螺内酯片 20mg，每日 2 次口服。腹水量多可间断使用呋噻米静脉注射。

【功效】养肝健脾，活血利湿。适用于肝硬化。

【方解】健脾养肝汤中黄芪、党参、白术益气健脾为君药，中医药理研究三药有提高免疫功能，改善肝功能，提高肝细胞修复及增

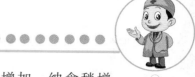

第四章

肝硬化

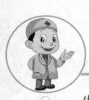

生的作用。郁金、莪术、丹参、赤芍有活血化瘀利气，抗肝纤维化的作用。鳖甲养肝滋阴，软肝体，与黄芪、党参、白术合用能增加血浆蛋白。茵陈蒿、焦山栀子、生大黄、车前子有利水清热湿之功，茵陈蒿、焦山栀子、生大黄均有抗炎、护肝作用。全方养肝健脾、利气活血、清利水湿，故疗效较好。

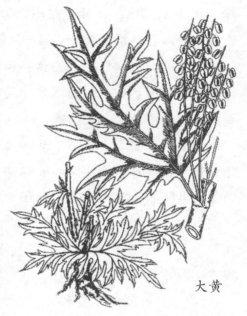

大黄

【加减】鼻出血、齿龈出血加侧柏炭、仙鹤草、槐花、白及、三七；阴虚加生地黄、麦冬、女贞子；阳虚加附子、干姜；腹水加茯苓、猪苓、泽泻、玉米须，防己；肝脾大加鳖甲、穿山甲、地鳖虫；纳差加炒三仙、鸡内金；肝区胀痛加柴胡、制香附。

【验案】王某，女，46 岁，1998 年 7 月 2 日来医院就诊。患者神疲、纳差、头晕、乏力，腹胀下肢肿。4 月初因神疲、纳差、头晕、乏力去社区医院门诊，血常规检查白细胞、血小板偏低，原因不明，转市某医院住院治疗。半个月后，症状无明显改善，出现大量腹水，医院确诊为肝硬化。接着治疗 20 余天，腹水时退时复，纳差神疲并无好转。精神疲乏，神志尚清，自动要求出院。回家后腹膨胀难受，遂来治疗。诊见面色紫暗，消瘦，巩膜稍黄染。查：体温 37℃，心率 80 次/分钟，呼吸 20 次/分钟，血压 135/95mmHg。心肺（－），腹膨隆，脐腹围 100cm，移动性浊音（＋），肝脾触诊不满意，脐周静脉显露。肾区叩痛（＋），双下肢水肿没指。舌红苔薄黄腻，脉弦大。血常规白细胞计数 $3.5×10^9$/L，红细胞计数 $3.9×10^{12}$/L，血红蛋白 98g/L，血小板 $85×10^9$/L。肝功能谷丙转氨酶

78U/L，谷草转氨酶 80U/L；碱性磷酸酶98U/L，血清总蛋白 54g/L，白蛋白26g/L，球蛋白 28g/L，总胆红素 20μmol/L，直接胆红素 7.0μmol/L，非结合胆红素 13μmol/L，HBsAg（＋）。B 超提示肝脾大、肝硬化、腹水大量。属脾虚肝郁，血瘀水聚。用本方加减：生黄芪、白茯苓、汉防己、泽泻、车前子、茵陈蒿各28g，鳖甲、白术各18g，大腹皮、猪苓、丹参、赤芍、谷芽、麦芽各16g，胡芦壳、生大黄、枳实、焦山栀子各13g。5 剂，每日 1 剂。另静脉滴注 20％人血白蛋白 6g，每日 1 次。连续 5 天。螺内酯 20mg，每日 2 次，口服。

7月7日二诊：尿量增加，腹围缩小3cm，精神稍有好转，纳食仍差，下肢仍肿。原方续服加焦楂曲。5 剂。

7月12日三诊：饮食稍振，尿量多，腹围更有减小（92cm），舌红苔薄，脉弦。水气已行，治则：益肝健脾。处方：生黄芪、党参、茵陈蒿各28g，鳖甲、炒白术、白茯苓各18g，泽泻、车前子、防己、猪苓、丹参、赤芍各16g，莪术、郁金、焦山栀子、焦山楂、神曲、生大黄各13g。7 剂。另用 20％人血白蛋白 6g，每周 1 次静脉滴注，螺内酯 20mg，每日 1 次口服。

7月20日四诊：肿胀已退，腹围86cm，纳食精神明显好转。肝功能：谷丙转氨酶 62U/L，谷草转氨酶 60U/L，碱性磷酸酶110U/L，总蛋白60g/L，白蛋白 31g/L，球蛋白27g/L，胆红素正常范围。血常规：白红胞计数 3.4×10^9/L，红细胞计数 4.2×10^{12}/L，血红蛋白 111g/L，血小板 88×10^9/L。病情趋于稳定，停服螺内酯。

原方出入加减连服 5 个月。肝功能、血常规正常，B 超肝脾大小、质地稳定，无腹水。中药改隔日服 1 剂，续服 5 个月后，血常规、肝功能均正常，能参加一般体力劳动及家务。

【按语】中医学认为肝硬化的形成，与肝、脾、肾三脏功能障碍有关，其主要病变在于气滞血瘀、水湿内停，日渐胀大发为臌胀。

喻嘉言曾概括地说："胀亦不外水裹、气结、血瘀。"肝硬化腹水以水停为标，肝脾血瘀为本，所以腹水期以治水为先，勿忘化瘀软肝。而化瘀软肝才是治病之本。

☯ 活血利气汤（陆家龙方）

【组成】当归 15g，丹参 18g，黄芪 18g，赤芍 11g，桃仁 13g，三棱 16g，莪术 16g，穿山甲 13g，土鳖虫 16g，败酱草 16g，山豆根 16g，虎杖 16g，黄精 16g。

【用法】每日 1 剂，水煎服，每日 2 次，早、晚分服。

【功效】活血养血，软肝散结。适用于肝硬化。

【方解】养血活血汤中，黄芪、当归、黄精益气养血补血；丹参、赤芍、桃仁、三棱、莪术、穿山甲、土鳖虫化瘀活血，以上诸药均有明显的抗肝纤维化的作用，具有提高肝内血流量、清除毒性自由基、丰富肝细胞营养和活化肝细胞、降低肝细胞的变性和坏死，加快肝细胞的修复再生，以及免疫调节作用；败酱草、虎杖、山豆根利湿清热；佐以鳖甲、醋柴胡疏肝软坚养阴。诸药共奏活血养血、散结化瘀之功，故取得较好疗效。

【加减】气虚加白糖参 16g，党参 16g；肝郁气滞加郁金 11g，柴胡 11g，佛手 11g；湿重加茯苓 18g，砂仁 13g；脾肾阳虚加附子 13g，肉桂 13g；阴虚加山茱萸 11g，生地黄 16g。

【验案】何某，男，50 岁，工人，2002 年 8 月 22 日来医院就诊。患者有乙肝病史 20 余年，诊断为早期肝硬化 3 个月。患者不思饮食，自觉乏力，纳差，右胁疼痛，腹部胀满，善叹息。临床检查：面色萎黄，巩膜及皮肤不黄染，未发现蜘蛛痣，全身无出血点，肝未触及，脾左肋下 3cm，质硬，腹水（一），舌质紫暗，舌苔薄白，脉沉弦。实验室检查：总胆红素（BIL）正常，谷丙转氨酶（GPT）59U/L，血清总蛋白（TP）61.2g/L，白蛋白 34g/L，球蛋白 33.2g/L，白球比下降。HBsAg（＋），抗－HBs（－），HBeAg（－），抗－HBe（＋），抗－HBc（＋）。胃镜提示：食管下段静脉曲张。B 超提示：肝脏被膜呈小波浪状，内部回声增粗增强，门静脉主干内径 1.4cm，脾厚 4.8cm，左肋下 2.3cm，脾静脉内径 1.3cm。诊断：肝硬化。中医诊断：胁痛。辨证为肝血瘀阻，气阴亏虚。处以活血养血。原方加白糖参、山茱萸、生地黄。患者连续服用约 150 余剂，历时半年之久。后来本院复查。胃镜下，食管静脉曲张消失；B 超：肝回声减弱，脾厚 4.0cm，肝功能各项指标检查均正常；乙肝五项检查：除 HBsAg（＋）外，抗体产生；患者自觉体力增强，面色红润，胁痛、腹胀消失，饮食一如常人。随访 3 年，其身体健康，未见病情复发。

【按语】肝硬化属中医学的"癥瘕""积聚""臌胀"的范畴。徐金波等医师认为，肝郁血瘀、气虚不运是肝硬化主要病机，其中尤以正气不足为主，且贯穿于整个病变过程中。因此以疏肝活血、益气健脾立法，旨在减少肝细胞的变性坏死，抑制纤维组织增生，降低门静脉高压，改善肝功能。

另外，气虚血瘀是肝硬化的病理基础，运用中西医理论去认识探讨肝硬化的病理是决定治疗的前提，精心筛选有效而不良反应小的药物是治疗肝硬化的关键，单纯使用破瘀之法是治疗肝硬化的大忌。

🔵 化瘀保肝汤 （沈丽方）

【组成】茜草、丹参、泽兰各 12g，醋鳖甲、醋莪术、生牡蛎各 8g，枸杞子、黄芪、人参、茯苓各 10g。

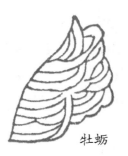

牡蛎

【用法】每日1剂，水煎服，分2次服。早、晚各1次，3个月为1个疗程。

【功效】活血疏肝，化瘀保肝，补益正气。适用于肝硬化。

【方解】化瘀保肝汤方中，茜草既有疏肝润肺之功，又有止血活血之效，对降低门静脉高压，恢复肝脏合成凝血因子、纤维蛋白原、凝血酶原的功能，有明显的作用。选用茜草为主药，配合丹参、泽兰等以改善血瘀情况。

肝硬化多以血瘀为主，而正气亏损是导致发病的因素。因此，补益正气在治疗肝硬化过程中起着决定性的作用。临床扶正气配伍黄芪、人参，作用快、不良反应少；配伍生牡蛎、醋鳖甲，不仅能软坚消痕，而且有缓和人参、黄芪补气生胀之不良反应。本方用黄芪、牡蛎用意在此。

由于治疗肝硬化运用大剂量化瘀活血药物后，有的患者肝功能异常、谷丙转氨酶增高。鉴于此，选用较缓和的茜草作为活血的主药，并在方中配伍枸杞子、人参，或加何首乌、黄精、桑椹子等，意谓瘀祛而不伤正，又有气旺血行之意，有保护肝脏、阻止肝糖原减少的作用。而且枸杞子、黄芪、人参与牡蛎、鳖甲、丹参、莪术配伍后，对肝脾大的缩小变软、抑制纤维组织增生均有明显作用。

【加减】偏寒凝者，加沉香、乌药、高良姜、小茴香；纳差者，加山楂、鸡内金；阴虚见脉沉细或弦数而无力者，重用枸杞子，加龟甲胶、黄精、桑椹子；阳虚见手足冷、便溏、尿清，脉沉涩或沉迟者，加附片、巴戟天；瘀血征象明显者，重用茜草，加失笑散，土鳖虫；腹胀明显者，加枳实、木香、莱菔子、大腹皮；肝郁甚且有热象者，重用茜草，加郁金、通草、黄芩、败酱草；腹水甚者，加大腹皮、防己、苍术。

【验案】吴某，女，42岁，1995年5月20日入院。患者有乙肝病史5年余，经治好转。半个月前因肝区不适，食后腹胀，社区医

肝胆病 传承老药方

院诊断为肝硬化中度腹水，经护肝、利尿、白蛋白等治疗疗效不显，遂转入本院治疗。

患者腹部胀满，食则胀甚，面色晦暗，胁下不适，神疲乏力，大便稀溏。查体：颈胸部可见蜘蛛痣，肝掌，平脐处腹围 83cm，肝脾未触及，舌质黄暗淡胖嫩边有齿痕，脉沉弦，乙肝病毒标志物阳性，肝功能检查示：谷丙转氨酶 136U/L，谷草转氨酶 219U/L，谷氨酰转移酶 319U/L，总蛋白 61g/L，白蛋白 28g/L，球蛋白 35g/L。B 超提示：肝硬化中度腹水。辨证属气虚血瘀络脉阻滞，水湿内停。治则：活血疏肝、健脾益气。

用基本方加大腹皮、防己、鸡血藤各 18g，白术 13g。服药 12剂，腹胀减轻，小便清长，大便仍稀。遂于前方中加苍术 18g，附片 6g。服药 30 天后，诸症减轻，精神好转，食后无腹胀。续用上方化裁研末入胶囊回家巩固治疗 2 个月，诸症消失，精神倍增，饮食正常。B 超复查：腹水消失。肝功能基本恢复正常。随访 2 年，病未复发。

【按语】早期肝硬化大多属于非静止性肝硬化，其病机为肝血不足、肝血瘀阻、气虚阴虚、湿热羁留。属于中医学"胁痛""纳呆""虚劳"的范畴。

本病的病情复杂，病程比较长，应当树立患者足够的治疗信心，坚持服药，疗程一般较长。治疗该病应当辨病与辨证相结合，以活血化瘀、祛邪扶正为要。中医学认为，肝硬化的病因病机是病邪侵入机体留恋不去，邪盛正虚，湿热羁留，并兼有肝郁血瘀、血虚气虚，故而活血化瘀、祛邪扶正是治疗关键。

☯ 益气健脾软肝汤（张志忠方）

【组成】生地黄、丹参、鳖甲、白花蛇舌草各 18g，黄芪、山药各 28g，赤芍、猪苓、白芍各 16g，海藻 11g，莪术、栀子各 10g。

【用法】水煎服，早、中、晚分 3 次饭前服，每日 1 剂，30 天为 1 个疗程，治疗 3 个疗程统计疗效。

【功效】清肝凉血解毒，软坚散结，益气养阴。适用于肝硬化。

【方解】健脾益气软肝汤中黄芪、山药、生地黄健脾益气，滋肝养血，气行则血行、水行，增水（阴）则行舟，能增加血液流量，改善微循环。中医药理研究：黄芪可使骨髓、脾及胸腺等组织的淋巴细胞成熟，增加免疫能力，与山药合用能增加白蛋白，纠正白蛋白与球蛋白比例；赤芍、白芍、丹参凉血滋阴，消肿祛瘀，能明显降低肝细胞坏死，提高肝细胞再生，增加肝脾微循环，提高肝功能恢复，防治肝纤维化；鳖甲、海藻、莪术能活血行气养阴，散结软坚通络，血行结散则血行无阻；鳖甲有抑制肝脏纤维组织增生和提高血浆蛋白的作用，能激活体液免疫；海藻、莪术能抗炎、抗病毒，改善肝脏微循环，提高白蛋白，恢复肝功能。配合栀子、白花蛇舌草解毒清肝，止血凉血，肝血得凉则安宁，能抗肝损伤，恢复肝功能，增加免疫力。

综观全方共起到养阴益气，散结软坚，清肝解毒凉血的作用。益气健脾软肝汤的特点是通过养阴益气，软坚散结使肝脾内瘀血消溶，达到有效地消除症状，软肝化脾，改善肝功能，提高白蛋白，纠正白、球蛋白的比例，抗肝纤维化的作用。

【加减】肝小脾大加当归、益母草、红花、土鳖虫；腹水加猪苓、汉防己；肝功能异常加五味子、垂盆草、虎杖；蛋白倒置重用黄芪、山药，加阿胶、大枣；肝胆湿热加茵陈、泽泻、半边莲；两胁疼痛加延胡索、月季花；鼻出血、牙龈出血、肝掌加牡丹皮、旱莲草、茜草、地榆。

【验案】马某，女，35 岁。1986 年 7 月患者因肝区疼痛，腹胀纳差，经县人民医院诊为肝硬化腹水，住院治疗 30 余天，用西药利尿、护肝并用白蛋白注射，效果不佳，来本院就诊。见面色黧黑，精神萎靡，两胁胀痛，时有刺痛，纳差乏力，脘腹胀满，鼻出血、齿龈出血，五心烦热，大便时干时溏，小便短少，舌质暗红边有瘀点齿痕，苔薄黄微腻，脉弦细。查体：肝区叩击痛（＋）、蜘蛛痣（＋），肝掌（＋），肝脾触及不满意，平脐处腹围90cm，肝功能检查：谷丙转氨酶120U/L，总蛋白87g/L，白蛋白34g/L，球蛋白45g/L，白球比为0.7∶1，HBsAg（＋）。B超提示肝脏体积缩小，脾明显增大，厚5.3cm，肝硬化中度腹水，腹水深4.2cm。证属气阴两虚，气滞血瘀，脉络瘀阻，水湿痰瘀互结，日久凝结成块。治则益气利水养阴，散结软坚通络。

药用上方连服10天后鼻出血、齿龈出血好转，脘腹胀满纳差减轻，小便清长，上方加汉防己16g，继服20天后鼻衄齿衄止，诸症明显好转，舌质红苔薄黄，脉弦细。肝功能检查：谷丙转氨酶35U/L，总蛋白77g/L，白蛋白44g/L，球蛋白35g/L，白球比为1.4∶1，HBsAg（－）。B超示：腹水减去大半，上方去汉防己，加薏苡仁加强健脾利湿，坚持治疗2个月，胁痛腹胀消除，食欲增加，精神恢复，二便正常，舌质淡红，苔薄，脉细。面色黧黑明显好转，肝掌好转，腹围缩小至65cm，B超检查示腹水消失，脾稍大，厚4.4cm。肝功能检查均正常。上方去猪苓加枸杞子做丸剂，每次16g，每日3次，连服2个月巩固疗效。随访15年未复发。

☯ 保肝益糖汤（陈茹琴方）

【组成】炒白术11g，黄芪、煅牡蛎、丹参、麦芽各28g，炙鳖甲、炙龟甲、云苓各18g，泽泻、郁金各16g。

【用法】每日1剂，水煎服，每日2次服，20天为1个疗程。

【功效】行气化瘀，保肝益糖。适用于肝硬化。

【方解】保肝益糖汤中黄芪有提高和调节机体的免疫力，能增强机体的抗病功能，同时又能保护肝脏，防止肝糖原减少，加快血糖和肝脏蛋白质的更新；白术有升高白蛋白、调节免疫，保护肝脏的作用；鳖甲能降低纤维组织的增生，使肝脾不同程度的回缩变软，又能

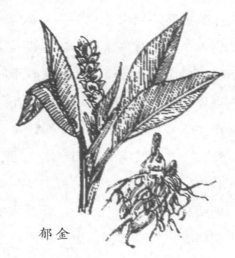

郁金

增加血浆白蛋白；云苓能利尿祛湿，对细胞免疫、体液免疫有提高作用；牡蛎能散结软坚；龟甲能潜阳滋阴，健脾补肾；丹参有化瘀活血的作用，可改善血循环；泽泻具有利尿、抗脂肪肝的作用；麦芽是治肝病的要药，可增加食欲，消除腹胀；郁金有化瘀行气，清心郁解，退黄利胆的作用。诸药合用可起到解郁疏肝、化瘀活血，淡渗利尿的作用，故用治本病可使腹水消失，肝功能恢复，白蛋白升高，达到机体康复之目的。

【加减】腹水明显者加甘遂13g（中病即止），茯苓皮、鲜白茅根各28g；有黄疸者加茵陈28g，栀子11g；腹胀便溏者加大腹皮、炒薏苡仁28g，建曲16g。

【验案】常某，女，35岁，农民。1973年6月20日来医院就诊。患者无黄疸型肝炎病史3年余，有肝硬化腹水2年，自觉纳谷不香，腹胀乏力，形体消瘦而就诊。刻诊：面色晦暗，巩膜轻度黄染，腹大如鼓，腹围100cm，腹壁青筋微露，胸颈部有数个蜘蛛痣，肝在肋下三指、质偏硬，压痛不明显，脾在肋下二指半，质中，腹部有移动性浊音，舌苔薄，脉弦细。肝功能示：香草酚浊度试验13U，香草酚絮状试验（＋＋），总胆红素23μmmol/L，谷丙转氨酶

58U/L, 乙肝表面抗原阳性。辨证属肝病及脾, 脾失健运, 水湿内停, 病久入络, 络瘀血瘀所致; 拟疏肝理脾, 化瘀活血, 利尿淡渗为治; 本方化裁加茵陈、茯苓皮、炒薏苡仁、鲜茅根各 28g, 大腹皮 16g, 连服 20 剂后腹水基本消失, 饮食大增, 肝脾明显缩小, 肝功能好转。药症相符, 效不更方, 先后共服 90 余剂, 临床症状消失, 肝功能正常, 唯右颈部尚有一蜘蛛痣未消失, 继用上方改汤为丸, 再服 2 个月以巩固之。经访至今已 20 年, 病未再发。

☯ 行气化瘀汤（安怀玉方）

【组成】制大黄、桃仁、土鳖虫各 7g, 苍术、白术、川牛膝、怀牛膝、防己各 28g。

【用法】每日 1 剂, 水煎服, 每日 2 次服, 早、晚分服。

【功效】利湿健脾, 化瘀活血。适用于肝硬化。

【方解】行气化瘀汤中苍术、白术益气健脾, 佐以燥湿; 防己利水胜湿, 有通利小便之功; 川牛膝、怀牛膝、土鳖虫、桃仁、制大黄入肝经、破血逐瘀、散结软坚, 诸药配伍, 共奏扶脾土、散瘀行血、化瘀除积、通利水道之功, 组方攻中有补, 补而不腻。

【加减】伴有黄疸者, 加茵陈、芦根、栀子; 肝肾阴亏者, 加黄精、白术、枸杞子; 脾肾阳虚者, 加制附子、肉桂、肉苁蓉。

【验案】张某, 女, 40 岁。患者 10 天来感腹胀, 小便量明显减少, 伴有胃纳呆滞、神疲乏力, 小便色黄, 舌质红、苔薄黄, 脉滑。肝功能检查: 谷丙转氨酶 130U/L, 谷草转氨酶 78U/L, 总蛋白 57g/L, 白蛋白 28g/L, 球蛋白 34g/L; HBsAg, HBeAg, 抗 - HBc 为阳性。B 超检查示: 肝硬化腹水, 脾增厚。治当健脾利水, 柔肝养阴, 活血化瘀, 投下本方加味: 苍术、白术、川牛膝、怀牛膝、防己各 28g, 制大黄、桃仁、土鳖虫各 7g, 黄精、枸杞子各 18g。每日 1 剂，水煎早、晚分服。药进 6 剂后腹胀明显减轻，小便增多，B超复查示腹水明显减少，药已中的，上方续进 10 剂，药后腹胀已除，下肢水肿消失，胃纳渐振，B超复查腹水消失，上方加黄芪28g，党参 16g，当归、阿胶各 18g，又服半个月后，诸症均除，复查肝功能：谷丙转氨酶 48U/L，总蛋白 66g/L，白蛋白 38g/L，球蛋白 28g/L。嘱停药观察，随访 1 年，病情稳定，恢复正常工作。

【按语】肝硬化腹水属中医学"臌胀"范畴，其病变较为复杂，治疗也十分棘手。本病的成因不外肝脾肾三脏受病，气血水瘀积，而又与脾的关系最为密切，故治疗当从脾入手。控制腹水，改善肝功能，升高白蛋白是治疗本病的关键，应以扶正祛邪为主。

☯ 散湿除痹方（王波方）

【组成】生黄芪 16g，炒白术 28g，茯苓、泽泻、大腹皮、赤芍、白芍各 13g，青皮、陈皮各 6g，丹参 28g。

【用法】水煎服，每日 1 剂，每日 2 次，早、晚分服。

【功效】化湿利水，健脾益气。适用于肝硬化腹水。

【方解】散湿除痹方中白术不仅有健脾益气之功，而且有利便、消肿、化血瘀作用；黄芪健脾补气，并能提高肝糖原，保护肝细胞，对免疫功能有双向调节作用；茯苓、泽泻、大腹皮、青陈皮化湿健脾利水；白芍柔肝滋阴；赤芍、丹参化瘀活血，改善肝脏血循环，加快肝功能恢复。

【加减】肝阴不足者加枸杞子、女贞子、天冬、麦冬、川楝子各13g；肝区隐痛者加川楝子、延胡索、郁金、木香各 13g。配合护肝和控制内源性感染等药口服；湿重者去黄芪，加苍术、厚朴各 6g；黄疸者，去黄芪，加茵陈 28g，土茯苓 16g；脾虚者加炒党参 16g，炒白术加至 60g；气滞血瘀者加当归、红花各 13g，木香 6g。

【验案】李某，女，63岁，患者因急性黄疸型肝炎误治，发展至早期肝硬化，症见胁痛纳差、脘腹胀满、肢疲便溏。颈左侧有一蜘蛛痣，色晦滞，舌苔白腻，舌质偏紫，肝掌显见，脉弦细，肝肋下扪及2cm、剑突下3.0cm，质硬，脾肋下1.5cm，质软。肝功能检查：香草酚浊度试验和硫酸锌浊度试验增高，白蛋白、球蛋白比例倒置；B型超声检查肝内回声增粗、增强。多次进中西药物治疗，效果不佳。以本方汤煎服，每日1剂，服药2周，患者诸症大减，精神转佳，仍以原方出入调治5个月，复查肝功能正常，白蛋白、球蛋白比例已无倒置。寐食、精神近如常人，自觉症状消失。停煎剂，继服复肝胶囊半年，面转红润，肝脾软化回缩到稍可扪及。追访4年，未见复发。

【按语】方中白术健脾益气，利水消肿。古人对白术有极高的评价。中医《本草汇言》曰："白术乃扶植脾胃，散湿除痹，消食除痞之要药也。"中医《本草正义》谓："白术最富胎膏，故虽苦温能燥，而亦滋津液……万无伤阴之虑。"可见肝硬化腹水属脾阴水湿者可用，肝阴亏虚者亦可用之，根据不同病情随症选用，舌苔白腻者为湿重，白术宜生用；舌苔淡薄，边见齿印者为脾虚，白术宜炒用；舌质红，苔少为阴虚，白术宜炙用。

☯ 攻下逐水汤（樊来应方）

【组成】地龙13g，炙鳖甲28g，土鳖虫13g，水蛭（研粉分2次吞服）4g，炒白芍28g，炒白术16g，半枝莲28g，六月雪28g，牵牛子13g，猪苓13g，厚朴13g。

【用法】每日1剂，水煎服，每日2次分服，4个月为1个疗程，一般2个疗程。

【功效】化瘀软肝，攻下逐水。适用于肝硬化腹水。

【方解】攻下逐水汤中鳖甲既活血，又补气，既可软坚散结，又可入肝抑邪，使病邪去，癥积得消，实为治疗肝硬化之良药。水蛭、土鳖虫、地龙逐瘀破血，通经利水。炒白芍补肝补血、养肝滋阴，白术健脾补气，二药补肝养脾。半枝莲、六月雪疏肝活血，解毒清热。厚朴、猪苓、牵牛子等消胀行气，攻下逐水，其中牵牛子药性滑利，气味雄烈，降泻而

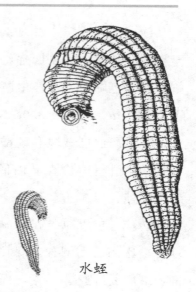

水蛭

走气分，通三焦，逐肺气，利水道，则善于泄水湿消肿满，为消腹水要药。

【加减】气虚加黄芪、大枣、党参、黄精；阴虚加生地黄、龟甲、石斛；湿热内蕴加茵陈、栀子、芦根、金钱草、虎杖；脾肾阳虚加干姜、益智仁、杜仲、淫羊藿。

【验案】胡某，女，42岁。患者10年前因患急性乙型肝炎住院治疗，其后病情控制不佳，肝功能常见异常，病情迁延不愈，四肢消瘦而肚腹胀大，西医诊断：慢性乙型肝炎肝硬化，门脉高压，脾肿大，腹水。现症腹大如瓮，腹坚脐突，脘腹绷急，小便短少，形体消瘦，倦怠乏力，颈部血痣，饮食减少，食后腹胀，面色晦暗，舌质紫暗、苔薄白，脉沉涩。证属肝脾血瘀。诊断臌胀。治疗以化瘀软肝、攻下逐水。投以基本方加炙黄芪28g，党参16g，服药1个疗程，腹水消退。方中牵牛子一味则根据大小便情况，时用时不用。然后用基本方去牵牛子，又服药2个月。谷丙转氨酶，白球比正常，抗HBc IgM转阴性，精神大振，面色见好，随访1年未复发。

【按语】肝硬化属中医"积聚""臌胀"病范畴。临床观察发现

患者有不同程度的邪毒蕴结、气滞血瘀、久病致虚，中、晚期尤以气阴亏损、正虚邪实为多见。由于多数患者饮酒吸烟过度，或嗜食肥甘厚味、煎炸辛辣之品；或情志易郁易怒，均易化火伤阴，阴血受热煎熬，形成气机郁滞，血脉瘀阻，气血痰火毒湿互结渐致积聚。再则气为血帅，气行血行，肝木易克脾土，病久中气不足，气血生化无源，推动血液循环无力，引起肝内血流受阻，使肝脾微循环障碍。根据"久痛多瘀""久病多虚""邪毒久留耗肝阴"的机制，益气养阴，软坚散结实为治肝硬化之关键。

☯ 疏肝解郁汤加减（张学文方）

【组成】黄芪 28g，白术、茯苓、车前子、泽泻、赤芍、白芍各 15～18g，柴胡、当归各 11g，甘草 6g，大枣 7 枚。

【用法】水煎服，每日 1 剂，每日 2 次，早、晚分服。

【功效】清热利湿，疏肝解郁。适用于肝硬化腹水。

【方解】方中黄芪、当归益气养血为主；茯苓、白芍温阳通络，滋阴生血，阴阳双补；柴胡、车前子清热解毒，疏肝解郁；白术、赤芍燥湿化痰，理气和中；大枣、甘草益气健脾和中，调和诸药。诸药合而用之，共奏益气养血，疏肝解郁，祛痰化瘀之效。方中以黄芪益气、柴胡疏肝为主，故名之疏肝解郁汤。

【加减】谷丙转氨酶升高者加垂盆草、蒲公英；舌红无苔、口干合一贯煎加减。药物剂量通常视病情及体质而定，如瘀滞重者赤芍亦可增用至 30～60g。个别白蛋白甚低者，短期配合白蛋白静脉滴注；气虚加党参；腹胀加大腹皮、枳壳；瘀滞加丹参、鳖甲；小便欠利加猪苓、腹水草；有黄疸者去黄芪、大枣，加茵陈、过路黄、地耳草。

【验案】高某，女，45 岁。患者腹胀、少尿、乏力 10 日，形体消瘦，纳食无味，巩膜及皮肤黄染，尿色偏黄。面色晦黯，面部有蜘蛛痣数颗，腹部膨隆如鼓，腹壁脉络显现，按之坚满，叩诊有移动性浊音，双下肢水肿没指。实验室检查：HBsAg，HBeAg，抗-HBc 均为阳性，谷丙转氨酶 159U/L，谷草转氨酶 131U/L，直接胆红素 78.9μmol/L，间接胆红素 60.1μmol/L，白蛋白 2.89g/L，球蛋白 3.67g/L，它们的比值为 0.79。B超检查示：肝硬化腹水，脾大。舌质淡红，苔薄黄腻，脉弦。辨证：气血瘀滞，水湿停滞，湿热伤肝，虽为本虚标实之证，但以湿热邪实为重。治则行瘀疏肝，利湿清热。处方：本方去黄芪、大枣，加茵陈、过路黄、地耳草、垂盆草各28g，枳壳、大腹皮各16g。治疗1个月，腹水消退，肝功能基本正常，继用本方加党参、丹参、鳖甲等以培本扶正，巩固前效。服2个月，肝功能及其他症状均正常。间断服药调理年余，随访5年未复发，肝功能正常，B超检查仅见肝内光点较密，并可参加轻体力工作。

【按语】在肝炎后肝硬化腹水的形成过程中，由于慢性肝炎迁延，正气未复，余毒未尽，久病入络，人体水液因脾肾亏虚而无力运化水湿，又因瘀血阻塞，毒、虚、瘀相互因果，形成恶性循环，致水毒内结，是本虚标实，虚实夹杂的顽症、重症。益气化瘀排毒法针对病机，标本兼治。

🌓 健脾利水汤（张欣方）

【组成】生黄芪、木瓜、茯苓各16g，泽泻18g，大腹皮、王不留行、丹参、白术各11g，厚朴13g。

【用法】水煎服，每日1剂，每日2次，早、晚分服。

【功效】活血行气，健脾利水。适用于脾虚湿阻型肝硬化。

【方解】健脾利水汤中大腹皮、泽泻、茯苓、木瓜除湿利水；生黄芪、白术益气健脾；丹参、王不留行行水活血；厚朴行气。全方共奏健脾利水、行气活血之功。中医药理研究证明：黄芪有保肝，防止肝糖原减少作用；丹参能扩张血管、改善微循环、加快肝细胞修复；白术有提高白蛋白、纠正白球比倒置作用，所以取得满意疗效。肝硬化腹水若不攻其腹水，则正气很难恢复，且补而不受，但攻逐太过又往往伤及正气。因此，正确处理攻邪与扶正的矛盾是治疗的关键所在。

【加减】胆汁性肝硬化加金钱草、路路通；腹水甚正不虚者吞服醋甘遂粉，同时配合西药如"肝安"、白蛋白，酌情加用西药利尿药和钾剂；胁下痛甚加川楝子；嗳气、胸闷加赭石；大便不畅加大黄；阳虚湿盛加肉桂、猪苓；气虚加山药、党参；胁腹胀痛加郁金、青皮；HBsAg 阳性加虎杖、重楼、贯众。

【验案】刘某，女，65 岁，退休人员。患者有慢性肝炎病史 10 年。此次因劳累后又出现腹胀满，双下肢水肿，不能平卧，尿少而黄，肝区隐痛，夜间为甚。检查：双下肢膝以下凹陷性水肿，前胸及颈部有数颗蜘蛛痣，腹围 93cm，腹壁静脉曲张，肝掌，舌质黯红、边有瘀斑，苔少，脉弦。西医诊断为肝硬化腹水；中医诊断为臌胀（脾虚湿阻型）。治则健脾益气，散结活血，辅以攻逐利水。予健脾利水汤方：白术、木瓜各 11g，大腹皮 13g，泽泻、猪苓各 18g，茯苓 16g，生黄芪 23g，丹参、龟甲（先煎）、鳖甲（先煎）各 16g。水煎服，每日 1 剂。同时口服醋甘遂粉 0.5g，每日 1 次，早晨吞服，连服 7 日。口服 10%氯化钾溶液，每次 10ml，每日 3 次，适当静脉滴注白蛋白。经治疗后腹围减至 82cm，双下肢水肿消失，症状、体征明显改善，经调理后好转出院。

【按语】中医根据病情及患者体质情况，恰当运用攻逐水饮之法，使腹水消除，同时注意保护正气，勿伤正气太过，适当用静脉滴注白蛋白，防止电解质紊乱，是能增加疗效的。但使用逐水峻剂攻逐太过，对正虚邪实、有出血倾向者，较易引起脉络破损，导致吐血、便血，故在治疗上应注意，同时还应予注意保护胃气与肾气。

☯ 益气健脾排毒汤（胡选发方）

【组成】茯苓 16g，黄芪 15～28g，白术 10～18g，丹参 18g，土鳖虫 10g，半枝莲 18g，牵牛子 15～28g，赤小豆 20～28g，大腹皮 16g，牛膝 16g，鸡内金 16g。

【用法】水煎服，每日 1 剂，每日 2 次，早、晚分服。15 日为 1 个疗程，最长不超过 3 个疗程。用药后，小便量增加不明显，每日少于 900ml 者适当配合螺内酯；白蛋白低于 27g/L 者，酌情滴注人血白蛋白。

【功效】健脾益气，活血化瘀。适用于肝硬化。

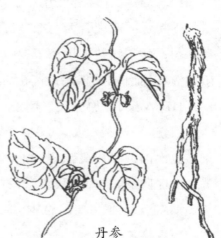

丹参

【方解】益气健脾排毒汤以黄芪、白术、茯苓益气健脾，降浊升清；以丹参、土鳖虫、鸡内金通络化瘀；以半枝莲、牵牛子、赤小豆排毒解毒；大腹皮行气利水；用牛膝取其化瘀补肾，引水下行。在应用本法组方时，应正确掌握病机的传变及证型的转化，如何精选补虚药、化瘀药和排毒药，并合理调整它们的比例及用量，以达到提高疗效的目的。

【加减】肝肾阴虚型去黄芪、白术，加怀山药 16g，薏苡仁 16g，白扁豆 16g，沙参 16g，枸杞子 16g，生地黄 16g，川楝子 13g；湿热瘀毒型去黄芪，加茵陈 28g，栀子 13g；肝脾血瘀型加穿山甲 6g，泽兰 13g；脾肾阳虚型去半枝莲、牵牛子，加肉桂（研末冲服）6g，干

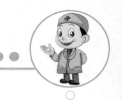

姜 13g。

【按语】肝硬化腹水病机发展是从肝疏泄失常开始，日久则气血瘀滞，正气亏虚，终致水湿停滞不化，积聚于腹而成臌。肝硬化腹水病情变化复杂，多肺、脾、肾三脏正气亏耗与气血瘀滞及水湿停滞相兼，互为因果。因此，治疗上不但要审察虚与实的标本缓急，同时要注意三脏功能的调节。

益气逐水汤（赵丽敏方）

【组成】木香 13g，沉香 13g，制乳香 13g，制没药 13g，琥珀 6g，牵牛子 13g，炒槟榔 28g，制鳖甲 28g，生牡蛎 28g，当归 16g，黄芪 28g，茯苓 28g，赤芍 28g。

【用法】每日 1 剂，水煎服，每日分 2 次服。30 天为 1 个疗程，一般用药 1～3 个疗程。均采用低盐饮食，卧床休息。腹水＞60mm 者加用利尿药：氢氯噻嗪 50mg，螺内酯 40mg，每日 2 次口服；或适当用人血白蛋白以提高血浆胶体渗透压。

【功效】健脾利湿，软肝化坚。适用于肝硬化。

【方解】益气逐水汤中当归、黄芪养血补气，赤芍活血凉血，生牡蛎、鳖甲散结软坚，沉香、木香、槟榔行气宽中，牵牛子荡涤泻下，使腹水从二便分消。诸药合用，共奏化瘀活血、散结软坚、健脾利水之功。中医药理研究表明：当归、黄芪可增加机体免疫力、抗肝损伤、防止肝糖原减少、提高肝细胞再生，使肝功能恢复正常；赤芍能改善肝脏微循环，提高肝脏血流量，降低门静脉压力，使肝脾回缩，减少腹水形成；生牡蛎、鳖甲能抑制肝脾结缔组织增生，提高血浆蛋白水平，有一定软肝缩脾效果。

【验案】李某，女，49 岁，辽宁人，2000 年 1 月 5 日以"肝炎后肝硬化并腹水"收住入院。患者曾患"黄疸"，在县医院住院 3 个

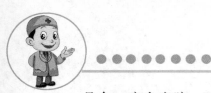

月余，病愈出院。1996年秋因与人发生争执而出现胁痛、腹胀，曾服中西药物（药名、剂量不详）症状缓解。去年春天又现腹胀、胁痛、纳差、乏力、神疲，B超检查示肝功能异常，脾大、腹水，诊为肝硬化腹水。住院治疗，曾用输液、口服利尿保肝药物而缓解出院。今年以来，时有腹胀，自觉疲乏、纳差，曾在当地间断性服药。最近几天，食后腹胀更甚，倦怠乏力，大便时干时稀，小便量少色黄。查体：面色晦暗，形体消瘦，巩膜皮肤无黄染，前胸有数枚蜘蛛痣，肝掌，腹壁青筋显露，肝脾触诊不满意，腹部移动性浊音，下肢水肿。实验室检查：血常规：白细胞计数 3.0×10^9/L。血小板 32×10^9/L，肝功能：谷丙转氨酶 79U/L，总胆红素 26.8μmol/L，白球比为 0.76。B超示肝光点粗密，脾大 8.6cm，腹部液性暗区 7.6cm；CT检查结果与B超相一致。舌紫暗边有齿印，脉沉细。中医诊断：臌胀，气滞血瘀型。西医诊断：肝炎后肝硬化腹水。证属脾气虚弱，气滞血瘀。治以益气健脾，活血化瘀，软坚散结。口服本汤，加用保肝西药并静脉输注白蛋白13g（每周2次，连用4周）、利尿药（氢氯噻嗪75mg，螺内酯60mg，每日1次，视尿量情况而增减）。如此治疗月余，症状基本消失，血常规基本正常，肝功能正常，白蛋白与球蛋白比值 A/G＝1.07，B超检查示无液性暗区。为巩固疗效，出院后继服本汤6个月，随访至今病情稳定。

【按语】肝硬化腹水的病因病机复杂，往往虚实夹杂，但临床所见，大多因脾虚复感湿热邪毒、久羁不除，或长期过度饮酒使肝脾反复损伤引起，病虽在肝，实为脾失健运，这是因为肝病日久乘克脾土，《金匮要略》因此总结出"见肝之病知肝传脾，当先实脾"的规律。《黄帝内经》曰："诸湿肿满，皆属于脾。"《幼幼集成》亦说："脾土强者，足以捍御湿热，不必生黄，惟其脾虚不运，所以湿热乘之。"可见湿热、脾虚在肝病发生中的重要作用。肝主疏泄，为藏血之脏，脾主运化，为气血生化之源，肝脾两脏受损，最终损及肾水，气化开阖失司，气、血、水瘀积于腹内，清浊相混则发为臌胀。故脾气虚肝血瘀阻是臌胀之本，水湿内停为臌胀之标，并贯穿于发生发展的始终。

☯ 柔肝化瘀方（张国山方）

【组成】白芍、当归各18g，郁金、绿萼梅、党参、白术、红花、白芥子各16g，砂仁13g，山药、丹参、炙鳖甲、金钱草、车前子各28g。

【用法】使用本方时根据患者的年龄、体质及腹水量，调整药物剂量及加减药物。每日1剂，水煎服，每日分早、中、晚3服。20天为1个疗程。正规治疗2个疗程后观察疗效。

【功效】健脾益气，利湿活血，清肝利胆。适用于肝硬化。

【方解】柔肝化瘀方中郁金、绿萼梅、白芍解郁柔肝；党参、白术、山药、砂仁益气健脾；当归、丹参、红花、炙鳖甲化瘀活血，并能抗肝纤维化；金钱草、车前子利胆清肝、行水消肿，且车前子含钾量高，不易出现低钾血症；白芥子利气豁痰，化瘀通络，开胃温中。诸药合用，祛邪而不伤正，疗效满意。

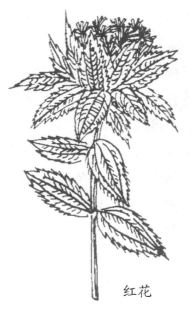

红花

【验案】杨某，女，50岁。患者因胁痛、腹胀、纳差2年，于1999年7月17日就诊。患者长期大量饮酒，半年前因腹胀在多家医院确诊为酒精性肝硬化、腹水，治疗效果不明显。就诊时患者腹胀如鼓，双下肢微肿，胁肋隐痛，纳差，乏力，渴不欲饮，舌红、苔

第四章

肝硬化

紫暗，脉弦细。西医诊断：肝硬化腹水。中医诊断：臌胀。辨证：肝郁脾虚、血瘀水阻。治疗理脾柔肝，行水化瘀。药用基本方加猪苓、大腹皮各 16g，服完 10 剂后，腹胀明显减轻，双下肢肿胀消失，食量增加，精神好转，舌淡，脉弦。守前方去大腹皮，加三棱、莪术各 6g，又服 10 余剂，自觉病情大有好转，胁痛消失。2 个月后 B 超复查：腹水消退。为巩固疗效嘱其再服柔肝化瘀基本方 30 余剂，每 2 天 1 剂。随访 3 年，患者间断服药，病情稳定，腹水未发，能坚持工作。

【按语】肝硬化腹水属中医"臌胀"范畴。乃肝、脾、肾三脏受损，气、血、水等瘀积于腹内所致。为本虚标实、虚实错杂之证。本虚是指肝、脾、肾三脏功能俱损，标实是指气滞、血瘀、水停。虚与瘀互为因果，肝病虚损严重、抵抗力低下，微循环障碍而致肝脾大，形成癥积肿块，此因虚；而脏器瘀滞、血不循经，津液外渗而出现腹水，此因瘀。在治疗上，强调补虚与祛瘀。补虚：重在补脾以绝水源，补肾重在补阴，以期水生涵木，肾旺肝荣乃治本大法；祛瘀：一是软坚消结，以除癥瘕；二是化瘀行水则腹水可消，此乃治标之法。治疗大法应以攻补兼施为原则，宜化瘀利水与扶正补虚并举。

☯ 活血软肝汤（杨亚利方）

【组成】白术 30～60g，黄芪 15～28g，党参 16g，生大黄 6～7g，桃仁 7g，䗪虫 7g，炮穿山甲 7g，丹参 7g，鳖甲 12～16g。

【用法】用水浸泡药 30 分钟，置小火上煎煮 30 分钟即可，每日 1 剂，煎煮 2 次，共取汁 400ml，分早、晚 2 次温服。

【功效】具有健脾益气、活血破瘀之功，适用于肝硬化诸证。

【方解】活血软肝汤中化瘀活血乃取《金匮》下瘀血汤加味，生川军、桃仁、䗪虫、丹参化瘀活血，通腑消积；炮穿山甲、鳖甲化瘀活血，散结软坚，尚有增加白蛋白的作用，能调节白球比，有利于增强肝脏代谢。健脾益气则重用黄芪、白术、党参，取《黄帝内经》"塞因塞用"之意，且能防止肝昏迷和提高化瘀活血的功能。化瘀益气、扶正祛邪同用，能相辅相成，相得益彰，其化癥消积作用比单一组方更为稳妥。肝硬化是临床较难治疾病之一，本方积累了杨老数十年来治疗肝硬化丰富的临床经验总结，他所提倡的采用大剂量健脾益气方药配合活血化瘀法治疗肝硬化的学术观点，已为临床所常用，疗效也很显著。

【加减】腹水尿少：选加茯苓皮 16g，黑大豆 28g，陈葫芦 16g，虫笋 28g，木通 7g。纳呆：选加焦山楂 7g，神曲 7g，炙鸡内金 7g，谷芽 7g，麦芽 7g，砂仁 4g；胃痛吞酸者加瓦楞子 16g。肝区剧痛：基本方去党参，加九香虫 6g，醋延胡索 16g，炒五灵脂 7g，乳香 7g。阳虚寒郁：选加炮附片 7g，干姜 4g，桂枝 6g。鼻齿出血：选加白茅根 28g，茅花 7g，仙鹤草 16g，羊蹄根 16g，蒲黄 7g。热毒蕴结：选加栀子 7g，牡丹皮 7g，连翘 7g，白茅根 28g，川连 1.5g。湿重：基本方去党参，加入苍术 16g。气滞：选加枳实 11g，大腹皮 7g，大腹子 7g，乳香 7g，藿香梗 7g，紫苏梗 7g。阴虚：选加生地黄 7g，阿胶 7g。

【验案】胡某，女，51 岁。患者有慢性肝炎病史 3 年，于 3 日前初起胁部刺痛，持续高热；继则有腹水，腹围大 105cm，小便量每天 220ml。肝功能：香草酚浊度试验 18U，硫酸锌浊度试验 23U，黄疸指数 12U；蛋白检查：白蛋白 35g/L，球蛋白 45g/L，总胆红素 19μmol/L，谷氨酰转肽酶 60U/L。在当地治疗无效，转至上海中山医院就诊于杨亚利教授。症见面色赭黄，腹痛且胀，形体瘦削，言语轻微，腹大如瓮（腹围 118cm），胸颈有几处蜘蛛痣，目赤唇干，大便不通，小便量少，苔白而干，脉弦细数。西医诊断：肝硬化腹水。中医辨证：郁热互结，水湿壅阻，中气虚惫，不耐峻攻。治则健脾益气、活血化瘀、清热泄水，予肝硬化基本方加减治疗。服药 3 个月后症状全部消失，蜘蛛痣亦隐约不见，腹围 87cm，精神面色明显好转，肝功能及蛋白检查正常。

【按语】活血软肝汤是我国著名中医学家，中医脏象研究奠基者杨亚利教授的经验方。肝硬化的病理状态是瘀血郁结，体质状态是气虚脾弱，其特点是病实体虚，虚实互间。治疗时必须病体兼顾，揆度邪正，益气化瘀，肝脾同治。

☯ 培补脾肾汤（吴丽平方）

【组成】茵陈 18g，柴胡 7g，板蓝根 16g，当归 7g，丹参 18g，莪术 7g，党参 7g，炒白术 7g，黄芪 18g，女贞子 18g，五味子 16g，茯苓 7g。

【用法】将药用水浸泡 30 分钟，每剂煎煮 2 次，每次煎煮 30 分钟，将 2 次所煎得药液混合。每日 1 剂，分早、中、晚 3 次温服。亦可共碾为细末，炼蜜为丸，每丸重 7g，日服 3 丸。

【功效】具有解郁疏肝，化瘀活血，培补脾肾，清解祛邪之功，适用于各种急慢性病毒性肝炎、早期肝硬化、肝脾大、肝功能异常等，中医辨证为肝郁气滞、血瘀阻络者。

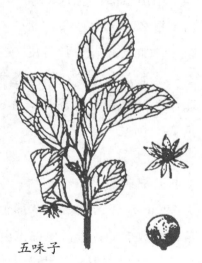

五味子

【方解】培补脾肾汤中以柴胡调肝补气；茵陈、板蓝根、茯苓等利湿清热，抑制病毒；当归、丹参、莪术等养血调肝，祛瘀和血，以扩张肝脏血管，提高肝内血液循环和提高肝脏血流量，从而起到改善肝脏营养及氧气供应，防止肝脏细胞损害、变性和纤维组织增生，以防肝病的发生发展，并加快肝病恢复；党参、白术、黄芪、女贞子、五味子等为补虚扶正之品，党参、白术、黄芪益气补脾，而有利于血浆蛋白的提高，促进肝功能的恢复。其中五味子酸收入肝，使转氨酶不致释放出来，从而起到降酶作用。上药配伍，全面兼顾，起到中药处方综合作用和整体调节作用，这是运用中药治疗病毒性肝炎的一大优势。

【加减】对于肝硬化代偿失调，血脉瘀滞、阳虚不化所出现的腹水，根据"去菀陈莝"、温阳利水的治则，在重用补益脾肾和活血祛瘀之品的基础上，尚须酌加理气利水之品，如大腹皮、茯苓皮、泽泻、白茅根等，如此标本兼治，有利于腹水消除，恢复肝脏代偿功能；有湿热证候或瘀胆现象的，方中茵陈可重用40～60g，以利于清利湿热，再加赤芍、芦根、栀子，是出于祛瘀利胆的目的；虚羸不足严重，偏于阳虚酌加淫羊藿、仙茅、肉桂以温补肾阳，偏于阴虚酌加生地黄、白芍、枸杞子等以滋补肾阴。

【验案】钟某，女，48岁，理货员。1989年4月来诊。患者于15年前罹甲型肝炎，曾经住院治疗。1989年6月经医院检查又感染乙型肝炎，经长时间治疗，迁延不愈。来诊前经某医院检查肝大3cm，质地中硬，化验肝功能异常，血浆蛋白异常。诊为"慢性乙型肝炎活动期"。诊见：脘痞纳呆，泛恶厌油，右胁胀痛，胁下症积，有触痛，疲倦乏力，舌淡苔白腻，脉细弦。证系肝瘀气滞，脾肾两虚，湿毒侵犯。拟调肝化瘀，补脾益肾，兼顾清解祛邪。治以内服舒肝消积丸，每日早、中、晚各1丸，并配服本方加白花蛇舌草18g，每日1剂。连续服丸、汤药3个月，经检查肝脏回缩2cm，质地变软，肝功能和蛋白异常消除，自觉症状消失，体力恢复。直到现在已2年多，身体健康，病情无反复。

【按语】本方是我国中医专家、甘肃中医学院周信有教授经验

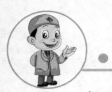

方。周氏认为，湿热夹毒，邪毒留恋，是病毒性肝炎致病的主要原因；正气不足，免疫功能紊乱低下，是发病的重要病机；肝失调达，血瘀气滞，又是本病的基本病理变化。因此，本方组成采取解毒补虚、化湿、祛瘀三法合用的治疗原则，通治各种病毒性肝炎。

☯ 清解祛邪汤（贺国柱方）

【组成】白芍18g，生地黄16g，枸杞子18g，女贞子18g，制何首乌18g，牡丹皮16g，丹参18g，茜草16g，炙鳖甲或龟甲18g。

【用法】水煎服，每日1剂，每剂煎2次。头煎用水2碗约，先浸泡30分钟，煎至大半碗滤出，二煎加水600ml左右煎至300ml，下午2～3时、7～8时分服。

【功效】具有化瘀消癥，育阴养肝之功，适用于早、中期肝硬化。症见胁肋隐痛或不舒，头晕神疲，脘腹胀满，纳少咽干，面色晦滞少华，舌嫩红，苔少，脉弦细，中医辨证属于肝肾阴虚、瘀血阻络者。

【方解】清解祛邪汤中选用养肝育阴、滋肾补血的生地黄、白芍、枸杞子、女贞子、何首乌、鳖甲等补不恋邪之品，加上活血化瘀、散结消癥的丹参、茜草、牡丹皮等攻不伤正之药，共奏有养肝阳、化瘀消癥之效。

【加减】大便不实者去何首乌，加葛根16g，荷叶6g，山药18g；便秘则加瓜蒌仁16g；精神萎顿加黄芪28g，当归23g；肝功能不正常者加大青叶28g，晚蚕沙（包煎）16g；腹胀甚则加枳壳6g，槟榔18g；兼肝郁不舒者加郁金13g，紫苏梗13g；兼有腹水、苔腻者去生地黄，加薏苡仁28g，茯苓18g，泽泻18g；有牙宣鼻衄者加地榆28g。槐花16g；尿赤口干加青蒿13g，石斛16g，麦冬16g。

【验案】邢某，男，60岁，1988年1月份来医院就诊。几年前患肝炎经治疗而愈。最近 3 个月，时感脘腹胀满，食后更甚，胀胁不舒，口燥、大便干秘，面色少华，头晕乏力，舌偏嫩红、苔少、脉弦细，经检查，白球比倒置，B 超提示：肝硬化伴少量腹水、脾大 2cm。证属血络瘀阻，肝阴不足，治拟育阴养肝，散结化瘀，用本方加减治疗 3 个月，腹水消失，头晕乏力明显改善。前后调治 2 年余，面色好转，血常规基本正常，白蛋白与球蛋白比值正常，B 超提示：肝内光点较密，无腹水占位，脾肋下 1.2cm。1991 年 4 月随访，除偶有便干均正常。

【按语】清解祛邪汤是浙江著名中医专家钟一棠教授治疗肝硬化的常用经验方。本方强调标本兼顾，扶正为主。治疗后能使症状减轻或消失，提高白球蛋白比例，并使肿大的肝脾有不同程度的软化和缩小，确是临床行之有效的治疗方剂。钟氏认为，本病大多在肝炎后形成，病程日久肝之阴血不足，肝失所养，故时有胁肋隐痛或不舒；血郁气阻，致肝趋硬化，症积不散，脘腹胀满；血不上荣，津不上承，症见面色晦滞少华，头晕神倦咽干；阴虚有内热则舌嫩红、少苔，脉弦细。正虚邪恋，本虚标实，以虚为主。治疗不可攻伐太过，不能强求速效，宜标本兼顾，扶正祛邪。

☯ 行气开郁方（王桂敏方）

【组成】黄芩 13g，柴胡 6g，蝉蜕 6g，白僵蚕 13g，片姜黄 6g，水红花子 13g，炙鳖甲 18g，生牡蛎 18g，生大黄 1g，焦三仙各 13g。

【用法】每周 5 剂，每剂煎取 400ml 左右，分 2～4 次温服，服 4 个月后改为每周 3 剂分服维持。

【功效】活血化瘀，行气开郁，软肝缩脾。用于早期肝硬化，肝硬、脾大。

【方解】肝硬化临床表现早期为胁痛、腹胀、癥瘕等症（迁延日久，后期多成臌胀，属中医"四大危症"之一），其病机，气、血、食、湿之郁是关键。气血脏腑受诸郁所伤，功能失调，正气渐弱，多数属虚实夹杂之证，根据阶段不同，各有所侧重而已。治疗时，不宜因虚而纯用补剂，否则瘀结日甚；亦不可攻利太猛，劫伐正气，与病无益。治以活血行郁，散结软坚，调整阴阳方法，达到缩脾软肝的目的。行气开郁方中用升降散（蝉蜕、僵蚕、片姜黄、大黄）开通内外，平调升降，燮理阴阳；柴胡疏达肝胆之经气，解除肝气

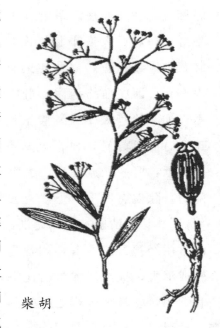

柴胡

之郁结；黄芩苦寒，善清少阳郁热，并清因诸郁而蕴生之内热；水红花子活血且能利水，除血滞，化水湿；焦三仙化积滞以疏导肠胃；鳖甲、牡蛎软坚咸寒，以散瘀结。诸药合用，针对肝硬化早期以肝硬、脾大为主要表现的病症，可收到调气开郁、化瘀活血、软肝缩脾之功效。

【加减】形体消瘦，神疲乏力，脉象沉细软弱，虚象为主，当区别气血阴阳之偏重，酌加补益之品，气虚者，舌淡脉虚，加白术13g，太子参6g；血虚者，唇淡面黄，脉细，加阿胶13g；舌淡苔滑，脉象濡缓，中阳不足，加干姜4g，吴茱萸4g；舌红尖绛，少苔且干，下焦阴亏，加生地黄18g，枸杞子13g，女贞子13g；胸胁满闷，喜叹息，脉沉而滞，气郁显著，加佛手片13g，香附13g；厌食呕恶，胁肋不舒，舌苔白腻，湿郁为甚，加藿香13g，佩兰13g，姜半夏13g；心烦失眠，急躁易怒、舌红起刺，火郁之象，加用黄连6g，牡丹皮13g，龙胆草4g；嗳气频作，食后脘堵，积滞明显，加

保和丸 13g 冲服；腹壁青筋暴露，肝掌、蜘蛛痣等特征明显，舌有瘀斑，血瘀之征，重用鳖甲、牡蛎各 28g，加莪术 6g，三棱 6g，或配服鳖甲煎丸每日 1 丸。

【按语】行气开郁汤系在"升降散"基础上加味而成。服药期间，饮食以清淡素食为主。坚持每日早、晚散步各 1 个小时，使精神放松。

☯ 健脾软坚丸（高辉远方）

【组成】白术、五灵脂、茯苓、地龙、茜草各 16g，醋柴胡、枳壳、青皮、鸡内金各 11g，丹参、炙鳖甲、白茅根各 28g，甘草 6g 组成。另加猪肝粉 18g 冲服。

【用法】将药水煎 2 次，第一煎分 2 次服，第二煎服 1 次，每天早、中、晚 3 次空腹饮下。服药 1~2 个月后，病情基本稳定后，则将上方制成丸剂如绿豆大小，水泛丸，每次服 6g，日服 3 次，红糖水吞服。以 3 个月为 1 个疗程。

【功效】活血化瘀，疏肝解郁，健脾软坚。用于肝硬化。

【方解】健脾软坚丸中醋炒柴胡、枳壳、青皮解郁疏肝；白术、茯苓、甘草健脾益气；鸡内金、地龙、炙鳖甲散结软坚；丹参、五灵脂、茜草化瘀活血散结；白茅根解毒清热利湿；猪肝粉以脏补脏，柔肝养血。全方共奏疏肝解郁、健脾益气、化瘀软肝之功。

【加减】大便溏泻者加苍术或土炒白术、藿香、神曲各 16g，炒薏苡仁 28g；肝脾大加土鳖虫 28g，射干 13g，鼠妇 13g；有湿热未净，加茵陈、虎杖、白花蛇舌草、半枝莲各 28g 等；若腹胀纳差者，加砂仁 6g，山楂、谷麦芽各 16g；腹水者加炒牵牛子末、车前子（包）各 16g；气血虚弱者增西洋参、当归各 16g；腹脉暴露者加赤芍、郁金、三棱、莪术各 16g；有蜘蛛痣和砂掌者加生地黄、鸡血藤各 28g，桃仁、红花各 13g。

【验案】李某，女，38 岁，1988 年 9 月 7 日来医院就诊。患者右上腹及胁下胀痛 3 年，近几天加重，并兼脘腹胀满，纳呆食少。既往有血吸虫病史 20 年。3 年来一直反复发作，右上腹及胁下隐隐胀痛，以食后及劳累后加重。1985 年曾在医院做 B 超提示："血吸虫病肝硬化"。长期服维生素 C、肌苷片、葡醛内酯等西药治疗，病情得到控制。近 1 个月来因劳累过度，加上房事等，病情加重，伴纳差，乏力，脘腹作胀，时恶心，小便短少，舌红暗苔润，脉弦细。B 超检查提示"血吸虫病肝硬化、肝腹水中等量"，住院治疗。效果不佳，遂来老专家门诊求治。刻诊：患者除上症外，见面色晦滞，腹大青筋暴露，形体消瘦，面颈部可见蜘蛛痣，肝掌，舌暗红苔润，舌底静脉紫暗，脉弦细。胁下肝脾触诊不满意。肝功能检查：香草酚浊度试验 13U，硫酸锌浊度试验 15U，谷丙转氨酶 45U（赖氏法），血清总蛋白 57g/L，白蛋白 27g/L，球蛋白 30g/L。参合脉证，属中医"臌胀"范畴，证属肝郁脾虚，水瘀互结，法以解郁疏肝，利水健脾，化瘀软坚为主。用本方加炒牵牛子、三棱、莪术、郁金各 11g，车前子 16g（包），砂仁 6g。服药 10 天，溲长便通，腹胀减轻。继服 20 天，食欲明显增加，体力也有所恢复，复查 B 超提示：腹水消退。即原方去牵牛子、车前子，再服 3 个月，食欲正常，精神亦振，腹胀基本消失。复查肝功能提示已正常，总蛋白 61g/L，白蛋白 31g/L，球蛋白 27g/L。停服中药煎剂，继服健脾软肝丸药。5 个月后 B 超提示："肝内回声较密，较强"，患者恢复正常工作，随访 5 年无异常。

脾胃健运方（李仲愚方）

【组成】内服方：茯苓 7g，青陈皮各 6g，生薏苡仁 28g，泽泻 18g，炙鸡内金 11g，麦芽 11g，车前子（包）28g，白茅根 28g，丹参 28g，生鳖甲（先煎）28g，生牡蛎（先煎）28g，川石斛 28g，太子参 16g。

外敷方：甘遂末 6g，肉桂 7g，车前草 28g，大蒜头 1 枚，葱白 1 撮。捣烂成末，加水调敷脐部热熨。每日更换 1 次，5 天为 1 个疗程。适用于顽固性腹水久治不退者，可助汤剂，共奏其功。

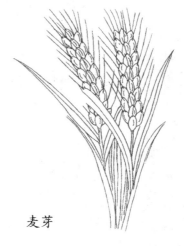
麦芽

【功效】用于肝硬化腹水。

【方解】内服方以养阴生津，理气和中，利水化瘀为主；外敷方以理气除积，辟秽纳新为主。双方共用，合奏其功。

【加减】腹胀甚尿少者加陈胡芦瓢 40～118g（煎汤代水）；偏热甚者加黄连（对肝硬化腹水患者，黄连用量不宜过大，否则有败胃之虑）4g，黄芩 9～11g，芦根（去节，若不去节，会减弱清热生津之功）28g；偏湿重者加苍术（对湿邪甚者可加大剂量至 28g）9～11g，川厚朴 7g；大便不畅者加郁李仁（打）9～11g，瓜蒌仁（打）12～16g，生大黄 4～6g；如伴有黄疸者加茵陈 30～90g，金钱草 30～45g；阴虚甚者加南北沙参各 16g，麦冬 16g；偏气虚者加生黄芪 28g，炒党参 16g；齿龈出血、鼻出血者加墨旱莲 20～28g，藕节（藕节用量不宜过大，否则有伤胃之弊）11g，白及 11g；血瘀者加红花 6g，当归 11g。

【验案】夏某，女，55 岁。患者为慢性迁延性肝炎（活动期）。1982 年 10 月，被省医院确诊为"肝硬化腹水"。2 天前 B 型超声波提示：腹水 4 格，脾脏大，肝脏波形呈肝硬化图像。中医诊见患者神疲乏力，头晕，面色黧黑，腹膨臌胀，口干不欲饮，心烦易怒，鼻出血，胃纳欠馨，肝区胀痛，恶心，泛上欲呕，小溲黄赤，大便日 4 或 5 次，质稀。苔白腻，舌质偏红，脉细小弦。证属湿热久羁，阴液亏耗，水浊症积内阻。治拟清热养阴，理气和中，利水化瘀。药用：川石斛 28g，北沙参 16g，生鳖甲（先煎）28g，白茅根（去心）28g，青陈皮各 6g，茯苓 7g，生薏苡仁 28g，泽泻 18g，车前子（包）28g，丹参 28g，生藕节 11g，陈胡芦瓢（煎汤代水）50g。同时用"外敷方"。10 剂药后患者自觉腹部宽松，鼻出血止，尿量亦增。守原意服药 30 剂后，复查超声波示腹水症（一），肝脾情况同前。

【按语】中医对肝硬化腹水的治疗，利水养阴是关健，如坏死性肝硬化腹水者，养阴药宜重用，服大量西瓜汁颇有益；其次，要顾及脾胃健运，古人云"水唯畏土"，如脾胃健运，中州泰如，则水湿易除；再其次，尚需考虑"活血理气除积"的应用，和遵循"百日戒盐"的古训。本方对初发者较复发者易治，腹水渐消者比骤退者疗效巩固，但要警惕黄疸的突现和逐步加深。

☯ 柔肝理脾汤（张琪方）

【组成】青蒿 4.5g，银柴胡 4g，白薇 13g，赤白芍各 13g，地骨皮 13g，牡丹皮 13g，生知柏各 13g，秦艽 11g，白茅根 28g，连翘 16g，白僵蚕 13g，蝉蜕 13g，鳖甲 13g，生牡蛎 18g，炒枳壳 6g，川厚朴 4.5g，泽泻 13g，茯苓皮 18g，猪苓 13g，冬瓜皮子各 16g，抽葫芦 18g，鲜水葱 24g。

【用法】水煎服，每日 1 剂，每日分 2 次服。

【功效】柔肝理脾，养阴凉血，行水利湿。适用于肝硬化腹水。

【方解】方中银柴胡、白薇清虚热，退骨蒸；地骨皮、白茅根、牡丹皮、泽泻清除内之热；蝉蜕、白僵蚕、青蒿除肝胆之热；鳖甲滋阴清热，退骨蒸；赤白芍、连翘滋阴养血；秦艽、生牡蛎、茯苓皮、川厚朴清热除蒸；生知柏敛阴止汗。诸药合用，既能滋阴养血以治本，又能退热除蒸以治标。

【验案】关某，女，56 岁，患者 3 个月前发现肝硬化，肝脾大，肝功能亢，进而在医院行脾切除术。最近几天来腹部胀大，恶心，有腹水，鼻出血，牙龈溢血，胸闷，腹胀，饭后胀甚，午后低热，失眠多梦，大便稀，小便黄。腹部膨隆，腹围89cm；腹水征明显，下肢不肿。化验室检查：黄疸指数10U，胆红素6.32μmol/L（0.3 mg%），球蛋白25.5g/L，舌质红，脉弦数。

辨证为：阴虚血热，肝郁抑脾，运化无权，中焦水停，以致腹满便泄。以上方为主，随症略有加减，共服药30剂，体温平稳，患者症状好转，鼻出血渐止，食欲正常，查腹水消失，腹围70cm，肝未触及，复查黄疸指数5U，胆红素11.97μmol/L（0.7mg%），香草酚浊度试验8U，白蛋白28.7g/L，球蛋白17.0g/L，出院门诊继续观察。

【按语】此病例肝硬化患者因肝气不舒，湿热之毒久蕴，肝郁抑脾，水湿运化不利故腹部胀大，腹水内停；脾虚不运则腹胀，饭后胀甚，大便稀溏。又因行脾切除术后，手术耗伤阴血，则发为阴虚血热故午后发热，夜间烦躁不眠。以清骨散合青蒿鳖甲汤为基础，以养阴透泄阴分之伏热；以白芍、枳壳、川朴以理脾疏肝，以白茅根、茯苓皮、猪苓、冬瓜皮以渗利水湿。药后阴复热退，肿消水利，患者病情好转。

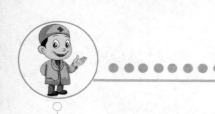

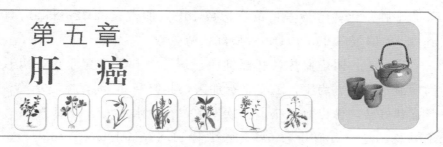

第五章
肝　癌

化瘀解毒汤（张任清方）

【组成】白术、莪术、柴胡、大黄各 13g，党参、薏苡仁、白花蛇舌草、半枝莲各 28g，鳖甲、穿山甲（代用品）各 16g，蜈蚣 2 条。

【用法】每日 1 剂，水煎内服，每日 2 次温服，30 天为 1 个疗程。

【功效】活血化瘀，健脾利湿，解毒散结。适用于肝癌。

【方解】化瘀解毒汤中党参、薏苡仁、白术利湿健脾；柴胡、莪术以理气疏肝；大黄以化瘀活血；鳖甲、穿山甲（代用品）、白花蛇舌草、半枝莲、蜈蚣以解毒散结。同时上述诸药经药理研究，均有直接或间接的抑制癌细胞生长作用。全方用药攻补兼施、辨证辨病相结合，故而取得了较好疗效。

【加减】腹胀者加川朴、香附、枳实；腹水者加大腹皮、车前子；恶心呕吐者加法半夏、竹茹；高热者加生石膏、黄柏、滑石；低热者加青蒿、连翘、地骨皮；黄疸者加茵陈、金钱草；胁胀痛者加金铃子散；刺痛者加失笑散；纳差者加神曲、炒谷芽、炒麦芽。

【验案】朱某，女，51 岁。患者因腹泻不止就诊发现肝大，实

肝胆病 传承老药方

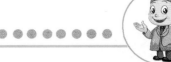

验室检查甲胎蛋白对流免疫法阳性，定量＞1000μg/L，同位素及超声波均示肝右叶占位性病变，大小为 3cm×5cm。临床诊断：原发性肝癌二期，硬化型。症见肝区胀，腹部气攻，头晕乏力，纳呆便溏，舌质红，苔白腻，脉弦。肝郁脾虚，气滞血瘀，气血夹痰交阻，结而成症。治则健脾疏肝，祛瘀软坚；用本方治疗后症状消失，甲胎蛋白逐渐下降，同位素及超声波均示病灶缩小。治疗 1 年半后，甲胎蛋白降至正常，癌灶消失，肝脏恢复正常大小。随访 3 年，情况良好。

【按语】弥散性肝癌，病变范围广泛，多伴有肝硬化、肝功能受损，为手术、放疗、化疗、介入等治疗带来一定的困难。上述治疗方法往往都难以施行，预后均较差。但弥散性肝癌，从临床角度来看，恶性程度均较低，进展较为缓慢。如果用适当的中药配合辅助治疗，往往会收到较为理想的治疗效果，能最大限度延长患者的生命。中医认为，癌肿的形成和发展，是正邪交争、正虚邪实所致的结果，而导致癌肿的病邪多为气滞血瘀。弥散性肝癌患者往往肝病日久，肝郁气滞而致气血积聚，肝气郁结日久而致脾虚，运化失职，水谷精微不得吸收，正气日虚，邪气日盛，治疗则以扶正气祛邪，软肝散结为主。

扶正祛邪汤（李清林方）

【组成】丹参、白术、三棱、莪术、炒山楂、炒神曲、炒麦芽、炙甘草各13g，黄芪、党参、茯苓、龟甲、鳖甲、茵陈、柴胡、泽泻各16g，白花蛇舌草28g。

【用法】每日 1 剂，水煎内服，每日 2 次温服，半个月为 1 个疗程，总共治疗 3 个疗程以上。

【功效】祛邪扶正，软肝散结。适用于弥散性肝癌。

【方解】扶正祛邪汤中黄芪、党参以活血补气扶正；丹参以活血；柴胡以理气疏肝；白术、茯苓以益气健脾；龟甲、鳖甲以软坚；三棱、莪术以散结祛瘀；茵陈、泽泻以利湿；白花蛇舌草以解毒；炒山楂、炒神曲、炒麦芽以消食；炙甘草以健脾并调和诸药。上方诸药共收祛邪扶正，散结软肝之效。总之，弥散性肝癌的治疗，不宜治疗过度，以中药为主，辅以保肝对症治疗是最佳选择方案，并能收到较好的治疗效果。

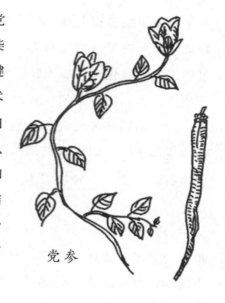

党参

【验案】孙某，男，57岁。患者有乙型肝炎病史12年，被医院诊为肝癌3个月，并于来诊前放射治疗。患者食后胀闷，胃纳减退，自觉肝区隐痛，舌苔薄白腻，舌体胖，脉弦细。此属肝区肿块阻遏中焦，气机脾气受阻，运化无权；治则消痞理气，佐以软坚消癥。投以上方随症加减，连续服药3个月，放射治疗结束，临床症状消失。又加以益气健脾消导之品，随诊加减4个月出院，做门诊治疗，以后共坚持服药15年。患者至今身体健康，面色红润，肝右叶放疗后钙化灶，腹部无明显占位病变。

【按语】肝癌之起因，一为长期情志抑郁，肝失条达，二为邪毒内侵（包括饮食污染、乙型肝炎病毒及化学物品等）。肝气郁结一方面导致气机不畅、血行瘀滞，另一方面肝郁横逆犯脾致脾失健运，终而形成肝郁脾虚、血瘀毒结之恶性循环。我们自拟的本方正是针对这种情况而组方选药。另外，在肝癌的治疗过程中时刻告诫患者保持良好的心态是取得疗效的关键，因为很多患者的病情恶化与精神因素有关。再者，肝病犯脾，而脾胃同居中焦，互为表里，故而

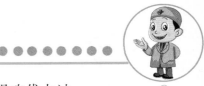

治疗中要注意保护胃气，饮食不可过饱，用药不得攻伐太过。

☯ 瘀血内阻汤（孙桂芝方）

【组成】白术 11g，党参 23g，茯苓 16g，猪苓 13g，陈皮 11g，法半夏 11g，生黄芪 13g，枳实 11g，郁金 16g，莪术 13g，穿山甲（代，先煎）16g，地鳖虫 13g，茵陈 18g，半枝莲 28g，鸡内金 13g。

【用法】每日 1 剂，水煎服，每日分 2 次服，28 日为 1 个疗程，3 个疗程后评定疗效。

【功效】理气疏肝，活血化瘀，健脾益气。适用于原发性肝癌。

【方解】瘀血内阻汤中白术、党参、茯苓、猪苓、陈皮、法半夏、生黄芪健脾化湿利水；枳实、郁金理气疏肝；莪术、地鳖虫、鸡内金化瘀活血通络；穿山甲（代用品）消肿软坚散结；茵陈利湿清热；配合使用清热抗癌中草药半枝莲。全方具有理气疏肝，益气健脾，化瘀活血的作用。中晚期原发性肝癌患者多数呈正虚邪实证候，脾虚气滞为病理基础，因此治疗上应注意健脾、扶脾，以及理气、益气，在此基础上佐以化瘀活血、软坚散结、解毒清热，从而提高生存质量和延长生存期。研究表明健脾理气药有使肿瘤生长减慢，瘤体缩小，症状改善，生存期延长的作用，对肝功能亦有保护作用。

【加减】黄疸者加栀子 13g，虎杖 11g，玄参 11g；腹胀纳呆者加大腹皮 16g，川厚朴 16g；肝区疼痛者加三七 13g，川楝子 11g。

【验案】刘某，女，63 岁，1994 年 12 月 12 日入院。3 个月前出现身目俱黄，小便色黄，伴右上腹隐痛。B 型超声示肝内可见 4 个强回声光团，为肝实性占位。甲胎蛋白（＋），诊为原发性肝癌。症见右上腹痛重，身目俱黄，尿黄，口渴不欲饮，纳、眠差，便秘，舌质红，苔黄腻，脉弦。触诊肝大，右肋下及剑突下三指，质硬，边缘不齐，表面不平，触痛。中医诊为"症积"，因而用上方，每日1剂，并外敷痛舒膏，贴于肝区，2天换1次。治疗月余，腹痛消失，食欲增加，夜眠正常，大便通畅，但身目及小便仍黄。在原方基础上加苍术16g，半枝莲18g，继服4个月余，身目不黄，小便正常。触诊：肝肋下1cm、剑突下12cm，质韧，光滑，无触痛。甲胎蛋白（一）。B型超声示肝内见一强回声光团，直径2cm。于1995年4月11日出院。出院后继服中药及外敷痛舒膏，随访1年，病情稳定，未见反复。

【按语】肝癌病初多为情志不畅而致肝气郁结，气滞则血不畅，气血凝滞，久则成癥成瘕，肝胜则克脾，脾失健运。肝癌的病理基础乃脾虚气滞，故治疗上应强调健脾、扶脾、实脾、培脾。正如张仲景所云"见肝之病，知肝传脾，当先实脾"。有人通过实验发现，党参、黄芪、茯苓、白术、陈皮等健脾理气药能提高脾虚小鼠的T细胞功能，并能消除淋巴细胞转化的抑制，具有免疫调节作用。此外，还有改善蛋白质代谢，调整肠胃运动的作用。故不仅能给机体补充营养，尚能治疗脾虚证，减轻恶心呕吐、腹泻等症状。

健脾和中汤（王季儒方）

【组成】郁金11g，醋柴胡13g，川楝子13g，白芍28g，茯苓16g，白术13g，陈皮13g，黄芪28g，党参18g，白花蛇舌草28g，大枣6g，炙甘草6g。

【用法】每日1剂，水煎取400ml，分2次服，早、晚各1次，30日为1个疗程。

【功效】疏肝柔肝，健脾和中，利湿清热，解毒抗瘤。

【方解】健脾和中汤以党参、黄芪、白术、茯苓、大枣、炙甘草和中健脾，以醋柴胡、郁金、川楝子、白芍、陈皮柔肝疏肝，结合白花蛇舌草解毒清热利湿抗肿瘤的基本方，并随症加减。治疗结果表明，健脾和中汤能明显改善中晚期肝癌患者的临床症状，虽然其体征改变不显著，而且肿块缩小率不及化疗组。但肿瘤的稳定率较高，患者的一般状况及平均生存时间显著优于化疗组。

【加减】黄疸者加茵陈、田基黄、虾钳草；腹水多者加车前子、猪苓；兼肝肾阴虚者加服六味地黄丸；出现肝性脑病者以生大黄、煅牡蛎、槐花等保留灌肠；肝区痛甚者加延胡索、桃仁、三七、乳香、没药；瘀血显著、肝大明显或肿块坚巨者，酌加三棱、莪术或同服大黄蜜虫丸。

【验案】王某，女，45岁，1990年6月30日来医院就诊。3个月来脘胀，肝区时有针尖样刺痛感，剧时放射至胸腹。形体消瘦，纳差，大便秘结，小便色黄不利，苔腻微黄，脉细滑，月经量可，经行不畅，色紫黑红不等。实验室检查甲胎蛋白阳性，火箭电泳＞1000μg/L，CT报告肝右叶占位病变，诊为原发性肝癌。证属痰热瘀滞，凝结肝络，积聚为痛；治拟健脾疏肝，利湿清热，散结消积。投以上方，另用鳖甲煎丸13g，每日2次。前后服药30个月余，诸症好转，无明显不适，精神好，纳食正常，可以工作，舌淡红，边微紫，苔薄白，脉软和。转予疏肝扶脾，解毒散结：醋炒鳖甲118g，射干90g，白花蛇舌草118g，八月札118g，川丹参118g，黄芪60g，白术60g，白芍80g，醋炒北柴胡38g，炒鸡内金38g，香附60g，郁金60g，泽兰60g，枳实60g，茜草90g，上药浓煎2次，每日3次，开水冲服。服药3剂，复查甲胎蛋白阴性，火箭电泳＜31μg/L，B型超声示肝内无占位，继服上方2剂。后随访4年，感觉良好，坚持上班。

【按语】原发性肝癌是难治性疾病，由于病情发展迅速，患者就诊时多数已不适于根治性切除。近年来开展的肝动脉灌注加栓塞疗法有较好的近期疗效，但远期疗效仍不能令人满意。因此，寻找有效的中医中药治疗显得甚为重要。原发性肝癌属中医"积聚"等范畴，针对本组肝癌患者的病因病机是肝郁脾虚，瘀血内阻，日久成积。治以疏肝理气，健脾益气为主，佐以活血化瘀，自拟健脾化积汤。

☯ 调理肝脾汤加味（王秋菊方）

【组成】赤芍 28g，柴胡 11g，党参 28g，白术 16g，茯苓 16g，法半夏 13g，陈皮 13g，虎杖 16g，郁金 13g，麦芽 13g，鳖甲（先煎）16g，全蝎 6g，甘草 6g。

【用法】水煎服，每日 1 剂，水煎至 300ml，每日 2 次，早、晚分服，25 剂为 1 个疗程。

【功效】健脾和胃，疏肝理气，破瘀止痛，软坚散结。适用于原发性肝癌。

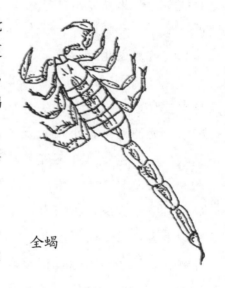

全蝎

【方解】调理肝脾汤中柴胡、赤芍理气疏肝，柔肝养血，化瘀活血，保护肝细胞，加强肝细胞再生和抗肝纤维化；陈皮、法半夏和胃健脾，降逆止呕，可增加食欲和减轻呕吐反应；党参、茯苓、白术、甘草补中益气，养胃健脾，培补"后天之本"，提高消化与吸收功能，对增强体质起着至关重要的作用；赤芍与甘草配合起缓急止痛作用；此外，方中虎杖止痛破瘀；郁金解郁行气、破瘀凉血；麦芽和胃健脾；鳖甲、全蝎软坚散结，止痛通络。研究表明，理气健脾中药能明显降低化疗的不良反应，提高患者的生活质量，2 年生

肝胆病 传承老药方

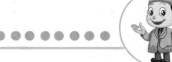

存率明显提高。与原发性肝癌化疗栓塞术（TACE）具有协同治疗作用。

中医研究表明，理气健脾中药具有一定的杀灭癌细胞、诱导癌细胞凋亡、保护肝脏、增加免疫功能等多方面效应，对放疗和化疗具有解毒增效作用，辅助介入栓塞治疗有助于减轻栓塞后综合征。本研究采用柴芍六君子汤加味防治 TACE 后综合征，结果表明柴芍六君子汤加味可减轻 TACE 后综合征，并能防治 TACE 后所引起的肝功能损害。不仅降低了 TACE 的不良反应，而且能够增加疗效，改善患者生活质量。由此可见，TACE 加柴芍六君子汤治疗对中晚期不能手术切除的原发性肝癌患者是一种合理、有临床意义的治疗方法。

【验案】高某，男，63 岁。有慢性肝炎 15 年。8 个月前开始上腹胀痛，疲乏消瘦，食欲减退。肝在肋下锁骨中线内侧 6cm×5cm，质硬，表面不平，触痛明显。肝功能：黄疸指数 9U，总胆红素 21.5μmol/L，脑磷脂胆固醇絮状试验（＋＋＋＋），香草酚浊度试验 7U，谷丙转氨酶 79U/L，总蛋白 65g/L，白蛋白、球蛋白比值 0.8:1。同位素肝扫描检查报告：肝硬化恶变，甲胎蛋白阳性。经中西医治疗效果不佳，并趋恶化。1986 年 1 月 12 日诊，症见慢性肝炎病容，消瘦，巩膜轻度黄染，面色萎黄，小便短小，腹胀如鼓，右上腹疼痛不堪，日夜喊叫，痛则不能入眠，卧床不起。神志不清，精神疲惫，舌红少津，苔薄黄，脉细数。此系肝郁湿阻，正气亏损，真阴耗伤，瘀毒为患。用上方服 3 个月后，肝癌疼痛逐步减轻，直至痛止，腹水消退，肝区肿块缩小变软，精神好转，食欲增加，总疗程达 18 个月。2 年后复查均属正常，10 年后随访，肝区无特殊阳性体征，生活自如。

【按语】目前大部分的原发性肝癌患者就诊时已到中晚期。中医称中晚期肝癌为"积聚""痞块"的范畴，肝郁脾虚，瘀血阻滞为其

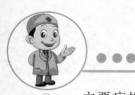
主要病机，治疗重点是调理肝脾两脏。

调理脏腑汤（贺克勤方）

【组成】当归、薏苡仁、茯苓各 16g，黄芪、半枝莲、白花蛇舌草各 28g，白术、龙葵、白英、蚤休各 11g，三棱、莪术各 7g。

【用法】每日 1 剂，水煎，餐后 30 分钟分 3 次服用，也可分多次口服。根据病情可适当配合营养性输液、抗炎、止血等药物治疗。一般以 15 日为 1 个疗程，可连续治疗 2～5 个疗程。

【功效】补血益气，调理脏腑，养阴固本。适用于肝癌。

【方解】方中药物包括"扶正""抑瘤"两个方面。"抑瘤"采用对肿瘤细胞有杀伤作用的中药，如三棱、莪术、龙葵、白英、半枝莲、白花蛇舌草、蚤休、薏苡仁等，这些药物性味苦寒，均有解毒清热、消肿利湿、软坚散结功效，现代药理实验研究已证实具有明显的抗肿瘤作用，对癌细胞能直接造成破坏；"扶正"采用能改善机体内环境、提高免疫力、提高自身抗肿瘤能力的药物，如黄芪、当归、茯苓、白术等，这些药物性味甘平，均有补益气血、养阴固本、调理脏腑功能的作用。临床实践表明，晚期肝癌的治疗由于以放疗、化疗为主要手段，虽然取得了一定的疗效，但在杀伤肿瘤细胞的同时也杀伤了正常的机体细胞，导致机体正气受损，现代药理实验研究证实，扶正类中药具有调节机体免疫功能，增强骨髓造血功能，促进细胞生长代谢的活性，从而产生抗癌和抑癌效应。

【验案】齐某，女，61 岁。因上腹部包块 3 个月，胃脘饱满、肝区作痛、小便短赤，伴腹胀纳差、口干鼻出血住院，确诊为晚期肝癌。经用西药治疗，不见好转，病情加重，症见：形体消瘦，面色晦暗，神疲乏力，呃逆嗳气，肝大肋下 15cm、剑突下 15cm，质硬，大量腹水，下肢水肿，舌苔黄腻，脉弦滑数。证属肝病及脾，气滞不行，瘀血内阻，气化失司，水湿内停，瘀结成块；治则固本养阴，利湿健脾，养血益气，佐以解毒抗癌。用上方加味治疗，病情逐渐好转。5年多共服药568剂，精神尚好，腹水消失，饮食正常，肝脏缩小，B型超声提示肝内未见明显占位病变。

☯ 止痛止血汤（卢翠飞方）

【组成】炒九香虫13g，炙刺猬皮13g，金铃子13g，延胡索13g，五灵脂13g，大腹皮13g，乳香13g，没药13g，白芍13g，当归13g，丹参13g，甘草13g，香附13g。

【用法】水煎服，每日1剂，每日3次温服。

【功效】止痛祛瘀，活血止血。用于肝癌晚期。

【方解】止痛止血汤方以炙刺猬皮、炒九香虫为主药，刺猬皮味苦性平，无毒，有逐瘀、疏逆的作用，能止痛祛瘀，止血活血；九香虫味咸性温，无毒，能通气，壮阳，对肝胃气滞疼痛及痞满胀痛均有良效，两药合用，祛瘀通滞，止血止痛，疗效良好。再配五灵脂、金铃子、延胡索、

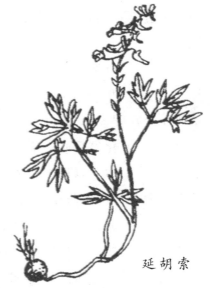

延胡索

当归、丹参、乳香、没药等活血行气、化瘀止痛之品以提高疗效。从实践结果来看，本方对肝癌晚期患者瘀血气滞较重的都具有良好的止痛效果，虽不能治愈肝癌，但它能明显提高肝癌晚期患者的生存质量，又避免了使用麻醉药物的不良反应，因此具有一定的临床意义。

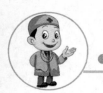

【验案】朱某，男，71岁，2002年10月15日来医院就诊。患者肝区疼痛，纳差，腹胀。CT提示：①肝左叶占位性病变，肿块10.8cm×9.9cm；②胆囊泥沙样结石。甲胎蛋白216ng/ml，诊见：腹胀嗳气，下肢水肿，肝区持续性疼痛，语声低微，尿少，大便溏，舌质红、苔黄腻，脉弦细。诊为：外感邪毒，肝气郁结，气滞血瘀，癥积聚成肿块。嘱患者每天服上方每日1剂，早、晚分服。药渣依上法敷肝区。上方服205剂后，食欲增加，面色红润，精神尚好，复查各项检查均为正常。嘱患者每日用水煎白花蛇舌草60g，半枝莲28g。代茶饮，巩固疗效。

☯ 扶正抗癌散（陈国桢方）

【组成】丹参、黄芪、白花蛇舌草、蛇莓、龙葵等各适量。

【用法】将药研为细末，水冲服，每日3次，每次15～18g，7周为1个疗程。

【功效】化瘀活血，扶正抗癌。

【方解】本方以丹参、黄芪两种中药为主，再配合蛇莓、白花蛇舌草、龙葵等抗癌药物组成，具有活血化瘀，抗癌祛邪的作用。

【验案】胡某，女，55岁，工人。患者于1998年11月间下腹部出现肿块，疼痛，并进行性增大，伴有消瘦、腹水、乏力、纳差，12月14日经B超检查：盆腔及腹腔可见13.8cm×9.9cm混合性团块，边界尚清，内部见不规则液性暗区及回声增强光团，团块偏右侧见一似子宫形态的低回声区域约4.8cm×3.8cm，其下缘似与子宫相连，结论为盆腔、腹腔混合性肿块，怀疑系来源于子宫浆膜下肌瘤恶变。2天后行子宫及附件切除术。出院诊断：左侧卵巢肿瘤不完全性扭转坏死，左卵巢内膜样癌。病理切片报告：左卵巢性索间质来源，肿瘤类型未定。1999年8月6日又发生右腹部肿块，B超

肝胆病 传承老药方

检查提示：肝内占位性病变，肿块大小为 6.8cm×5.9cm。诊断为肿瘤术后肝内转移。患者未经放、化疗而于 1999 年 9 月 1 日就治。经上方 3 个月后，临床症状及阳性体征消失，卡氏评分提高 40 分，生活自如。后经 B 超检查：肝内未见占位图像，也未见肠系膜、后腹膜淋巴结肿大及转移。

【按语】中医在治疗肝癌中，特别重视肝细胞功能的恢复。常以肝功能各项检查指标及碱性磷酸酶的变化来反映肝细胞功能恢复情况，本方主要是丹参、黄芪两味中药，再配合蛇莓、白花蛇舌草、龙葵等抗癌药物组成，具有化瘀活血、抗癌扶正的作用。丹参是化瘀活血药物之一，有抗炎、防止肝损伤，提高肝细胞再生，改善微循环，以及增强血浆纤维连接蛋白水平，提高网状内皮系统吞噬功能和改善激素活性，降低肝脏免疫功能损伤，达到保护肝脏细胞和提高肝细胞再生作用。黄芪是扶正药物，有提高机体免疫功能的作用，它含有黄芪多糖，能激活体内免疫系统释放具有抗肿瘤作用的细胞因子或增强自然杀伤细胞和淋巴因子激活杀伤细胞对癌细胞的杀伤作用。根据患者的情况，经辨证施治后，选用扶正抗癌散治疗，肝细胞功能恢复及碱性磷酸酶复常明显优于对照组。肌苷等护肝药物，只有保护肝脏或增加能量代谢的被动作用，却没有改善或再生肝细胞功能的主动作用。平均生存期的变化对肝癌的生存率极有指导意义。肝脏是人体重要器官，全身的解毒、排毒、物质代谢均在肝脏进行，肝脏细胞功能的状况直接影响机体生存的质量，与平均生存期或生存率密切相关。从目前肝癌患者的平均生存期来看，笔者用扶正抗癌散治疗的肝癌患者已超过上述期限。

☯ 破瘀消癌膏（黄秀玲方）

【组成】大戟、甘遂各 150g，昆布、海藻、灵芝、郁金、香附、白芥子、鳖甲各200g，马钱子100g，蜈蚣100条，全蝎118g，蟾酥80g，鲜桃树叶10kg。

【用法】用清水45kg，将药物放入锅内，大火煎2.5小时，将桃树叶滤出，再煎2小时，将药汁浓缩成膏状，密封保存。用时将药膏涂于白布上，厚约0.35cm，再把麝香0.11g撒在其膏药上面，敷于肝区，酌情超过肿块边缘。3日换药1次，30日为1个疗程。在第三、四次换药时，敷贴处有大小不等红点，并有黏液流出，此为毒邪外出，不必作任何处理。

【功效】散结通络，理气解郁，消肿定痛，破瘀消癌。

【方解】破瘀消癌膏方中蟾酥解毒辛温，驱毒外泄，消瘀止痛；马钱子散结通络，定痛消肿；昆布、海藻、白芥子化痰祛湿，行血散结；鳖甲潜阳滋阴，消积散聚；香附、灵芝、郁金疏肝解郁理气；大戟、甘遂化痰行水，消癌破瘀，引邪外散；蜈蚣、全蝎解毒通络化痰；麝香解毒透窍，引药内行，使药物更迅速地发挥作用。膏药外敷，直达患处，减轻药物毒性，疗效显著，不仅对中晚期肿瘤镇痛有特效，而且也能使肿瘤缩小，值得推广应用。

☯ 破瘀散结膏（黄娟方）

【组成】蟾酥0.4g，生马钱子6g，生芫花、水蛭、冰片、青娘子、牙皂、血竭、乳香各6g，生大戟4g，麝香1g，没药、当归、白芍、山慈菇、生胆南星、白附子各16g，麻油500g，桃仁200g。

【用法】制成膏药外贴患处，7天换药1次，3个月为1个疗程。

【功效】逐水消肿，破瘀散结。

【方解】破瘀散结膏中生马钱子、蟾酥、生芫花、生大戟、青娘子等均为有毒之品，破瘀散结，逐水消肿；麝香、冰片具有消肿去毒、透肌达肉、通经活络之效，既可引药入内，又能消邪散毒，局部外

肝胆病 传承老药方

用，直达病所，使邪易去，肿块得消，故在缓解症状、减轻疼痛、延长生存期有一定疗效。临床使用尚未发现严重肝、肾功能损害等不良反应，仅有少数病例皮肤局部出现水疱等炎性反应，停药后自愈。故用于临床治疗晚期肝癌，具有安全、有效、方便等优点。

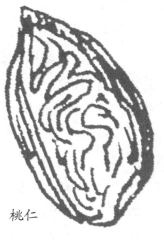

桃仁

【验案】刘某，女，71岁，1998年2月18日来医院就诊。患者腹部疼痛，经某市级医院磁共振检查及甲胎蛋白检查（201mg/L），诊断为肝硬化、原发性肝癌。医生认为患者生命最多半年，嘱家属尽心关怀，准备后事。1998年3月10日，患者经人介绍，请黄娟诊治。刻诊：神识昏迷，面色黧黑，形体消瘦，眩晕耳闭，五心烦热，口干思饮，胁下胀满、疼痛拒按，纳呆纳差，舌红苔剥，脉弦细数。中医辨证为肝肾阴虚、瘀毒互结。上方用30余剂，患者神志逐步清醒，吃饭加量，能自己起床，症状好转，思食。药已见效，上方略事调整，增健脾理气之品，继续用。1998年4月中旬复查磁共振示：肿块缩小1/3。患者连续用上方和抗癌散七号1年余，临床症状缓解，生活自理，体重增加超过10kg，体质恢复。目前仍健在。

☯ 泻下攻毒汤（孙书森方）

【组成】栀子13g，茵陈16g，川楝子16g，蜈蚣3条，全蝎6g，附子18g，肉桂18g，干姜18g，自然铜18g，党参16g，生黄芪28g，熟地黄28g，白芍18g，厚朴13g，木通13g，茯苓16g，泽泻13g，穿山甲13g，天葵子16g，柴胡13g，竹茹13g，赭石28g，泽泻13g，

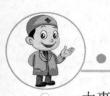

大枣 16g。

【用法】每日 1 剂，水煎服，每日 2 次，早、晚分服，饭后服。

【功效】散寒化瘀温阳，泻下攻毒。主治肝癌。

【方解】老中医认为，肿瘤的主要病机是正气不足，内外合邪，致使癌毒集结，气滞血瘀，寒凝成块。治则软坚破瘀、温阳散寒之法。中医《素问·调经论》曰："血气者，喜湿而恶寒，寒则泣不能流，温则消而去之。"方中附子、肉桂、干姜散寒温阳，令寒凝消而气血通；党参、黄芪、熟地黄、白芍补气血扶正；柴胡、川楝子、赭石、全蝎、蜈蚣调肝气以理肝活血；番泻叶、泽泻木通络利水；穿山甲、自然铜等消积化瘀。诸药共奏温阳扶正益气、破瘀泻利攻毒之功，而获消积治癌之效。

【验案】何某，女，61 岁。患者 5 年前曾行"胃癌根治术"。最近 3 个月开始出现右上腹疼痛，并呈进行性加剧，难以忍受。当时经社区医院诊治，B 超提示为肝内占位性病变，肿块 4cm×4cm。曾经 10 次化疗，仍感右上腹疼痛难忍，生活需护理，卡氏评分 50 分。患者于 1999 年 7 月 19 日来就诊，经服用上方 20 天后，腹痛明显减轻而能忍受，不需要用止痛片和肌内注射止痛针。治疗 2 个月后，腹痛症状基本消失，生活亦能自理，能自己跑来看病。服药 3 个月后 B 超复查提示：肝内有团块 2cm×3cm，边界不清。服药 5 个月后，患者无自觉不适，生活正常，能参加劳动，卡氏评分 100 分。

【按语】中医药治疗可提高晚期恶性肿瘤患者的生存质量，延长患者的生存期限。临床观察表明，肝癌患者大多存在脏腑气血亏虚，病变日久，虚弱更重。尤其是晚期患者常因虚致病，又因病致虚，形成恶性循环。一般临床多经手术、放疗、化疗以后，常表现为精血耗伤，元气受损，面削形瘦等阴阳、气血双亏之证，正气虚衰，邪气亢盛，又可导致肿瘤的进一步扩散和复发，从而加重病情。因此，扶正抑瘤是治疗肿瘤的重要原则。根据这一治疗原则，笔者制定基本处方。

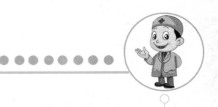

化痰利水丸加减 （杜光华方）

【组成】山药 11g，熟地黄 24g，山茱萸 11g，茯苓 7g、牡丹皮 7g，泽泻 7g，猪苓 7g，滑石 7g，阿胶 7g，当归 11g，川贝母 11g，苦参 11g。

【用法】清水浸泡方药约 30 分钟，然后用武火煎药至沸腾，再以文火煎煮 30 分钟；阿胶冲服；每日 1 剂，分 3 次温服，6 剂为 1 个疗程，需用药 18～25 个疗程。

【功效】化痰利水、滋补阴津。

【方解】化痰利水丸中熟地黄滋阴补肾，补肝养血，益髓填精；气能化阴，山药补脾益胃，生化气血，助熟地黄补阴血得气而化生；山茱萸补养肝肾，强筋健骨，固精涩气；滋补壅滞气机，泽泻泻熟地黄壅滞之气，以使熟地黄更好地滋补阴血；茯苓健脾渗湿，既助山药益肾补气健脾，又使山药固脾不恋湿；牡丹皮既能清热补虚，又能使山茱萸温阳不助热；猪苓清热利水；阿胶养血润燥益阴；滑石清热利水；当归养血补血，活血行血，润燥滋阴；川贝母清热散结开郁，降湿泻热；苦参清热利湿，逐水通小便。

【加减】若脾虚者，加白术、党参、苍术，以健脾醒脾；若夹瘀者，加三棱、莪术，以消食化瘀；若大便干结者，加大黄、大麻仁、芒硝，以泻热通便等；若食积甚者，加大黄、山楂、莱菔子，以行气导滞。

【验案】李某，女，59 岁，许昌人。患者半年前经 B 超、CT 提示确诊为肝癌（4.2cm×4.2cm）晚期，患者害怕手术治疗，仅欲从中医保守治疗。刻诊：情绪低落，胁肋胀痛，夜间痛甚，口苦口渴，倦怠乏力，舌质红，苔黄厚腻，脉沉弱。辨为郁瘀虚热证，治当行气化瘀，清热益气，用上方治疗，用药 20 剂，水煎服，每天 1 剂，每日分3服。二诊：夜间疼痛消除，胁肋胀痛减轻，以前方20剂。三诊：倦怠乏力好转，以前方20剂。四诊：诸症基本悉除又以前方治疗40剂，经B超复查，癌变较前缩小为（3.3cm×3.2cm）。之后，用前方适当加减治疗150余剂，经B超复查，癌变又较前缩小为（3.0cm×2.5cm）。之后，每周服用前方5剂，以巩固治疗效果。随访1年，身体状况良好。

【按语】中医根据患者胁肋胀痛、夜间痛甚辨为瘀，再根据患者胁肋胀痛、情绪低落辨为气郁，因倦怠乏力、脉沉弱辨为气虚，又因口苦口渴、舌质红辨为热，以此辨为郁瘀虚热证。上药益气清热调气，相互为用，以取其效。

温通经脉汤（王琼芬方）

【组成】白术11g，人参7g，茯苓11g，甘草4g，陈皮6g，半夏6g，桂枝11g，桃仁11g，白芍11g，牡丹皮11g，五灵脂11g，蒲黄11g。

【用法】清水浸泡方药约30分钟，然后用大火煎药至沸腾，再以小火煎煮30分钟；每日1剂，分3次温服，6剂为1个疗程，需用药20～25个疗程。

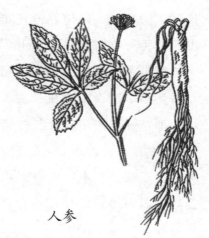

人参

【方解】温通经脉汤中人参性味甘温益气，补脾益胃，生化气血；白术健脾益气，助人参补中益气；茯苓利湿，助人参、白术益气健脾；陈皮行气化痰；半夏醒脾燥湿；桂枝经脉温通，行滞化瘀，消散癥块；茯苓消痰利水，渗湿降泻，消结利水；桃仁化瘀破血，消癥攻坚，调畅血脉；牡丹皮散血行瘀，清退伏热；白芍敛阴柔肝，泻肝缓急，和血通痹，固藏肝血；五灵脂、蒲黄，化瘀活血止痛；甘草益气补中，使气能化湿，并调和药性。

【加减】若胁胀者，加木香、香附、枳实，以行气除胀；若大便溏泻者，加薏苡仁、砂仁，以醒脾利湿止泻等；若气虚甚者，加黄芪、党参、山药，以益气和中；若瘀甚者，加三棱、川芎、莪术，以活血化瘀。

【验案】钱某，女，62岁。1977年11月8日来医院就诊。患者因肝癌伴轻度黄疸肝炎、腹水而入院。

10月27日起慢性支气管炎发作，气喘咳嗽痰多，患者全身水肿，腹水少量，面目萎黄，体温38℃，形热恶寒，口渴喜热饮，溺少色赤，神疲，四肢酸软，脉细，舌苔淡黄厚腻而浮。拟上方治疗。

5剂后体温正常，咳嗽减轻，小便畅，面、脚水肿已退，仍守原方出入，至12月17日除肝区略痛外，其余良好。

【按语】肝癌晚期，病程日久，脏腑功能虚损，内服剧毒峻猛之剂不仅有损伤脾胃之弊，攻遂不慎，更使病情恶化，后果严重。而外治法却不然，《理瀹骈文》曰："治在外则无禁制、无窒碍、无牵掣、无黏滞，世有博通之医，当于此见其才。"

☯ 抗癌散结方（陈祥义方）

【组成】苦参、白花蛇舌草各18g，莪术、白术各11g。

【用法】水煎服，每日1剂。每日2次温服。

【功效】抗癌散结，活血化瘀，健脾利湿。适用于原发性肝癌。

【方解】抗癌散结方以莪术破血活血以散结，苦参燥湿解毒抗癌，中医药理证实，苦参具有强大的抗癌作用，并有提高的免疫调节作用和细胞诱导作用，对多数恶性肿瘤都有抗癌作用，尤其对肝癌、肺癌的抗癌作用明显，莪术的抗癌作用现已被大量的临床实践

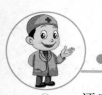

证实，莪术应用于肝癌的介入治疗，疗效显著，此两味药为主药；白术利湿健脾，白花蛇舌草解毒清热，抗癌。诸药合用共呈化瘀活血，散结抗癌，利湿健脾之功。

【加减】气阴两虚型选加参麦饮，大补阴丸，加减复脉汤等，常用熟地黄、枸杞子、麦冬、北沙参等；脾虚湿阻加异功散，参苓白术散，香砂、六君丸等，常用生黄芪、扁豆、生薏苡仁、生山楂等；气血瘀滞型选加桂枝茯苓丸，越菊丸，血腑遂瘀汤等，常用柴胡、川芎、当归、大黄等；热毒内蕴型选加当归、龙荟丸、龙胆泻肝汤等，常用田基黄、龙胆草、蒲公英等。

【验案】高某，女，46 岁。1976 年 10 月 13 日来医院就诊：肝癌，腹水肿胀，腹围 78cm，肝区胀痛剧烈，两足轻度水肿，发热，上身烘热，下肢冷，小便灼热而少，大便次数多，脉弦紧而数，舌干绛，苔花剥，拟上方加减。

5 剂后肝区胀痛减轻，尿量增多，两足较温，水肿减。守原方 10 剂，体温、大便已正常，脉转缓软，舌色赤绛渐淡，肝区胀痛大减，两足水肿消退。又 4 剂，小便亦正常，腹围 68cm，精神好转。

☯ 解毒抗癌汤 （王希成方）

【组成】僵蚕、桃仁各 13g，蝉蜕 6～13g，露蜂房 10～16g，半枝莲、丹参、生黄芪各 15～28g，白花蛇舌草 28g，龟甲、鳖甲各（先煎）16g，莪术 10～18g，田三七（分冲）3～6g，西洋参（另炖）5～13g（或太子参 15～28g），生大黄（后下）6～16g。

【用法】每日 1 剂，水煎服，每日分 2 次温服，半年为 1 个疗程，用药 1～2 个疗程后改为间断给药。

【功效】化痰祛风，活血软坚。适用于原发性肝癌介入治疗后复发者。

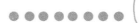

【方解】解毒抗癌汤方用蝉脱、僵蚕化痰祛风，桃仁、丹参化瘀活血，莪术散结破血，田三七化瘀活血，止血凉血，露蜂房、半枝莲、白花蛇舌草解毒清热抗癌，黄芪健脾益气，龟甲、鳖甲滋阴软坚散结，西洋参养阴生津益气，大黄清热活血通腑，使邪从大便去之。诸药合用共奏化痰祛风，活血软坚之功。

【加减】腹水加葶苈子、汉防己；阴虚证改佩兰赤楮汤；有出血倾向者去桃仁；纳呆加炒麦芽；腹泻去大黄、半枝莲。

【验案】康某，女，48岁，1989年3月12日来医院就诊。

患者于两年前发现右上腹包块，消瘦，伴全身乏力，包块进行性增大，经市人民医院确诊为"肝癌"，2年来一直延请高师诊治，症情趋于稳定。近因目睛轻度黄染，右锁骨下淋巴结肿大而再次入院。症见腹部胀满，右上腹可触及肿大肝脏，右肋下12cm，剑突下13cm，表面粗糙，活动度差，质硬，无明显触痛。纳减，尿黄，口干不喜饮。舌质黯红，苔白腻，脉弦数。证属脾虚肝瘀，阻滞运化之机，治则祛风化痰，消癥化积，方用解毒抗癌汤。

上方服10剂药后，腹胀满稍缓，仍口乏味而欲食，B超复查示："多发性肝癌"。治守上方加建神曲13g，和胃消食。又进10剂药，患者目睛黄染消退，胃纳渐增，苔白腻渐化，上方继服10剂。患者腹胀好转，纳谷、睡眠已复常，舌苔薄白，生活正常。

☯ 滋阴清热汤（陈超方）

【组成】栀子、黄芩、车前子、木通、当归各10～16g，龙胆草10～18g，泽泻、生地黄各10～18g，柴胡6～13g，甘草5～6g。

【功效】泻火清肝，疏肝利湿。适用于肝癌化疗栓塞后综合征，症见：纳呆，口干口苦，肝区疼痛肝肿大，舌红苔黄，尿黄便秘，脉弦。

【用法】每日 1 剂，水煎服，每日分 3 次服。

【方解】滋阴清热汤中以龙胆草清泻肝经之火热为主药，柴胡清肝清热疏肝，栀子、黄芩泻火清热，助龙胆草之功，车前子、木通利水通小便，使邪从小便去，泽泻通淋利水，当归活血补血，生地黄滋阴生津清热，甘草调和诸药，全方共呈清肝泻火，疏肝利湿之功。

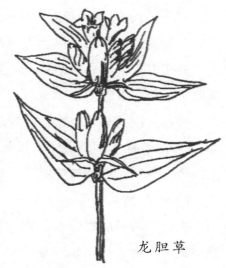

龙胆草

【加减】发热酌加生石膏、熊胆粉（冲）（1～1.5g）、青黛、苦木、厚朴、竹茹；便秘加大黄、芦荟；呃逆不止加柿蒂（10～16g）、半夏；腹痛加郁金、延胡索、陈皮、白芍。

【验案】李某，女，37 岁，1997 年 3 月 1 日来医院就诊。1997 年 1 月开始右胁胀痛不适，后症状加重。B 超、CT 检查示：肝内占位性病变，甲胎蛋白试验阳性。确诊为原发性肝癌，因不能坚持化疗而要求中药治疗。刻诊：右胁肋胀痛，尿黄苔黄，形体较瘦，肢软乏力，胃脘胀满不适，口干口苦，纳呆食少，食后胃胀加重。肝大平脐，质硬，表面凸凹不平。舌淡紫，苔薄黄，脉弦细。

上药每日 1 剂，水煎 3 次，取液 900ml，每日 3 次分服。

用药 20 天后，患者饮食稍增，疼痛减轻，精神转好。后多次复诊，宗前方加减共进 125 剂。

1997 年 11 月 9 日来诊：右胁肿块局限，痛轻微，饮食恢复正常，精神转佳，体重增加 2.5kg，舌质淡紫，少苔，脉细弦。B 超探查：肝上界右 5 肋间，下界平右脐，表面被膜光带不平坦，见驼峰征，切面内光点分布不均，见多个大小不等光团，密布全肝，可见部分不规则小液暗区，以左内侧叶内者为大，约为 6.8 cm×7.0 cm×6.9cm。提示肝内占位性病变。前方加丹参18g，鳖甲18g（醋制），嘱间断

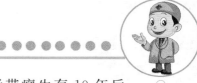

服药，加强调养。后复诊多次，病情稳定。患者带瘤生存 10 年后死亡。

☯ 疏肝除满汤 （潘中瑛方）

【组成】莪术 16g，柴胡 18g，白术 16g，大黄 7g，鳖甲 （先煎） 28g，穿山甲 （先煎） 28g，鸡内金 16g，水蛭 6g，半边莲 28g，枳实 11g，黄芪 18g，生晒参 7g，干姜 6g，黄芩 16g，白花蛇舌草 50g。

【用法】水煎服，每日 1 剂，每日分 3 次温服。

【功效】消癥散结，疏肝除满，利水解毒。适用于肝癌晚期。

【方解】方中用柴胡、枳实、鳖甲以除满疏肝；用穿山甲、大黄、水蛭、莪术以散结消癥；干姜合黄芩辛开苦降，宣通中焦积滞，有助消散癥积；以黄芪、白术、生晒参、鸡内金健脾益气；用白花蛇舌草、半边莲以解毒利水。全方集消癥、扶正、解毒三法于一体，肝内癌灶渐磨溃消而病愈。

【验案】朱某，男，51 岁，工人。

患者于 1988 年 7 月出现肝区疼痛，食欲减，同年 10 月在广西省人民医院经 CT 检查示肝右叶巨块型肝癌，肿物直径 12.6cm×7.9cm，同期 B 超示肝右叶实性光团 12.0cm×8.0cm。甲胎蛋白＞400μg/L。同年 10 月 6 日患者坐轮椅来诊。查体：呼吸困难，无黄疸，锁骨上淋巴结未扪及，心肺正常，腹部膨隆，右季肋下可触及 6.1cm 大小肿物，质地硬，表面欠光滑，脾在肋下仅触及，腹部有移动性浊音。诊断为原发性肝癌。中医症见上腹胀，肝区痛，纳少，乏力，大便干结，尿短黄，眠差，腹水，舌质淡，脉弦细。辨为脾虚肝郁瘀滞。服上药 60 余剂，腹胀肝痛明显减轻，腹水消退。1989 年 7 月 B 超复查示肝肿物比前缩小。右肝实性光团 5.1cm×3.2cm。甲胎蛋白＜23μg/L。此后宗方略有加减，一直用中药治疗 2 年，1991 年 2 月 B 超复查肝内未见占位性病变。随访 8 年肝肿物无复发，已恢复正常劳动。

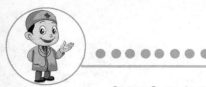

【按语】患者临床确诊晚期肝癌，中医辨证准确，组方合理，患者能坚持服药，故转危为安。肝癌之成，正气不足，且因肝之积聚而损肝之用，脾运失常，则腹胀、腹水诸症可见。方中以柴胡、枳实、鳖甲以除满疏肝，以穿山甲、大黄、水蛭、莪术以散结消癥，干姜合黄芩辛开苦降，宣通中焦积滞，有助消散癥积；以黄芪、白术、生晒参、鸡内金健脾益气，"执中央以运四旁"；以白花蛇舌草、半边莲以解毒利水。全方集消癥、扶正、解毒三法于一体，肝内癌灶渐磨溃消而病愈矣。

☯ 软坚散结汤（朱沈方）

【组成】麦冬 7g，生地黄、北沙参各 28g，生鳖甲 11g，八月札、川郁金各 16g，川楝子 11g，莪术 16g，赤芍、白芍各 11g，延胡索 16g，漏芦、半枝莲、白花蛇舌草各 28g，夏枯草 11g，生牡蛎 28g，西洋参（煎汤代茶）7g。

【用法】每日 1 剂，水煎服，每日分 3 次服，饮后服。

【功效】柔肝滋阴，清热解毒，理气化瘀。适用于原发性肝癌。

【方解】中医《黄帝内经》云："肝欲酸，急食酸以补之"，故方中以白芍酸以益肝补气，同时配以甘寒生津之品，生地黄、北沙参、麦冬，性味酸甘合法，两济其阴，从而使肝体得柔，肝急之症得以缓解。八月札、郁金、川楝子、延胡索共奏理气疏肝止痛之功效；莪术、赤芍化瘀活血，理气与活血药共奏以复肝之疏畅条达的正常生理之态，诚如《素问·至真要大论篇》所云："疏其气血，令其条达，而致和平。"在补肝体之不足的同时，笔者还注重泻肝用之有余，方中以漏芦、半枝莲、白花蛇舌草、夏枯草利湿清热解毒，以鳖甲、牡蛎散结软坚。因此，肝癌证治，须明辨标本，分清缓急，主次有序，治疗上泾渭分明，依据肝脏的生理、病理特点，抓住疾病的主要病机变化，施以相应的药物，才能取得良好疗效。

【验案】谢某，男，50 岁。患者有慢性肝炎病史 12 年，肝区隐痛，因肝区胀痛逐渐加剧，肝脏进行性增大，1973年2月20日经社区医院检查：肝在肋下6.3cm，剑突下7cm，质硬，有结节感；甲胎蛋白（AFP）阳性，碱性磷酸酶16.9U/L；超声波及核素扫描均提示：肝右叶占位性病变；胸部X线片示：右侧横膈有局限性膨隆。诊为原发性肝癌。1973年3月1日来医院就诊。刻下：腰痛，口干，肝区胀痛，舌质黯红，脉细弦。证属肝肾阴虚，气血瘀滞。治则滋阴柔肝。服药15剂后肝区胀痛逐渐减轻，口干明显减轻，坚持服药。1974年5月15日检查：全身情况良好，肝脏缩小至肋下刚触及，剑突下4.5cm，甲胎蛋白阴性，核素扫描及超声波检查，均未见明显占位性病变，药已奏效，原方续服，并已恢复工作。以后多次检查，均未发现肝癌复发和转移征象。1976年进行免疫测定，巨噬细胞吞噬率由28%（吞噬指数0.39）升高至43%（吞噬指数0.84），治疗迄今已存活20多年，获得显著疗效。

【按语】患者慢性肝炎病史12年，被确诊为原发性肝癌，肝喜疏泄条达而恶抑郁，或瘀毒阻于肝胆，耗伤肝阴，或肝郁化火，自伤阴津，故见肝区胀痛，口干；患者病史较长，肝之气机失疏，久郁故出现血瘀征象，在治疗时，以柔肝滋阴为主，佐以化瘀理气，清热解毒为法。

☯ 香附抗瘤煎（周晓方）

【组成】陈皮、半夏各10g，香附11g，枳壳、莪术、土鳖虫、郁金、白术、乌梢蛇各13g，柴胡、猪苓、炙鳖甲各16g，黄芪18g。

【用法】水煎服，每日1剂。每日分3次温服。

【功效】化瘀活血，软坚散结。适用于肝癌、肝占位病变。

【验案】张某，男，56岁，1986年9月28日来医院就诊。患者半个月前因劳累受凉感胃部胀痛，恶心呕吐不止，寒战高热不退，右上腹渐进性包块增大，先后在多家市中心医院检查。B超检查提示：肝右叶可见9.6cm×5cm回声减弱异常光团，轮廓不整、光点不均。诊断：肝右叶有肿块；CT 扫描示：肝右叶大片放射缺损，诊断为肝占位病变。不给治疗，劝其回家休养，家人求中医诊之。诊查：形体消瘦，神萎靡，面色晦黯水肿，双脚肿胀，痛苦面容，右上腹持续性疼痛，呈阵发性加剧，痛彻项背，夜间尤甚，恶心纳差，时感发热，辗转反侧，小便短赤，舌绛有瘀斑，剥脱苔，脉弦细数。辨证为气滞血瘀，病机为瘀血内结，正气亏虚。遂用上方治疗。

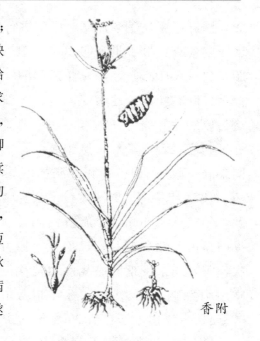

香附

5 剂后，热退痛缓，食欲有所增加，效不更方。再进 15 剂后，精神好转，剧痛止，可以平卧，舌红有薄白苔，脉弦。此方加减连续用 50 剂，临床症状缓解，继以自制化积丹，用党参小米粥送服 3 个月，患者精神好转，饮食正常。B 超示：包块较前缩小一半。患者知患癌症停止汤药治疗。用抗瘤煎水丸与化积丹同时服用 3 个月后生活能够自理。12 年后，生活如常。

【按语】肝癌，属中医"癥瘕积聚"范畴，中医有"内有形之积，不通则痛"，临床为上腹持续性疼痛，呈渐进性加剧，常常痛苦不堪；积之久气血运行不畅，表现为面色晦黯、舌绛有瘀斑等气滞血瘀之象；正气大伤，虚衰至极故见形体消瘦，精神萎靡；肝病传脾，脾失健运，则恶心纳差，水湿不运故双脚肿胀。中医以化瘀活血，散结软坚为法，以中医药理研究证明有抗癌作用的莪术、土鳖虫、乌梢蛇、炙鳖甲、猪苓、郁金等拟为抗瘤煎；以香附、枳壳、柴胡疏肝理气，引诸药归肝经；以半夏、陈皮和胃益气；以黄芪扶助正气。诸药合用，标本兼顾。药后患者症状改善，效不更方，继续服药，患者病情稳定，效果满意。

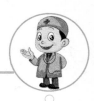

第六章
急性胆囊炎

       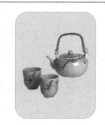

☯ 利湿清热汤（孙炜方）

【组成】槟榔 16g，金钱草 28g，绵茵陈 28g，栀子 13g，大黄 13g（后下），厚朴 11g，炒扁豆 16g，枳壳 13g，柴胡 13g，白芍 13g，郁金 13g，甘草 6g。

【用法】水煎服，每日 1 剂，分 2 次空腹温服，早、晚服。

【功效】利湿清热，行气通下。适用于急、慢性胆囊炎。

【方解】利湿清热汤重用金钱草为主药，功专利胆清热，退黄解毒排石；配合茵陈蒿汤清湿利热，降瘀泻热，功专力宏；槟榔、厚朴、枳壳行气除胀消积；大黄泻下阳明热结；柴胡、白芍、郁金疏泄气机，缓急止痛；炒扁豆以健脾利湿。同时大黄配白芍治腹中实痛，枳壳配白芍治气血不和之腹痛烦满。本方适当随症加减，治疗急、慢性胆囊炎疗效确切。

【加减】腹满疼痛剧加木香 13g，延胡索 11g；合并胆结石加鸡内金 13g；血余炭 13g。疼痛较剧配合使用解痉止痛药；体温高者，酌情选用抗生素；热毒重者加蒲公英 18g，黄芩 13g；湿重黄疸加虎杖 11g，土茵陈 16g；体壮气盛，大便秘结大黄（后下）用至 16g；呕吐甚加法半夏 13g，生姜 3 片。

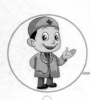

【验案】刘某，女，49岁，2006年7月20日来医院就诊。几天来患者持续性右上腹痛、进行性加剧。彩色B超检查示：胆囊6.9cm×5.1cm，胆壁粗糙模糊。血常规红细胞计数$16.3×10^9$/L，白细胞计数$19×10^9$/L；肝功能：谷草转氨酶13U/L，谷丙转氨酶45U/L，直接胆红素25.70μmol/L，总胆红素49.30μmol/L，非结合胆红素32.60μmol/L。诊断为急性胆囊炎。用替硝唑、阿莫西林、维生素K，静脉滴注，口服33％硫酸镁解痉止痛等治疗，腹痛稍减，但仍疼痛难忍。入院第3天会诊，用中医诊治。症见：面目肌肤鲜黄，形体肥胖，发热，体温38.5℃，头重痛，口苦口干，倦怠，腹胀，呕吐食物3次，右上腹持续胀痛，痛连右肩背，拒按，尿赤，大便干结，舌红、苔黄厚腻，脉弦滑数。诊断为胁痛、黄疸。证属湿热内蕴，壅遏气机。治则利湿清热，行气通下。处方：金钱草38g，槟榔16g，绵茵陈28g，栀子11g，大黄（后下）11g，虎杖11g，厚朴16g，延胡索11g，炒扁豆18g，枳壳13g，柴胡16g，白芍16g，郁金16g，甘草6g。加清水1000ml，文火煎至250ml，分2次温服，复煎再服。服上药当天解臭秽稀便2次，随之腹痛减。7月22日二诊：体温下降，腹微痛，疲倦，黄染稍轻，守上法2剂，每日1剂，服法同前。7月24日三诊：体温37℃，腹痛消失，轻压痛、解稀便数次，神爽、纳可、舌红干、苔薄黄略糙，脉细略数。热势已挫，结浊得下，津气初亏，上法去炒扁豆、延胡索、大黄改同煎，加生脉散扶正养阴调治5天，诸症除。复查B超：胆囊4cm×3cm，壁稍模糊。

【按语】慢性胆囊炎属中医学"胁痛""胃脘痛"的范畴。其发生多因急性胆囊炎未彻底治愈，肝胆疏泄不利，或饮食不节，饥饱失调，素食肥甘，湿热内生，影响肝胆疏泄和脾胃运化。肝胆气滞，气机失于条达，故见右上腹疼痛，湿热瘀阻脾胃则恶心、厌油腻。肝胆湿热是其主要病机。

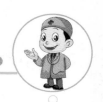

☯ 理气止痛汤（黄海燕方）

【组成】炒栀子18g，茵陈18g，防己13g，黄芩13g，金银花18g，木香13g，厚朴13g。

【用法】水煎服，每日1剂，每日分2次口服，早、晚服。1个月为1个疗程。服药期间，忌食油腻、辛辣、酒类。

【功效】解毒清热，止痛理气。适用于急性胆囊炎。

【方解】理气止痛汤中用栀子、黄芩、金银花泻火清热，防己、茵陈清热利湿，木香、厚朴止痛理气。研究证实，方中黄芩、栀子、金银花、厚朴，有较好的抗炎作用，黄芩、栀子、茵陈有利胆作用，木香、防己、黄芩有止痛解痉作用，诸药合用共奏

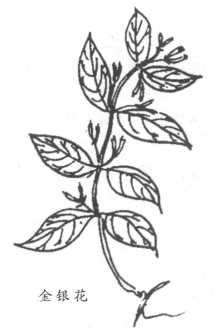

金银花

利湿清热，止痛理气之效。适用于慢性胆囊炎或慢性胆囊炎急性发作，具有肝胆湿热症状的患者，临床应用患者症状控制较快，疗效颇佳。

【验案】金某，男，52岁。出现右腹部疼痛1年余，前天加重，伴恶心、厌油腻食物就诊。3个月前，患者右上腹部出现阵发性刺痛，伴恶心呕吐厌油腻食物，并向右肩胛放射性疼痛，在市医院住院，确诊为急性胆囊炎。出院后仍感时有不适，3日前因暴食油腻食品，产生右胁部疼痛加剧，恶心欲吐，厌油腻食品，右肩胛部放射痛。脉弦滑，舌质红，苔黄腻。查体：墨菲征（＋）。B超检查

示：胆囊 7.9cm×5.2cm，壁厚 0.5cm，囊壁模糊。X 线胆囊造影：胆囊显影欠佳。脂餐后 1 小时拍片，胆囊排空功能差，与脂餐前比较，未见缩小。均提示：急性胆囊炎。辨证为：肝胆湿热。治则解毒清热，化湿利胆。处方：金银花 18g，茵陈 18g，黄芩 16g，炒栀子 13g，防己 13g，木香 16g，厚朴 13g。2 日后疼痛明显缓解，10 日后疼痛消失，25 日查 B 超示：正常。临床治愈。

【按语】急、慢性胆囊炎属于中医学"胁痛""黄疸"的范畴，多由肝胆湿热，肝络失和，胆不疏泄，为热证、实证，常夹瘀。根据热者寒之，实者泻之的治则，治则清热通下，令邪去正安，辅以缓急止痛，利湿退黄等。

清热燥湿汤（朱晓莉方）

【组成】黄芩 13g，柴胡 13g，白芍 16g，大黄 13g，甘草 6g，郁金 13g，延胡索 13g，炒香附 13g，金钱草 28g。

【用法】每日 1 剂，水煎服，每日 2 次，早、晚分服，15 日为 1 个疗程，连用 2～3 个疗程。

【功效】清热利湿，疏肝理气。适用于急性胆囊炎。

【方解】《黄帝内经》云："胆胀者，胁下胀痛，口中苦。"根据中医理论胆为中清之腑，输胆汁以传化水谷而行糟粕，以通降为顺，最忌郁滞。胆囊炎多为湿热壅阻，肝胆气滞，胆汁排泄不畅，郁阻化热所致。现代医学对慢性胆囊炎多采用抗生素治疗，疗效不佳，易复发。清热燥湿汤方中柴胡、黄芩入少阳胆经，柴胡味苦辛，性微寒，开郁疏肝，透表泻热；黄芩苦寒，清热利湿；两药为伍，既可疏肝胆之气机，又可清内蕴之湿热，相得益彰，泻热清胆；郁金味辛苦，性微寒，入肝胆经，为疏肝利胆之要药；合延胡索行血中之气以止痛；香附行气中之血，配枳壳宽中理气，两药合用，利胆

肝胆病 传承老药方

活血行气，善治胆道病引起的上腹肋胁疼痛；金钱草溶石利胆；大黄攻导积滞，逐邪通窍，利胆通下；芍药、甘草酸甘缓急止痛。诸药合用，理气疏肝，清热利湿，缓急止痛。

【验案】宋某，男，43岁。患者因上腹剧痛，伴发热、呕吐前往社区医院急诊，经检查确诊为"急性胆囊炎"，留院治疗3日后，病情得到控制，患者要求出院。3个月后病复发，经当地医院医治缓解，以后反复发作，苦不堪言。症见：上腹胀痛，食后胀痛加重，呈阵发性加剧，有灼热感，疼痛放射至右肩部，恶心欲吐，伴有口苦，纳呆，嗳气，小便黄，大便稍结，面色稍萎黄，舌质淡红，舌苔黄腻，脉弦滑。右上腹有压痛，无反跳痛，胆囊区有叩击痛，墨菲征阳性，肝功能正常，B超示慢性胆囊炎。中医诊断：胁痛（肝胆湿热型）。予以本方加味：柴胡、黄芩、郁金、延胡索、姜半夏、赤芍、枳实、生大黄、香附各13g，茵陈18g，金钱草28g，甘草6g。5剂，水煎服。服药后疼痛明显缓解，右上腹压痛减轻，墨菲征阴性，食欲增进，小便稍黄，大便正常，药已收效，继服原方4剂，诸症消失。为巩固疗效，原方去黄芩，生大黄易熟大黄，加白术13g，茯苓16g，鸡内金13g，继服20剂，诸症全消。B超示无异常，随访5年未再复发。

☯ 清热化湿汤 （赵跃红方）

【组成】车前子18g，龙胆草16g，生甘草6g，败酱草16g，金钱草28g，柴胡13g，香附16g，大黄6g，枳壳13g，郁金13g。

【用法】每日1剂，水煎服，早、晚分2次服。12日为1个疗程。

【功效】理气止痛，清热活血。适用于胆囊炎。

【方解】中医认为胆囊炎的病机多由肝气郁结，情志不畅，久而瘀血停积；或由外湿内侵；或脾失健运，饮食不当；或痰湿中阻，气郁化热，肝胆失其条达而致。清热化湿汤中龙胆草、金钱草、败酱草、车前子均为清热化湿之品，加生甘草清热调和诸药；郁金、柴胡、香附、枳壳止痛活血，清热理气解郁；大黄泻下攻积、降火清热。

【加减】饮食减少者加山楂 16g，麦芽 28g；痛重者加白芍 18g，延胡索 18g；湿热重者加栀子 13g，黄芩 13g。

【验案】乔某，男，38 岁。患胆囊炎 2 月余，最近几天病情加重，右上腹胀痛，饮食减少，口苦，口腻。经 B 超诊为急性胆囊炎。即予五草汤加赤芍、白芍各 28g，延胡索 18g，麦芽 28g。每日 1 剂，水煎，分 2 次服。服药 10 剂后诸症明显减轻，续用药 20 剂而症状全部消失。B 超复查肝胆正常。至今未再发。

🌀 清热降火汤（唐治丽方）

【组成】黄芩 7g，柴胡 16g，芍药 7g，半夏 11g，枳实 11g，大黄 11g，生姜 3 片，大枣 3 枚。

【用法】水煎服，每日 1 剂，每日 2 次，早、晚分服。

【功效】利胆疏肝，清热泻下。

【方解】方中黄芩、柴胡清肝胆湿热，退黄；大黄、半夏清三焦湿热，凉血解毒，活血消肿，除烦利水；芍药、枳实祛风湿，利水消肿，疏散风热；大枣、生姜平喘，消积，理气化湿。诸药合用，共奏清热利湿之功。

【加减】出现黄疸者加茵陈、决明子、栀子；大便秘结者加玄明粉、大黄、虎杖；合并有胆管结石者加金钱草、鸡内金；如腹痛剧烈者加延胡索、益母草、川楝子、广木香；若呕吐剧烈致水、电解质紊乱出现伤阴之象者应及时输液；如中毒现象较为显著者，宜及

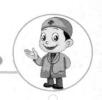

时加用抗生素，以期加速病情好转。

【验案】李某，女，48 岁。患者几天前出现右下腹疼痛，曾以阑尾炎用青霉素治疗，病情好转，右下腹疼痛消失，但出现右胁及腹部胀痛，大便干结，肛门急胀，曾用小柴胡汤加大黄服药 3 日，仍然未见好转。症见：目黄、尿黄、右胁及腹胀痛，恶心欲吐，嗳气纳差，精神萎靡、便秘、肛门急胀，舌红苔黄腻，脉弦数。B 超检查示急性胆囊炎、右胆管结石。中医辨证：肝胆湿热，大肠热结。治则利胆疏肝，泻下清热。予大柴胡汤加减：柴胡 16g，枳实 11g，黄芩 13g，炒黄连 11g，川厚朴 11g，郁金 11g，白芍 11g，大黄 16g，玄明粉 16g，甘草 4g，水煎服，每日 1 剂，每日 3 次。次日药后，解 3 次烂便，腹胀痛及右胁痛大减，食欲转佳，精神好转，苔黄厚腻退化，脉弦缓。原方去大黄、玄明粉，加茯苓 16g，茵陈 16g 调治 1 周，症状全部消失。

【按语】根据急性胆囊炎、胆石症的症状、体征，其当属中医"胁痛""黄疸"范围，以胁痛为多见。《灵枢·五邪篇》曰："邪在肝，则两胁中痛。"《素问·热论》曰："少阳主胆、其脉循胁络于耳，故胸胁痛而耳聋。"《素问·刺热论》曰："肝热病者，胁满痛。"胆石症主因饮食不节，或过食肥甘，湿热蕴结于肝胆，湿热煎熬，结为砂石，阻滞胆道，致肝络失和、胆不疏泄，故胁痛、口苦；湿热中阻，则纳呆、恶心、呕吐；邪热久羁，则发热、恶寒。湿热交蒸，胆液不循常道而外溢，则可见身目、小便黄。治则清肝利胆，理气止痛。

清热利胆汤（武秀杰方）

【组成】黄芩、白芍、半夏各 11g，柴胡 16g，枳实、大黄、生姜各 13g，大枣 10 枚。

【用法】水煎服，每日 1 剂，每日 2 次，早、晚分服。10 日为 1 个疗程。

【功效】活血化瘀，清热利胆，和解少阳。

【方解】方中黄芩、柴胡清肝胆湿热，退黄；大黄、半夏清三焦湿热，凉血解毒，活血消肿，除烦利水；白芍、枳实祛风湿，利水消肿；大枣、生姜平喘，消积，理气化湿。诸药合用，共奏清热利湿之功。

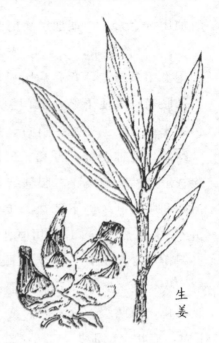

生姜

【加减】气滞血瘀右胁部刺痛较剧，痛有定处拒按，舌紫黯或舌边有瘀斑加莪术、郁金、丹参、延胡索、红花；右胁部灼热疼痛、口苦咽干、便秘、心烦失眠加金钱草、败酱草、郁金、桃仁、延胡索、川楝子、首乌藤；伴胆石者加鸡内金、金钱草、海金沙、郁金、炙穿山甲；右胁胀痛，连右肩，怒则加重，善叹息以气郁为主加郁金、川楝子；肝胆湿热者加茵陈、郁金、栀子、大黄利湿退热。

【按语】大柴胡汤，是张仲景专为邪入少阳不解而又兼阳明里实而设，其功专和解与通下，故以此方化裁。由于其病可分多种症型，故临床应用当需随症加减。方中郁金、茵陈、败酱草、金钱草、首乌藤用量均宜重以 30～60g 为宜。

【验案】刘某，男，63 岁，1971 年 11 月 15 日来医院就诊。患者右上腹部疼痛，恶心呕吐，大便不下，舌苔厚腻而干，脉弦濡，经西医检查诊断为急性胆囊炎。西医治疗无效，病者求用中药治疗。此为胆逆犯胃，湿热蕴结；投以上方，加金钱草 13g、郁金 15g。服用 10 剂后，呕即止，病已减。再嘱其连进 10 剂，服后病获痊愈。

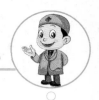

随访 5 年未见复发。

清里泻热汤（李赛美方）

【组成】黄芩 13g，柴胡 11g，大黄 13g，枳实 13g，制半夏 13g，白芍 13g，延胡索 13g，蒲公英 28g，广木香 7g，甘草 6g，生姜 3 片，大枣 3 枚。

【用法】水煎服，每日 1 剂，每日分 2 次服。

【功效】清泻里热。适用于急性胆囊炎。

【方解】本方以黄芩、柴胡、大黄、蒲公英四种中药为主，清热解毒；再配合枳实、半夏、木香活血化瘀；大枣、生姜、甘草和中健脾。全方具有活血化瘀，清热解毒的作用。

【验案】张某，男，52 岁，1979 年 10 月 16 日来医院就诊。患者近半个月出现右上腹阵发性疼痛，并向肩部放射，最近 1 天病情加重。经西医外科检查确诊为急性胆囊炎（单纯性），转中医科治疗。症见黄疸不明显，食欲缺乏，口苦咽干，时有恶心呕吐，恶寒、发热，大便干燥，睡眠不佳，舌红嫩，苔淡黄，脉弦数，左关弦而有力。投以本方，服药 3 剂后，胁痛减轻，尚有恶心，苔淡黄稍厚，大便正常。仍以上方去大黄、黄芩，加黄连 6g、竹茹 13g，继服 5 剂，服药后病情进一步转佳，饮食增进。上方去竹茹、枳实，嘱其再进 5 剂，服后诸症基本消失。再改以逍遥散加减方 5 剂调治，病获痊愈。

【按语】西医中的急性胆囊炎当属于中医学"胁痛"的范畴。一般热不明显者多属气郁，当先应用逍遥散疏肝理气止痛。患者有恶寒发热，故先以清胆泻热和胃，应用本方治疗，又以逍遥散加减方善后，而收全功。

养阴润燥汤（谷培恒方）

【组成】栀子 7g，绵茵陈 18g，黄柏 7g，生大黄（后下）4.5g，赤茯苓 7g, 猪茯苓 7g, 焦枳实 7g, 赤芍 7g, 硝矾丸 4.5g, 生地黄 11g, 黑玄参 7g, 川石斛 7g。

【用法】水煎服, 每日 1 剂, 每日分 2 次服, 硝矾丸分 3 次吞服。

【功效】养阴润燥, 清利肝胆。

【方解】养阴润燥汤中茵陈、栀子、柏皮清肝利胆湿热, 用大黄、枳实润肠, 可以通大便, 用生地黄、玄参有增液生津作用, 可救津润燥。

【验案】苗某, 男, 63 岁, 1965 年 6 月 5 日来医院就诊。患者发热、黄疸, 伴右胁疼痛。时发时止, 已有 3 个月。近 3 天来, 右胁疼痛加剧, 伴发黄和黄疸。尿三胆检查, 胆红质阳性, 尿胆原 1:10 以下, 尿胆素阳性。白细胞计数 26.8×10^9/L, 中性粒细胞 0.79, 淋巴细胞 0.12, 单核细胞 0.01。服上方 4 剂后, 黄疸退清, 疼痛不止, 大便亦行。白细胞计数 9.85×10^9/L, 中性粒细胞 0.71, 淋巴细胞 0.25, 单核细胞 0.02。

理气降逆汤 (王之宇方)

【组成】炒延胡索 7g, 川楝子 11g, 炒山栀子 7g, 蒲公英 16g, 生白芍 7g, 炒枳壳 6g, 仙鹤草 28g, 广郁金 7g, 广木香 6g, 制半夏 6g, 青皮 7g, 生大黄 6g。

【用法】水煎服, 每日 1 剂, 每日分 3 次温服。

【功效】理气降逆, 清热利胆。

【方解】方中川楝子、炒延胡索疏肝清热, 理气止痛; 枳壳、青皮、广木香、郁金行滞解郁; 白芍养肝益阴; 半夏和胃降逆; 山栀子、蒲公英清热泻火; 大黄、仙鹤草清里热。全方共奏理气降逆, 清热利胆之功。

【验案】王某, 男, 49 岁, 工人, 1974 年 9 月 19 日来医院就诊。患者 2 年前因上腹部突发剧烈疼痛, 伴呕吐, 入住社区医院住院 2 天，痛止出院；10 天后复发，被检查诊断为急性胆囊炎，应用抗生素及阿托品后，痛止出院，其后发作数次。1974 年 6 月行胆囊造影摄 X 线片，有胆囊结石 3 颗，最大的为 2cm×1.2cm，建议择期手术治疗。因不愿手术，转由中医治疗，其间发作 2 次，均由阿托品及四环素内服控制症状，经朋友介绍来诊。体格检查：肝肋下 6cm、剑突下 8cm，质中，有压痛，胆囊未触及。腰背部板滞并呈放射性痛，食后觉胀，大便秘结，剧痛发作，则形寒并伴泛恶呕吐，脉弦细，舌苔白腻。用上方，内服 10 剂，服药后自觉胸闷大减，大便每日 1 或 2 次，脉细苔薄白。按上方去大黄加蒌仁 11g，服至 1974 年 10 月 12 日因剧痛发作来诊。体温 37.5℃，胀痛自上腹部直至脐周，脉弦数，舌苔白腻，不觉泛恶，大便 2 天未行，当即肌内注射山莨菪碱 1 支，并口服硫酸镁 13g，处方：川楝子 11g，炒延胡索 7g，生白芍 7g，鸡内金 11g，川厚朴 6g，炒枳壳 7g，仙鹤草 45g，广郁金 7g，生甘草 7g，金银花 11g，青皮 7g，生大黄 6g。内服 5 剂，当日服中药 1 剂，共泻下 3 次，痛即缓解，服至第 3 天上腹部不觉胀，乃再按方去川厚朴、呈大黄，加蒌仁 16g，其后未发剧痛，于 1974 年 12 月底自动停药。患者于 1975 年 10 月中旬再次胆囊造影，胆囊功能正常，未见结石。1976 年随访未见复发。

【按语】患者胆囊造影确诊为胆结石，临床表现，痛伴泛恶呕吐，腹胀，大便秘结，均为脾胃升降失常见症，肝胆应以疏泄通降为顺，郁结阻滞，犯胃克脾，胃气上逆则泛恶呕吐，脾不健运则食后作胀，湿热蕴结、胆汁郁积则大便秘结。证属肝胆之气郁结、胃失和降所致；治以利胆清热、降逆理气为法。以川楝子、延胡索疏肝泻热、止痛理气，配炒枳壳、青皮、广木香、广郁金行滞解郁，生白芍养肝益阴，制半夏和胃降逆，炒山栀子、蒲公英泻火清热，生大黄通里，仙鹤草清里热，而方中与广郁金、炒山栀子、生大黄、仙鹤草均有利胆作用。故服药后，大便畅行，腑气得通而诸症悉减，乃去大黄的通里，加蒌仁的通便润下，使大便能通而不伤正气，并做长期服药的打算。其后间隔半年，因食高脂肪而引起突然发作，说明尚有残余结石存在，仍以郁金、鸡内金（定名为双金散）研末吞服，并备硫酸镁以供剧痛发作时服用而达解痉利胆、简化用药，便于长期缓缓图治，历时 5 个月经胆囊造影证实结石消失，随访未复发。按胆囊结石每多缠绵难愈，常能经过较长的缓解而再次急性发作，故临床症状消失不等于痊愈，宜经过 X 线摄片或胆囊造影加以证实为妥。通过本病例的体会，认为采用双金散的长期服用，似较适合于胆囊结石的治疗。有些胆囊炎及结石症状不典型，易造成误诊。

☯ 理气和血汤（朱沈文方）

【组成】黄芩 13g，柴胡 11g，半夏 13g，杭白芍 11g，大黄（后下）11g，枳实 11g，延胡索 13g，木香 13g，泽兰 11g，生姜 6g，大枣 3 枚，三七粉 6g（分 2 次冲服）。

【用法】水煎服，每日 1 剂（必要时可每日 2 剂，分 4 次服）。

复方金铃子散：

【组成】炒川楝子（金铃子）28g，延胡索（醋炙）28g，郁金 60g，蒲公英 60g，鸡内金 28g。

【用法】将药研为细末，过筛去渣，每次服 6g，每日 3 或 4 次，3 个月为 1 个疗程，服药期间忌食刺激性及油腻腥荤食物。

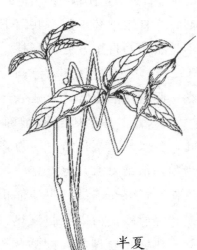

半夏

【功效】化瘀止痛、疏肝利胆（急性期），和血理气、健胃消滞（慢性期）。理气和血汤，适用于急性期；复方金铃子散，适用于慢性期。

【方解】方中金铃子即川楝子，疏肝行气，清泄肝火，为君药。

延胡索、郁金行气活血，擅长止痛，增强金铃子行气止痛之功，为臣佐药；蒲公英清热解毒；鸡内金消食生津。诸药合用既可行气止痛，又能疏肝泄热，使气血畅，肝热清，则诸痛自愈。

【验案】朱某，男，53岁。患者有"心口痛"病史10年，时发时愈，每个月发作2或3次，每次发作时呕吐恶心，疼痛剧烈，汗湿内衣，辗转翻滚，冷汗淋漓。曾在某医院经超声波检查、造影等诊断为慢性胆囊炎并胆石症。常用抗生素、阿托品等药物而不能控制。患者来诊时值急性发作，主症同前，痛引肩背，大便干燥，小便黄赤，舌质红，苔黄厚，脉弦紧，巩膜轻度黄染。证系肝胆郁滞。给以理气和血汤服用，服药1剂痛减，3剂诸症平复。然后改服复方金铃子散，服第1个疗程期间仅发作2次，且程度较前减轻；又服药1个疗程，患者感觉脘腹已无不适，消化功能良好，以前之病症未再出现。停药至今已3个月余，未见复发。

【按语】本方治疗患者50余例，均获得较满意的疗效。一般急性期用理气和血汤5剂左右可控制症状，然后改用复方金铃子散，服药4个疗程，可使患者症状减轻或痊愈。

☯ 沙参养肝汤（王新舜方）

【组成】麦冬11g，沙参16g，生地黄11g，枸杞子11g，川楝子11g，楮实子24g，地骨皮16g，百合28g，知母7g，女贞子16g，旱莲草16g，甘草4g。

【用法】水煎服，每日1剂，每日3次温服。

【功效】养肝柔肝。

【方解】方中重用生地黄、楮实子滋阴养血、补益肝肾为君，内寓滋水涵木之意；女贞子、地骨皮、枸杞子养血滋阴柔肝；沙参、麦冬、百合、甘草滋养肺胃，养阴生津，意在佐金平木，扶土制木，四药共为臣药。佐以少量川楝子，疏肝泄热，理气止痛，复其条达之性。该药性虽苦寒，但与大量甘寒滋阴养血药相配伍，则无苦燥伤阴之弊。诸药合用，使肝体得养，肝气得舒，则诸症可解。

【验案】高某，男，52 岁，工人，1978 年 10 月 3 日来医院就诊。患者受凉后，右上腹持续疼痛拒按，痛引脘腹及肩背，伴呕吐不止，呕吐苦水，不能支持，由 120 急救车送到某医院急诊室以急性胆囊炎为诊断收入住院。经抗菌、输液等治疗 1 周后，病情好转出院。出院后疼痛又作，故到中医院门诊求治。诊见患者胁下隐隐作痛，夜更甚；口干不思饮，盗汗，双目干涩，心烦少寐，大便干结；脉弦细，舌质红，苔少。此乃热病伤阴之象，拟予柔肝养阴法。上方连服 10 剂，诸症趋愈。

【按语】患者因热病之后，过服利湿清热、行气理气之品，耗伤肝阴，故拟柔肝养阴法为内治。用一贯煎养血柔肝以疏郁，用二至丸滋肾补阴以生木，用地骨皮退虚热以止盗汗，百合、知母清余热。诸药合用使肝体得养，肝气条达而诸症趋愈。

☯ 理气止痛方（张康宁方）

【组成】栀子 13g，茵陈 28g，大黄（后下）13g，鸡内金 28g，延胡索 11g，柴胡 16g，枳实 16g，泽泻 18g，车前草 28g，川楝子 16g，赤芍、白芍各 16g，海金沙 28g，金钱草 28g，生地黄 16g。

【用法】水煎服，每日 1 剂，每日 3 次温服，连服 7 剂为 1 个疗程。

【功效】理气止痛，清利肝胆湿热。

【方解】理气止痛方中茵陈、栀子、大黄清利湿热；延胡索、枳实、川楝子止痛理气；柴胡、泽泻、车前草、三金疏肝消石利胆；生地黄、赤芍、白芍滋阴柔肝。诸药合用，共奏清利肝胆湿热、止痛理气之功，故获良效。

【验案】江某，男，70 岁，2004 年 11 月 15 日入院。患者因过食油腻食物，出现右上腹剧烈疼痛，向右后肩背部放射，体温37.8℃，伴恶心、呕吐、发热、身冷，治疗效果不佳。患者精神不振，面目微黄，舌红，苔薄黄，脉弦滑。血压 80/120mmHg，心率 85 次/分钟，律齐，腹肌稍紧，B 型超声示：胆囊炎、胆结石。中医诊断：胁痛；辨证属肝胆湿热；西医诊断：胆石症（急性胆囊炎、胆结石）。患者不愿手术，要求保守治疗。予氨苄西林 5.0mg、替硝唑 0.8mg、能量合剂静脉滴注，每日 1 次，对症支持治疗。中药处方：理气止痛方，每日 1 剂，服药 3 剂，发热基本消失，疼痛不明显；继服 4 剂，发热消失，疼痛基本消失，饮食正常，停输液；继服 7 剂巩固疗效，症状、体征均无异常。随诊 3 年未复发。

【按语】急性胆囊炎属于中医学"胁痛"范畴。主要是足厥阴肝经与足少阳胆经发病。《内经·缪刺论》云："邪客于足少阳之路，令人胁痛不得息。"《灵枢·五邪篇》云："邪在肝则两胁中痛。"本病是由于感受外邪，饮食失调，七情不和等致肝胆气逆，湿热壅积故胁胀痛；脾胃升降失调故恶心、呕吐、纳差；大肠传导失职故大便秘结。按六经辨证属少阳阳明同病。本方具有和解少阳、通泄阳明的功效。几年来运用本方对 24 例急性胆囊炎或慢性胆囊炎急性发作的临床治疗观察，结果证明本方对急性胆囊炎或慢性胆囊炎急性发作，其症状表现具有发热、腹痛拒按，大便秘结、苔黄腻等症状者，一般均可获得满意疗效。但临床应用时必须随症加减变通、灵活使用，才能取得更好疗效。另外，本病还须调节饮食，进清淡易于消化的食物，忌食油腻辛辣之品，尤其是油煎鸡蛋，这对促进痊愈和巩固疗效均有一定帮助。

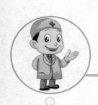

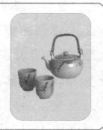

第七章
慢性胆囊炎

肝胆病 传承老药方

☯ 调节寒热汤（刘纯峰方）

【组成】黄芩 11g，黄连 6g，干姜 11g，法半夏 11g，党参 16g，大枣 4 枚，炙甘草 6g。

【用法】每日 1 剂，水煎服，每日分 2 次服。在试验中，患者治疗期间停用其他一切中西药物，单用上方加减治疗。

【功效】通降气机，调节寒热。适用于慢性胆囊炎。

【方解】调节寒热汤中黄芩、大黄、黄连、金钱草、龙胆草、川楝子

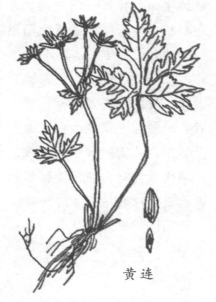

黄连

清胆经郁火；干姜、制半夏、吴茱萸、砂仁散寒温胃；陈皮、枳壳、佛手通降胆腑气机；炙甘草调和诸药以和胃补中。全方寒热并用，通利气机，既能防止久服苦寒伤胃，又可避免化火温阳而助胆郁，

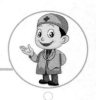

故效果理想。

【加减】若口喜热饮热食，腹部喜热怕凉，大便稀溏，偏胃中虚寒者，加吴茱萸 6g，高良姜 13g；若右胁痛甚、腹胀，加枳壳 16g，厚朴 11g，青皮 16g，佛手 16g；若口苦、心烦、急躁易怒、右上腹灼热，加龙胆草 6g，蒲公英 18g，金钱草 16g，川楝子 11g。

【验案】吴某，女，33 岁，2007 年 4 月 10 日来医院就诊。患者反复右胁胀痛伴右后肩背放射性疼痛，恶心纳差，大便稀溏，检查肝功能、乙肝两对半均正常，B 超检查示胆囊壁毛糙，多次服用消炎利胆片、熊去氧胆酸钠、中药汤剂等，效果不佳，仍反复发作。就诊时：右胁胀痛右后肩背部放射性疼痛、恶心纳差，大便干燥，口苦思饮，舌质红，苔黄腻，脉弦。查体：右上腹压痛，墨菲征（＋）。B 超：胆囊 9cm×5cm，壁厚 0.15cm，胆囊壁毛糙。西医诊断：慢性胆囊炎。中医诊断：胁痛（寒热错杂，胆胃不和）。治以调节寒热，通降气机，本方加减：黄连 7g，黄芩 11g，大黄 6g，干姜 6g，法半夏 11g，陈皮 7g，枳壳 11g，木香 7g，佛手 13g，川楝子 11g，金钱草 13g，龙胆草 13g，砂仁 6g，炙甘草 6g。每日 1 剂，嘱忌油腻，饮食宜清淡易消化食物，服药后疼痛减半，后随症加减服用 15 剂，症状全部消失，随访 2 年无复发。

【按语】慢性胆囊炎临床上以右上腹胀痛或隐痛，以及脘腹痞塞，饱胀不适为主要症状，中医属"胁痛""痞满"范畴，病因多由情志抑郁，或暴怒伤肝、肝气郁结、郁久化热，其次由于饮食不节，损伤脾胃，湿浊中阻、脾运不畅、湿热内生，日久则瘀血停积，阻塞脉络，而致胁痛。胆为清净之府，湿热长久蕴结，胆液不清，凝聚成砂。因此慢性胆囊炎的治疗以疏利肝胆湿热，理气活血通络为法。

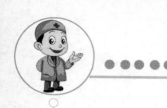

☯ 温阳化火汤（射永侠方）

【组成】黄芩 13g，半夏 11g，黄连 4g，干姜 6g，党参 13g，炙甘草 6g，大枣 4 枚。

【用法】水煎服，每日 1 剂，每日 2 次，早、晚分服。

【功效】理气疏肝。

【方解】温阳化火汤出自《伤寒论》，以半夏为君，和胃泄浊，降逆消痞；黄芩、黄连苦寒泻热而和中；干姜性味辛温暖脾可散结；人参（党参代）、甘草、大枣性味甘温以补脾胃之虚，复脾胃升降之机。诸药相合，辛开苦降，寒温并用，阴阳并调，使壅滞之浊邪开泄，中焦之气机调畅，则痞满胞胀之症自消。

【加减】肝胆有热加栀子 13g，蒲公英 18g；食少纳差加鸡内金 6g，谷芽、麦芽各 13g；腹胀甚加木香（后入）13g；背胀加姜黄 13g；胁痛明显加川楝子、延胡索各 13g；大便干结加生大黄（后入）13g；胆囊有沙石加鸡内金 13g，海金沙 11g，金钱草 28g。

【验案】梁某，男，41 岁。患者脘腹部反复痞满胀痛 5 年，患者反复发作脘部连及右胁痞满胀痛，口苦纳呆，恶心泛酸，食油腻后更甚。曾经某医院 B 超检查，诊断为"慢性胆囊炎"。每次予"消炎利胆片"等西药治疗可获缓解，但经常复发。春节后，饮食油腻及难消化之物稍多又复发。现诊：右胁胀闷，脘腹痞胀，右上腹按之为适，厌食油腻，嗳气矢气，舌苔薄腻微黄，脉弦。证属邪浊痞中，寒热错杂，升降失常。治当辛开苦泄，消痞散结法。拟半夏泻心汤加味：半夏 11g，黄芩 13g，黄连 4g，干姜 6g，党参 13g，鸡内金 6g，木香（后入）13g，炙甘草 6g，大枣 4 枚。5 剂。3 月 7 日二

肝胆病 传承老药方

诊：脘腹痞胀、嗳气矢气、恶心泛酸、口苦诸症显减，纳食转振，右胁尚胀痞，舌脉如前，效不更法。拟前方加海金沙（包）11g，5剂后复诊，各症状消失。后在此方基础上随症加减，治疗1个月而愈。经随访1年余，未再发病。

【按语】慢性胆囊炎、胆结石属中医"胁痛""胆胀"范围。本病病机，因情志不舒或饮食失节，损伤肝脾，肝郁气滞疏泄失常，肝气郁滞脾虚湿困，升降失常，湿热蕴结肝胆，胆热上逆而成。因此，对于本病的治疗既要疏肝利胆解郁，又要健脾降逆止痛。

☯ 溶石排石汤（谭建平方）

【组成】栀子11g，龙胆草6g，木通、枳实、生鸡内金、半夏各13g，黄芩、车前子（包）、柴胡、白芍、郁金各16g，金钱草28g。

【用法】每日1剂，水煎服，每日2次，早、晚分服，28日为1个疗程。忌油腻辛辣肥厚之品。

【功效】排石溶石，清热利胆。

【方解】排石汤中龙胆草、栀子、黄芩、木通、车前子清湿利热；柴胡、枳实利胆疏肝；金钱草、鸡内金排石溶石；半夏和胃降浊；白芍养阴柔肝，缓急止痛。诸药同用，辨证加减，共奏溶石排石之功，疗效满意。

【加减】热盛津伤，大便秘结，腹部胀满者可加大黄、乌柏、芒硝；血瘀痰阻者可加丹参、川贝母、桃仁；脾胃气虚者加黄芪、白术、党参；肝胆气滞者加延胡索、红花、川楝子、青陈皮；肝阴不足者加沙参、当归、枸杞子。

【验案】陈某，女，62岁，农民。患者素好烟酒，喜食肥甘，

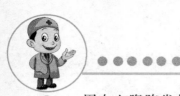

因右上腹阵发性胀痛，至社区医院就诊，B超诊为胆囊炎胆石症，经消炎解痉止痛治疗后缓解，但以后每遇油腻食品则疼痛又发，因不愿手术治疗。来医院就诊时患者右上腹胁肋部疼痛，恶心呕吐，体重困倦，脘腹痞满，纳呆口苦，尿黄，大便干结，舌苔微黄而腻，脉象弦滑，B超示患者为胆囊炎、胆囊结石，辨证属于肝胆湿热，治以利湿清热剂，方取：龙胆草6g，枳实、生鸡内金、川楝子、大黄（后）各13g，柴胡11g，栀子、黄芩、车前子（包）、白芍、郁金各16g，金钱草28g，服药7剂后患者症状明显减轻，大便通畅稀溏，每日7或8次，复诊时将大黄减为6g，后又针对病症变化，上方稍有调整，连服30剂后诸症消失，B超复查胆囊正常，结石消失，随访半年，未见复发。

【按语】慢性胆囊炎属于中医学之"胆胀""胁痛"范畴，其发生部位多在肝胆。《灵枢·五邪》篇说："邪在肝，则两胁中痛。"肝脉布于两胁，胆附于肝，其脉亦循于胁。肝主疏泄，性喜条达。所以情志失调，则至肝郁而生胁痛；郁久化热；肝克脾土，土失健运则生湿。根据"木郁达之""客者除之""寒者热之"之治则，故提出"行气止痛，清热利湿"之法。

☯ 养血缓急汤（方源之方）

【组成】枳实16g，柴胡11g，川楝子6g，延胡索13g，黄芩7g，栀子7g，大黄4g，茵陈16g，金钱草16g，郁金16g，白芍28g，甘草6g。

【用法】水煎服，每日1剂，加水400ml，煎取200ml，早、晚分服。

【功效】理气活血，疏利肝胆。适用于慢性胆囊炎。

【方解】养血缓急汤中柴胡为少阳胆经专药，能条达肝气、解郁疏肝；配以枳实、川楝子、延胡索理气止痛活血；茵陈、金钱草清肝胆之郁火，除下焦湿热；黄芩清少阳之相火；栀子清泻三焦之火，佐以大黄逐瘀泻热，使湿热从大便出；郁金为血中之气药，能活血行气、退黄利胆；白芍、甘草柔肝抑阳、养血缓急。

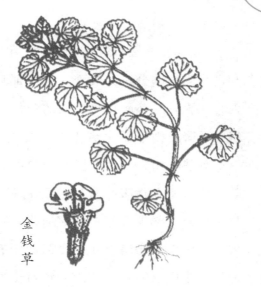

金钱草

【加减】热象明显者，加金银花、连翘、黄连、石斛；阴虚津亏者，加沙参、何首乌、当归、枸杞子；胃失和降者，加半夏、白术、砂仁；胁痛甚者，酌加青皮、木香、陈皮；内有结石者，加鸡内金、海金沙。

【验案】方某，男，40岁。自述右上腹疼痛反复，近5日因生气而明显加重，并向背部放散，呈持续性胀痛，伴恶心、呕吐、纳差、厌油腻，查体：右上腹压痛，墨菲征阳性，舌质红，苔黄腻脉弦数。B超显示：胆囊7.8cm×3.9cm，壁厚0.8cm，西医诊断：慢性胆囊炎。中医诊断：胁痛，证属肝郁气滞型。治则：理气疏肝，利胆清热。方药：疏肝利胆汤加减：柴胡11g，枳实13g，川楝子6g，延胡索13g，黄芩7g，栀子11g，大黄（后下）4g，茵陈18g，金钱草18g，郁金16g，白芍28g，甘草6g，青皮11g，陈皮11g，砂仁（后下）6g，服药5剂后，右上腹疼痛明显减轻，食欲尚可，无恶心、呕吐，效不更方，继服15剂，自觉症状完全消失，查体未见阳性体征。半年后随访，无复发。

【按语】慢性胆囊炎为临床较常见疾病，其中寒热错杂、胆胃不和占相当大部分。多表现为胆经郁热、胃中虚寒、气机郁滞，有胆内寄相火，易郁而化热化火的病理特点。当各种原因影响到胆腑气机的通降，则郁而化热化火，故慢性胆囊炎患者多有口苦、咽干、右胁灼热胀痛、舌红等胆经郁热的临床表现。由于初期常表现出郁热之象，所以临床中常用疏肝利胆、清热利湿之法。但过用寒凉，伤阳生寒，又导致胆中相火通降，不能温煦脾胃之阳，致胃中虚寒内生，脾胃运化腐熟功能受阻，则有恶心、呕吐、厌油腻、喜温怕凉等胃中虚寒的临床表现。针对慢性胆囊炎寒热错杂、胆胃不和的病机，清胆热，温胃寒，通降气机。清胆热能抑制郁滞之胆火过盛，温胃寒能弥补胆中相火不降所致胃中虚寒，通降气机则可以调和胆胃，引胆火畅达于胃。一方面防止胆气郁滞而化热化火，另一方面能引胆中相火以温胃土，使胃腑不寒，起到了清胆热、温胃寒的双重功效。

健脾降逆汤（庞晓英方）

【组成】大黄、枳实（炙）各 10g，柴胡、黄芩各 7g，白芍、木香、白术各 11g，半夏、川楝子各 13g，赭石 6g，鸡内金 18g，延胡索 16g，金钱草 28g。

【用法】每日 1 剂，水煎服，每日 2 次，早、晚各服 1 次。

【功效】健脾降逆止痛，疏肝利胆解郁。适用于慢性胆囊炎。

【方解】健脾降逆汤中柴胡解郁疏肝，白芍缓急止痛养血柔肝，木香、枳实止痛行气，白术健脾，黄芩、大黄利湿清热泻下。全方

肝胆病 传承老药方

具有疏肝利胆解郁，健脾止痛降逆之效，肝疏气畅脾运而不生湿热之邪，胆腑则清宁。

【加减】体虚者加党参16g，白芍15g。

【验案】张某，男，41岁。患者有胆囊炎病史5年。7日前因和家人发生口角后，出现右上腹部疼痛向背部放射伴恶心呕吐4次，呕吐物为胃内容物遂来求治。体格检查：体温37.5℃，脉搏85次/分钟、呼吸25次/分钟，血压120/70mmHg，神志清楚，精神不振，淋巴结无肿大，巩膜无黄染，双肺呼吸音清，胸廓对称，心率83次/分钟，律齐，腹平软，右上腹压痛、反跳痛（＋），墨菲征（＋），无腹肌紧张，四肢脊柱无畸形，活动自如，病理反射未引出。B超：胆囊壁毛糙水肿，腹部X线片：有胃肠胀气。用本方加减，药用柴胡、黄芩各7g，大黄、枳实（炙）各10g，白芍、木香、白术各11g，半夏、川楝子、代赭石各11g，加延胡索16g。3剂，水煎服早、晚各1次。口服西药爱茂尔2ml以止呕吐（有呕吐时服爱茂尔2ml 1次）。二诊右上腹痛明显减轻，呕吐止，感到口苦咽干，前方去木香、枳实、代赭石，加牡丹皮10g，栀子、龙胆草各16g，5剂病愈。随访1年未复发。

【按语】慢性胆囊炎属消化系统疾病，常表现为脘腹或右上腹痞胀不适，或右胁胀痛，纳呆恶心，口苦泛酸，嗳气等消化不良症状。胆隶属于肝，肝胆疏泄失常，致木不疏土，脾气失运，浊邪壅塞，升降失常。饮食稍有不慎，即可导致土壅，又可反侮肝木。所以木为疏土，土壅困木，互为因果，长期反复不愈。根据临床表现，分析中医的病机，关键在于浊邪内停，中焦脾胃功能失调，气机升降失常。

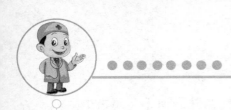

☯ 清热止痛汤（石中山方）

【组成】郁金、黄芩、栀子、木香、鸡内金、川楝子、延胡索、佛手、白术各 13g，金钱草、枳壳、山楂各 28g。

【用法】水煎服，每日 1 剂，每日 2 次，早、晚分服。

【功效】清热止痛，清肝利胆。适用于慢性胆囊炎。

【方解】清热止痛汤方中金钱草以利胆清肝；枳壳大剂量用至 28g，以理气宽中；余药以行肝气，解湿热，止疼定痛，消食化积。

中医药理研究：郁金、黄芩、栀子、金钱草等具有加快肝细胞分泌胆汁的作用；延胡索素可使胆囊的血流量增加；川楝子能拮抗乙酰胆碱引起的收缩活动。方中诸药配伍严谨，为治疗慢性非结石性胆囊炎之良方。

【加减】腹泻者加茯苓 13g，薏苡仁 28g；有泛酸者，去山楂，加煅瓦楞子、海螵蛸各 28g；纳差者加茯苓、神曲各 13g；伴肠鸣，兼瘀滞而见舌有瘀斑者加牡丹皮 13g，三七粉 4g（冲服）。

【按语】慢性结石性胆囊炎属中医"胁痛"范畴。其病因或情志失调或饮食不节，致湿热中阻，郁而化热，熏蒸肝胆，肝络不得畅达，湿热熏蒸日久，煎熬成石，并与虫卵败脂结成结石，本方具有清肝湿热，并有理气和胃止痛，兼养阴化瘀通络。用之效佳。

☯ 和胆止痛汤（徐建欣方）

【组成】鸡内金 7g，金钱草 28g，广木香 7g，香附 7g，佛手 4g，逍遥丸 7g。

肝胆病 传承老药方

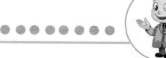

【用法】每日1剂，水煎2次。每日服2次，饭后服。

【功效】适用于慢性胆结石，胆囊炎，症见右上腹胀痛或牵至右肩部疼痛，食后腹胀，每因情志或劳作而增减，嗳气频作，饮食减少，脉弦，苔薄。

【方解】和胆止痛汤中以金钱草渗泄湿热，且长于利胆；鸡内金消积化石，有运脾利胆之功；广木香行气止痛，香附理气解郁，善治气结；佛手理气；逍遥丸舒肝解郁，健脾和营。六者配合相得益彰。

【验案】徐某，男，52岁，司机，多悲善哭，情绪寡欢。右上腹及心窝部时作胀痛，掣引右肩，B超检查为慢性胆囊炎，脉细弦，苔薄黄，肝胆属木，性善条达，一有郁结，易致胆区疼痛，此乃气郁之症，拟解郁理气，止痛和胆，处六胆汤6剂，诸症尽除，1年后随访，未曾复发。

☯ 清热利胆汤（杜长欣方）

【组成】茵陈50g，柴胡16g，马齿苋16g，金银花16g，川楝子16g，延胡索16g。

【用法】用水浸泡30分钟，然后煎服，每日1剂，每日分3次温服。

【功效】适用于胆囊炎。症见右胁下作痛及压痛，经常向右肩背放射，恶心欲吐，反复发作，或者有黄疸病。

【方解】清热利胆汤为广东名老中医的经验方，此方适用于肝郁不伸，湿热内蕴，肝失通降者，故用柴胡解郁疏肝，茵陈清热利胆，金银花解毒清热，川楝、延胡索泻肝镇痛，马齿苋是治疗湿热下痢之要药，方中用之，取其凉血解毒之功。诸药合用具有解郁舒肝，利胆清热功效。

【加减】胆郁证候者去金银花，加砂仁壳 13g，香橼皮 16g；如见寒热往来，胸胁苦满，心烦喜呕等少阳证候者，加黄芩 16g，龙胆草 16g，清半夏 13g；湿热证候者，加木通 16g，滑石 75g，郁金 28g，青皮 16g。

【验案】任某，男，60 岁，1987年 8 月 10 日来医院就诊。患者右上

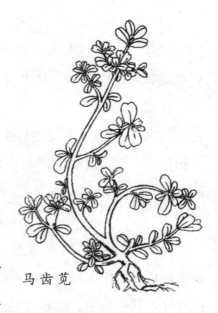

马齿苋

腹痛向右肩背放射，多在脂肪餐后诱发，曾多次服西药治疗疗效不佳，近日来疼痛加重，口渴不欲饮，皮肤黄染，身热，身重，心烦，尿黄浊，大便干，舌红，苔黄腻而厚，脉弦滑，查 B 超示，胆囊壁欠光滑。证属湿热胆胀，予解郁汤加木通 16g，滑石 75g，郁金 28g，青皮 16g，水煎服，共服 11 剂，症状大减，B 超检查示胆囊大小正常，胆囊壁未见异常。又服 6 剂后，诸症皆除，随访 1 年未发作。

☯ 清热止痛汤（刘必利方）

【组成】白芍 16g，柴胡 16g，郁金 16g，香附 16g，广木香 13g，黄芩 16g，甘草 13g。

【用法】水煎服，每日 1 剂，每日分 3 次温服。

【功效】适用于慢性胆囊炎。

【方解】方中取柴胡入肝胆经，升发阳气，疏肝解郁，透邪外

出，为君药；白芍敛阴养血柔肝为臣，与柴胡合用，以补养肝血，条达肝气，可使柴胡升散而无耗伤阴血之弊。佐以香附、广木香理气解郁，黄芩泄热破结，与白芍相配，又能理气和血，使气血调和；使以甘草，调和诸药，益脾和中。

【验案】李某，男，44 岁，1979 年 2 月 13 日就诊。患者有胃脘痛史 10 年（慢性胆囊炎），常因受寒受冷或饮食不节而发病。最近因生气，脘痛又作，脘痛拒按，上攻胁背，口苦且干，嗳气频频。经用抗生素及解痉止痛剂均无效而来诊，患者痛苦面容，频频嗳气，脉弦滑略数，舌质红，苔黄腻而燥。服药 1 剂，痛减，10 剂后，胀痛、嗳气均除，遂停药饮食调养数日而上班。

【按语】清热止痛汤是大连中医院老医师经验方。中医认为肝气犯胃之胃脘痛，多有偏寒偏热之异，本案虽为气滞胃痛，但证偏郁热，故用四逆散加减，枳实易木香、香附，加强理气之效，加郁金祛瘀活血，增黄芩和中清热，二药合用有利胆清热之效，诸药合奏舒肝和胃、清热止痛，临床收到满意效果。

☯ 金钱草利胆汤（程益春方）

【组成】郁金 7g，柴胡 7g，赤芍 16g，姜半夏 7g，青陈皮各 7g，金钱草 28g，生山楂 16g，槟榔 7g。

【用法】水煎服，每日 1 剂，每日 3 次温服。

【功效】适用于慢性胆囊炎。

【方解】金钱草利胆汤是名老中医的经验方。本病多由肝失疏泄，肝胆气滞，胆失通降，湿浊壅阻所致，故用柴胡、郁金、金钱草以清肝利胆；赤芍、槟榔、山楂以破气化瘀散结；半夏、青陈皮以降逆和胃。总之，本例乃胆腑为病，六腑以通为用，故用药忌黏滞而贵灵动。

【加减】大便干，舌苔黄，可加大黄、火麻仁以清热通腑。

【验案】崔某，男，44 岁，1975 年 1 月 6 日就诊。患者右胁隐痛，牵引背部，病史 5 年。此次病发，口干口苦，伴呕吐发热，大便干结，厌食油腻，脉细弦，舌苔薄腻。医院检查胆囊超声波收缩功能差，口服胆囊造影，胆囊显影不佳，脂肪餐 1 小时后胆囊收缩 1/3，用上方 10 剂，大便通畅，胁痛大减，但仍见胃纳不香，神疲无力，劳累后背部酸楚，舌脉同前，药既应手，原法续进，前方去槟榔，加当归 11g，服 10 剂，诸症均消。

☯ 和胃降逆方（俞天映方）

【组成】白芍 6g，柴胡 4.5g，炒枳实 4.5g，炙甘草 4g，吴茱萸 1.5g，桂枝（去皮）4g，当归 4.5g，川芎 4g，香木瓜 4.5g。

【用法】水煎服，每日 1 剂，每日分早、晚 2 次温服，饭后服。

【功效】适用于慢性胆囊炎。

【方解】方中取柴胡疏肝解郁，透邪外出，为君药；白芍敛阴养血柔肝为臣，与柴胡合用，以补养肝血，条达肝气，可使柴胡升散而无耗伤阴血之弊；佐以枳实、桂枝、吴茱萸、当归理气解郁，泄热破结，与白芍相配，又能理气和血，使气血调和；使以甘草，调和诸药，益脾和中。

【加减】头晕，耳鸣，大便干，口苦，脉弦属阴虚阳亢者，加石决明、珍珠母、乌桕、龟甲、鳖甲等。

【验案】胡某，女，53 岁，1962 年 6 月 16 日来医院就诊。患者

肝胆病
传承老药方

曾有胆囊炎经抗生素治疗临床治愈，但 3 个月后复发。患者右胸胁前后均痛，并向肩部放射作痛，恶心，伴有呕吐，嗳气，食欲不佳，大便干燥，小便正常，睡眠不佳，头有时发晕；脉右寸弦，尺弱，光滑，左寸尺沉细，左关弦大有力；月经过去提前，现常错后，舌正微有黄苔。属胆火上逆，影响胃气，治则清胆和胃降逆。用上方 15 剂，服半月余。服药后右胁下痛减，2 天未服药又觉疼痛，睡眠好转，头仍昏晕，食欲略增，口苦，右耳鸣，大便略干，小便正常；脉弦缓有力，黄腻苔已减。病情正在好转之中，治则育阴潜阳，改粉末缓治之。处方：炙甘草 60g，白芍 60g，大枣 28g，小麦 7g，石决明 60g，珍珠母 90g，龟甲 60g，鳖甲 28g，白蒺藜 60g，石斛 28g，炒枳实 28g，火麻仁 90g，肉苁蓉 28g，共研为细末，分成 30 包，每日 1 包水煎，加 1 小汤匙蜂蜜和匀，2 次分服，感冒停服。服药后右胁下疼痛减，口已不腻，睡眠好转，食欲增加，右耳尚鸣，检查认为是传导性耳聋，有时右手面部均有发麻感，二便正常，脉已缓和，舌正微有黄苔。前方去蒺藜，加地骨皮 28g，女贞子 28g，大枣 28g，桑枝 90g，共研为细末，分成 60 包，煎服法同前。

【按语】和胃降逆方是中医科学院西苑医院名老中医的经验方。本病多为胆火上逆，胃气受阻，以致胆胃不和，治法先清肝疏胆，降逆和胃，用四逆散、左金丸加味，药后自觉好转，头尚感微晕，大便略干，口苦，右耳鸣，脉弦缓，据临床分析，此乃阴虚阳亢之象，改为育阴潜阳，兼调脾胃，以研末煎服。

☯ 利胆和胃汤（李志云方）

【组成】淡竹茹 7g，青蒿脑 6g，仙半夏 6g，赤茯苓 7g，黄芩

7g，生枳壳 6g，广陈皮 6g，碧玉散（滑石、甘草、青黛）7g，泽泻 16g，白术 6g。

【用法】水浸泡方药约 30 分钟，然后用大火煎药至沸腾，再以小火煎煮 30 分钟；每日 1 剂，分 3 次温服。7 剂为 1 个疗程，需用药4～6个疗程。

【功效】利胆和胃，清热燥湿。

【方解】利胆和胃汤中青蒿清透少阳胆热；黄芩苦寒清热利湿；竹茹和胃清胆，降逆化痰；半夏利湿化痰，和胃降逆；茯苓健脾利湿，导湿下行；枳壳下气宽中，除痰消痞；陈皮化痰理气，开胸利膈；青黛清泻内热；滑石利湿清热；泽泻渗利水饮；白术健脾利湿，升清降浊；甘草益气和中，并调和诸药。

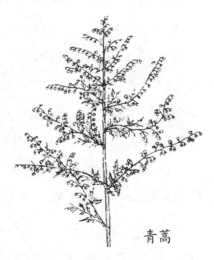

青蒿

【加减】若饮食不消者，加山楂、麦芽、莱菔子，以消食和胃；若胸胁胀甚者，加木香、陈皮、香附，以行气导滞；若口苦甚者，加黄连、通草、栀子，以清泻蕴热。

【验案】卢某，男，53 岁，1975 年 10 月 12 日就诊。患者营养不良，精神不佳，身黄、目黄，呕吐不食，发热不退，口渴，右胁痛，小便黄短，大便如陶土色。舌红，苔黄腻，脉濡数。医院诊为结石性胆囊炎而行将手术矣。虑年老体弱，不行手术，乞中医试为诊治。用上方 15 剂后，黄疸已退，诸症缓解出院。

【按语】胆囊炎病机多为肝胆湿热，西医学之"胆结石""胆囊炎"，中医亦常见此种类型，多以清利肝胆湿热收效。虽不能彻底治愈，但能救急于一时。特别对不宜手术或不愿意手术治疗者，尚属可行之法。待热退黄消痛缓之后，又常以调理脾善后。

☯ 柴胡消炎汤（王清任方）

【组成】黄芩 7g，柴胡 24g，白芍 7g，半夏 11g，生姜 16g，枳实 4g，大枣 12 枚，大黄 6g，五灵脂 11g，蒲黄 11g。

【用法】水浸泡方药约 30 分钟，然后用大火煎药至沸腾，再以小火煎煮 30 分钟；大便干结者，大黄煎煮约 20 分钟；每日 1 剂，分 3 次温服，7 剂为 1 个疗程，需用药 3～6 个疗程。

【功效】活血化瘀，清利胆胃。适用于慢性胆囊炎。

【方解】柴胡消炎汤中柴胡清少阳胆热，疏少阳胆郁；黄芩既可清少阳胆热，又可清阳明之热；枳实清热行气，消除痞满；大黄泻热，荡涤污浊滞物；白芍泻胆热，缓里急；生姜和胃降逆；五灵脂、蒲黄化瘀活血止痛；大枣益中补气，兼防苦寒药伤胃。

【加减】若黄疸者，加茵陈、黄连、栀子，以清热利湿退黄；若胁痛者，加延胡索、益母草、桃仁，以行气活血止痛；若眩晕者，加天麻、菊花，以清眩止晕；若胃脘胀满者，加莱菔子、山楂、神曲，以消食化积；若心烦失眠者，加酸枣仁、黄连，以清心益血，舍魂安神等。

【验案】李某，女，56 岁，1973 年 12 月 10 日来医院初诊。患者右上腹出现阵发性绞痛，反复发作已有 5 年。三天前，因劳累过度反复发作 6 次，腹痛拒按，向肩部放射，恶心、呕吐（食物及黄水），不发热，无黄疸。体格检查：肝肋下未触及，有压痛，剑突下 2cm，质软，肝区叩击痛，胆囊区压痛，胆囊触痛征（＋），右肩胛骨点压痛；血胆固醇 9.81mmol/L，黄疸指数＜6U。肝功能检查：

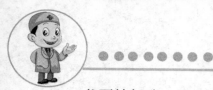

谷丙转氨酶129U/L，其他项目正常。胆囊造影见胆囊较小，影像淡，内有豆粒大结石阴影多块，胆总管明显变粗，直径1.8cm。诊断为胆囊炎合并胆结石、胆总管结石。诊查：体胖，舌质红，边缘青紫，舌苔黄腻，脉细弦。辨证：肝郁血滞，肝胆湿热蕴结。先后共服药50余剂。现已停药2年，自停药后，未再发现有上腹剧烈疼痛，饮食正常。

清胆调气汤（周寿云方）

【组成】桂枝7g，柴胡24g，天花粉11g，黄芩7g，牡蛎7g，炙甘草6g，干姜7g，黄连7g，人参7g。

【用法】用水浸泡方药约30分钟，然后用大火煎药至沸腾，再以小火煎煮30分钟；每日1剂，分3次温服。7剂为1个疗程，需用药4～6个疗程。

【功效】调气清胆，兼以温阳。

【方解】清胆调气汤中柴胡清热调气；黄芩清泻胆热；天花粉清热化饮；牡蛎散结软坚；桂枝通阳达气，助阳化气；黄连、黄芩，清热利湿，降逆和中；干姜散寒温阳；人参补脾益胃；甘草和中益气，顾护脾胃。

【加减】若热甚者，加栀子、半枝莲、淡豆豉，以清宣郁热；若夹寒明显者，加肉桂、附子、吴茱萸，以温阳散寒；若气滞者，加枳实、陈皮、香附，以行气导滞；若不思饮食者，加山楂、麦芽，以消食和胃。

【验案】关某，女，38岁，1977年11月7日来医院就诊。患者有慢性胆囊炎并胆结石5年，经常右上腹部及胁背胀痛，近因饮食太过、肥甘厚味不节而发病。向两肋下放射，右上腹剧痛，疼痛剧烈，目黄、身黄，小便黄赤，大便秘结，曾住某医院，B型超声波异常及CT检查诊为慢性胆囊炎并胆管结石（2cm×1.5cm）。发冷热，体温38.8℃，脉弦滑而数，舌红，苔黄腻而燥。1977年11月20日复诊，进药6剂，泻下6次，脘胁痛略减。继进2剂，疼痛再减，呕逆已止，寒热亦解，体温36.9℃，脉舌向前，发黄如故，药已中病。守方再服3剂，发黄渐退，脘胁痛止，能进饮食，二便通调。治疗20天，诸症尽除，结石亦排出。遂停药饮食调养。2周后恢复工作，随访半年未复发。

【按语】本方为名老中医的经验方，中医无胆囊炎之称，但有相似之叙述。《灵枢·胀论》曰："胆胀者，胁下痛胀，口中苦，善叹息。"肝为刚脏，一有郁结，气火俱升，上犯胃经，痛连胁肋。临证见此，亦多气郁所致，亦有过食油腻厚味，醇酒辛辣，湿热蕴蓄而发。故组方以理气解郁，渗湿利胆，消积化石为原则。

清热益阴汤（罗宏方）

【组成】半夏11g，黄连6g，全瓜蒌28g，黄芩7g，人参7g，干姜7g，炙甘草7g，大枣12枚。

【用法】水浸泡方药约30分钟，然后用大火煎药至沸腾，再以小火煎煮30分钟；每日1剂，分3次温服。7剂为1个疗程，需用药5～7个疗程。

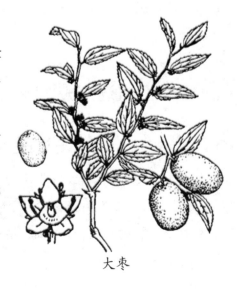

大枣

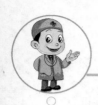

【功效】化痰清热，益气健脾。适用于胆囊炎。

【方解】清热益阴汤中黄连、黄芩，清热利湿，降泻浊逆；半夏和胃醒脾，和中燥湿；干姜温中和胃理脾，防止苦寒药伤中气；全瓜蒌益阴清热，导热下行，化痰涤饮而不伤阴；人参、大枣、炙甘草，中气补益，和胃健脾。

【加减】若热甚者，加栀子、黄连、淡豆豉，以清宣郁热；若气虚者，加山药、白芍、黄芪，以健脾益气；若痰甚者，加竹茹、半夏、枳实，以清热理气化痰；若胁痛者，加延胡索、川楝子，以行气活血止痛。

【验案】田某，男，37 岁，个体户，1977 年 2 月 10 日来医院就诊。患者在 8 年前因胆结石而切除胆囊，以后多次间歇性发作畏寒发热。伴右上腹不适，目黄，尿黄。每次经利胆清热剂治疗好转，但不久又复发。患者神疲纳呆，口干苦，大便时溏时结，小便微黄，苔白，舌淡，脉弦。上腹部无明显压痛。胆道造影，无结石影。此乃脉络瘀滞未得荡涤。投以本方连服 7 剂，服药后腹痛消失，其余症状大减，患者出院，其后又服数剂，病获痊愈。随访数年，未见复发。

☯ 益气止痛汤（赵刃方）

【组成】枳实 11g，柴胡 11g，白芍 11g，人参 13g，炙甘草 13g，白术 13g，茯苓 13g，五灵脂 13g，蒲黄 13g。

【用法】水浸泡方药约 30 分钟，然后用大火煎药至沸腾，再以小火煎煮 30 分钟；每日 1 剂，分 3 次温服。7 剂为 1 个疗程，需用药 5～7 个疗程。

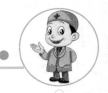

【功效】益气健脾，行气活血。

【方解】益气止痛汤中柴胡理气疏肝；枳实降浊行气；白芍止痛缓急；人参、白术，益气健脾；茯苓益气渗利降浊；五灵脂、蒲黄，化瘀活血止痛；炙甘草益气缓急止痛。

【加减】若瘀甚者，加桃仁、延胡索、红花，以活血化瘀；若气虚甚者，加黄芪、白芍、山药，以健脾益气；若气郁甚者，加陈皮、枳实、青皮，以行气解郁；若不思饮食者，加砂仁、豆蔻，以醒脾化食。

【验案】刘某，女，58岁，职工。患者反复右胁下疼痛5余年，加剧3天，于2001年9月10日就诊中医科。患者10余年来，反复右胁下疼痛，曾就诊社区医院，诊断为胆囊炎，经治疗病情缓解，但病情反复发作。3天来因劳累、过食油腻之品而诱发。刻诊：右胁下剧痛，疼痛放射至右肩胛部，胆囊区疼痛拒按，呕吐、口干、口苦，同时伴有畏寒、发热、恶心、大便秘结、3天未行，小便短赤。舌质暗红，苔黄腻，脉弦数。B型超声提示：胆囊液性暗区增大，胆囊壁增厚。血常规检查：白细胞计数 11.5×10^9/L，中性粒细胞0.78，淋巴细胞0.15。西医诊断：慢性胆囊炎急性发作。中医诊断：胁痛。此乃湿热内蕴，肝胆失疏，气血瘀滞，热结阳明，不通则痛。治以化瘀行气，通滞清热。上方2剂，水煎内服。二诊，右胁下疼痛显著减轻，发热减退，大便稀溏，无恶心、呕吐。按上药去甘草，加蒲公英18g，续服10剂。右胁疼痛消失，诸症显著缓解。

☯ 温阳通经汤（杨少山方）

【组成】麦冬7g，北沙参7g，当归7g，生地黄24g，枸杞子

16g，川楝子 6g，川芎 4g，白芍 6g，桃仁 6g，红花 6g。

【用法】用水浸泡方药约 30 分钟，然后用大火煎药至沸腾，再以小火煎煮 30 分钟；每日 1 剂，分 3 次温服。7 剂为 1 个疗程，需用药5～8个疗程。

【功效】活血化瘀，滋补阴津。

【方解】温阳通经汤中重用生地黄滋阴养血，补肝益阴；北沙参养肝滋阴；麦冬滋肝养阴，清虚热；枸杞子滋阴养肾而涵肝木；当归补肝血而化阴；北沙参、麦冬、枸杞子、当归以助生地黄以滋阴补肝。川楝子既能解郁疏肝，又能制约滋补药而不壅滞气机，还能清泻肝中郁热；白芍补血止痛缓急；桃仁、红花、川芎，行气化瘀活血。

【加减】若肝郁者，加枳实、陈皮、木香、青皮，以行气疏肝；若疼痛者，加川楝子、川芎、延胡索，以行气活血止痛；若脾虚者，加人参、黄芪、山药，以补气健脾；若夹寒者，加附子、生姜、桂枝，以温阳通经止痛。

【验案】张某，男，45 岁，司机，1976 年 2 月 10 日就诊。3 年前患胆囊炎，以后每年发作。最近发病 2 次。近来肝胁时时疼痛，牵及右肩酸痛，纳呆，食后作胀。伴有面色萎黄，口干且苦，大便燥结，数日 1 次，尿黄，舌苔薄，脉细弦。此为肝胆气机郁滞、湿热未清、化火伤阴之象。服上方 30 剂后，取延胡索粉服。近来未见胁痛，胃纳较差，唯小腹微微作胀，略感头晕。气阴未复，舌淡红，苔薄，脉细弦。症防复发，再从前法加减。沙参 11g，麦冬 7g，当归 6g，生地黄 7g，赤、白芍各 7g，川楝子 7g，川芎 7g，桃仁 7g，金钱草 28g，红花 4g。6 剂，以巩固治疗。

【按语】胆结石是引起急腹症的常见原因之一，常与慢性胆囊炎并发，发作时右上腹绞痛或伴有阻塞性黄疸，有的患者可有发热。本例患者体胖，舌质红，舌边青紫，舌苔黄腻，脉细弦，常因饮酒、食油腻之物或劳累而引起发病，肝郁血滞、肝胆湿热内蕴之象确在，本当清利，但考虑病程较长，反复发作，久病多虚，乃虚中挟实之证，故用攻补兼施之法，以疏肝理气、清热利胆、活血行瘀为主，佐以补肝肾、健脾胃治疗而收效。

☯ 清心安神汤（马云翔方）

【组成】黄芩 7g，柴胡 24g，人参 7g，半夏 11g，炙甘草 7g，生姜 7g，大枣 12 枚，知母 18g，石膏 48g，粳米 18g，大黄 6g，黄连 4g。

【用法】水浸泡方药约 30 分钟，然后用大火煎药至沸腾，再以小火煎煮 30 分钟；大便干结者，大黄煎煮约 20 分钟；每日 1 剂，分 3 次温服。8 剂为 1 个疗程，需用药 8～10 个疗程。

【功效】解毒清热，清心安神。

【方解】清心安神汤中柴胡既疏少阳，又清少阳；黄芩清泻少阳胆热，使胆热从内而彻；半夏宣降气机，和中醒脾；生姜郁结宣散，兼制柴胡黄芩性味苦寒伤胃；知母清阳明胃热，生津止渴除烦；石膏泻热生津，退热养阴；大黄泻热下行；

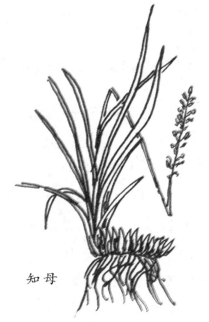

知母

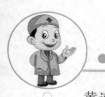

黄连解毒泻热；人参、粳米、甘草、大枣，补中益气。

【加减】若口苦者，加大黄连用量、芦根、栀子，以清热泻火；若心烦者，加竹叶、栀子，以清心除烦；若热甚者，加金银花、土茯苓、连翘，以清热解毒；若血热者，加生地黄、玉竹、玄参，以清热凉血。

【验案】刘某，男，45岁，福建人。患者有5年慢性胆囊炎病史，多次服用中西药，效果不佳，近因胁痛、心下痞满加重而前来诊治。刻诊：胁肋胀痛，胁下拘急，倦怠乏力，面色萎黄，舌质暗夹瘀斑，苔薄黄，病因情绪变化加重，脉虚弱。辨为郁瘀气虚证，治当健脾益气，清热解毒，行气活血，用上方10剂，水煎服，每天1剂，每日分3服。二诊：胁肋胀痛减轻，以前方10剂。三诊：倦怠乏力好转，以前方10剂。四诊：症状表现达到有效控制，以前方治疗15剂，经B超复查，胆壁粗糙消失。随访1年，未再复发。

清热通腑汤（朱良春方）

【组成】郁金7g，柴胡7g，赤芍16g，姜半夏7g，青、陈皮各7g，金钱草28g，生山楂16g，槟榔7g。

【用法】水煎服，每日1剂，每日分2次于早、晚服。

【功效】利胆疏肝，理气化湿。

【方解】中医《黄帝内经》说："胆胀者胁下胀痛，口中苦，善大息。"这些症状与胆囊炎、胆石症颇为相似。胆囊炎多由于肝失疏泄、肝胆气涨、胆失通降、湿浊壅阻所致。故用柴胡、郁金、金钱草以利胆疏肝，赤芍、槟榔、生山楂以化瘀破气散结，姜半夏、青、陈皮以和胃降逆。

【加减】如患者舌苔黄、大便干，可加大黄、玄参以清热通腑。

【验案】黄某，男，45岁，1975年1月6日来医院就诊。患者出现右胁隐痛，牵引背部，伴口干口苦，呕吐发热，大便干结，厌食油腻，脉细弦，舌苔薄腻，社区医院检查胆囊超声波收缩功能差，口服胆囊造影，胆囊显影不佳，脂肪餐1小时后胆囊收缩1/3。用上方10剂，大便通畅，胁痛大减，但常见胃纳不香，神疲无力，劳累后背部酸楚，脉细弦，舌苔薄。药既应手，原法续进。前方去槟榔，加当归11g，10剂，诸症均消。

☯ 理气止痛汤（吴琼方）

【组成】白芍16g，柴胡16g，枳实16g，黄芩16g，大黄13g，川楝子16g，郁金16g，片姜黄16g，黄柏16g，金钱草50g，茵陈23g，萹蓄16g，瞿麦23g。

【用法】水煎服，每日服1剂，每日分2次温服。

【功效】清热利湿，疏肝利胆。用于慢性胆囊炎急性发作。

【方解】理气止痛汤以大柴胡汤转少阳之枢机，开阳明之气结而利胆疏肝，佐川楝子、郁金、片姜黄理气通经止痛；以黄柏、金钱草、茵陈、萹蓄、瞿麦清热利湿。合之共奏利胆疏肝、祛湿清热之效。

【验案】高某，女，59岁，1977年5月15日来医院就诊。患者出现身热，右胁急痛，向周边放射，目眩，口苦口干，小便呈浓茶样，大便呈黑绿色，舌质红，苔黄腻，脉弦而滑数，西医诊断为慢性胆囊炎急性发作。中医认为肝气郁而化火，使胆之疏泄功能失常所致。少阳之经枢不转则转侧不利，肝气郁结则胁部急痛，火气上炎则口苦、咽干、脉弦，胆之疏泄失常则大便黑绿色，小便黄赤、舌红、苔黄腻、脉弦而滑数均为湿热蕴结肝胆之象。治则利胆疏肝，佐以利湿清热，服上方 10 剂而愈。

☯ 和解少阳汤（高辉远方）

【组成】白芍 7g，柴胡 11g，枳实 6g，大黄 6g，黄芩 7g，半夏 7g，生姜 23g，大枣（擘）4 枚，金钱草 24g，滑石 11g，鸡内金 11g。

【用法】水煎服，每日 1 剂，每日分 2 次温服，早、晚各 1 次

【功效】和解少阳，泻下热结。用于慢性胆囊炎。

【方解】本方中柴胡苦平，入肝胆经，透解邪热，疏达经气；大黄、金钱草、黄芩清泄邪热；白芍和胃降逆；枳实、半夏扶助正气，抵抗病邪；生姜、大枣、鸡内金和胃气，生津。使用以上方剂后，可使邪气得解，少阳得和，上焦得通，津液得下，胃气得和，有汗出热解之功效。

【验案】张某，男。患胆囊炎，患者右季肋部有自发痛与压痛感，常有微热，并出现恶心、食欲缺乏、脉弦大，投上方加味。本方连服 10 剂，食欲见佳，嗳气大减。再进 6 剂，胁痛亦轻，唯微热未退，改用小柴胡汤加鳖甲、青蒿、秦艽、郁金治之。

☯ 利胆清热汤（邢锡波方）

【组成】茵陈 50g，柴胡 16g，马齿苋 16g，金银花 16g，川楝子 16g，延胡索 16g。

【用法】用水浸泡 30 分钟，然后煎服，每日 1 剂，每日 2 次，

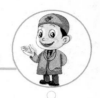

早、晚分服。

【功效】利胆清热，疏肝解郁。

【方解】利胆清热汤用柴胡疏肝解郁，茵陈清热利胆，金银花解毒清热，川楝子、延胡索泄肝镇痛。马齿苋是治疗湿热下痢之要药，方中选用之，取其凉血解毒之功。

【加减】偏胆郁证候者，去金银花，加砂仁壳 13g，香橼皮 16g；如见寒热往来、胸胁苦满、心烦喜呕等少阳证候者，加黄芩 16g，龙胆草 16g，清半夏 13g；偏湿热证候者，加木通 16g，滑石 75g，郁金 28g，青皮 16g。

【验案】任某，男，60 岁，1987 年 8 月 10 日来医院就诊。患者右上腹痛向左肩背放射，反复发作，已 5 年有余，多在脂肪餐后诱发，曾多次用西药治疗无效。3 个月来疼痛加重，身重，心烦，身热，口渴不欲饮，皮肤黄染，大便干，尿黄浊，舌红，苔黄腻而厚，脉弦滑。查 B 型超声示胆囊壁欠光滑。证属湿热胆胀，予利胆解郁汤加木通 16g，滑石 75g，郁金 28g，青皮 16g，水煎服。共服 15 剂，症状大减，B 型超声检查示胆囊大小正常，胆囊壁未见异常。又服 10 剂后，诸症皆除。随访 1 年未发作。

【按语】本例为慢性胆囊炎。大柴胡汤原治少阳热邪未解、阳明里热壅盛之证，岳美中以此方和解少阳、泻下热结。在用法上重用生姜以制呕恶，加金钱草以利胆清热，滑石利尿泄热，鸡内金克化积热，方药增损合宜。此方用于治阳实黄疸及胆结石亦属对证。

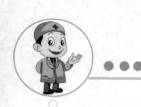

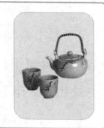

第八章
胆结石

☯ 柴胡排石汤（赵锡武方）

【组成】枳实 11g，柴胡 11g，白芍 11g，生甘草 11g，鸡内金 24g，海金砂 28g，金钱草 24g，滑石 28g，附子 4g，通草 13g。

【用法】用水浸泡方药约 30 分钟，然后用大火煎药至沸腾，再以小火煎煮 30 分钟；每日 1 剂，分 3 次温服。7 剂为 1 个疗程，需用药 8～12 个疗程。

【功效】利胆排石，疏肝理气。适用于胆结石。

【方解】柴胡排石汤中柴胡理气疏肝，枳实降逆行气。白芍缓急柔肝；鸡内金化石消食；海金砂、金钱草、滑石，排石利水通淋；通草通利血脉排石；附子温阳化石；生甘草解毒，缓急止痛。

【加减】若苔腻者，加黄连、佩兰、苍术，以醒脾燥湿；若不思饮食者，加山楂、麦芽，以消食和胃；若痛甚者，加延胡索、丹参、川楝子，以理血行气止痛；若胁胀甚者，加陈皮、香附、青皮，以行气降气除胀；或选用柴胡疏肝散与三金通石汤合方。

【验案】赵某，男，46 岁，农民。患胆石症、梗阻性胆囊炎、胆囊积液。右胁下有一约 6cm×7cm 大小块物，超声波检查：右胁下块物为囊性，有液平。本方加减服用 1 个半月，胆囊逐渐缩小，

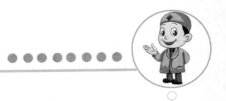

以致不能触及。继则病愈。

☯ 温阳化石汤（祝谌予方）

【组成】栀子 14g，茵陈 18g，大黄 6g，鸡内金 24g，海金砂 28g，金钱草 24g，滑石 28g，附子 4g，通草 13g。

【用法】用水浸泡方药约 30 分钟，然后用大火煎药至沸腾，再以小火煎煮 30 分钟；大便干结者，大黄煎煮约 20 分钟；每日 1 剂，分 3 次温服。6 剂为 1 个疗程，需用药 8～12 个疗程。

【功效】利胆排石，清热燥湿。适用于胆结石。

【方解】温阳化石汤中茵陈清利湿热阳明，疏利气机，降泻退黄。栀子清热利湿除烦。大黄燥湿泻热，推陈致新，导瘀下行；鸡内金消食化石；海金砂、金钱草、滑石，利水排石通淋；通草通利排石；附子化石温阳；炙甘草缓急止痛。

【加减】若小便少者，加车前子、茯苓、泽泻，以清利小便；若不思饮食者，加山楂、麦芽、莱菔子，以消食和胃；若胁痛者，加柴胡、延胡索、牛膝、川楝子，以行气止痛；若口苦者，加黄芩、芦根、龙胆草，以清热燥湿；或选用龙胆泻肝汤与三金通石汤合方。

【验案】祝某，男，成年，1971 年 6 月 12 日来医院就诊。患者因长期生气，近年来腹部胀满，睡眠不好，面目及周身逐渐发黄，近来巩膜及全身已变为深黄而晦暗，头昏如裹，且周身发痒，饮食少味，大便稀溏，小便黄少，周身乏力，行走困难，曾经西医检查，诊断为胆结石。中医诊得满舌白腻而中心微黄，脉象濡弱。缘此病生于长期忧郁，使气滞而水液不运，日渐蕴热，就目前诸症观察，应属湿重热轻。用上方 20 剂，诸症均有改善，精神转好，饮食渐进，尿量增加，但仍黄浑，仍本前法加减。上方继服 15 余剂，身黄、目黄已去，诸症亦消失，检查胆囊结石已排除，即停用饮食调理。随访 5 年，均健康如常人。

🔘 渗湿化痰汤（李虹方）

【组成】陈皮 11g，柴胡 11g，川芎 13g，白芍 13g，香附 13g，半夏 11g，竹茹 11g，枳实 11g，茯苓 7g，炙甘草 6g。

【用法】用水浸泡方药约 30 分钟，然后用大火煎药至沸腾，再以小火煎煮 30 分钟；每日 1 剂，分 3 次温服。6 剂为 1 个疗程，需用药 10～12 个疗程。

【功效】化痰降浊，疏肝理气。适用于胆结石。

【方解】渗湿化痰汤中柴胡解郁疏肝，调理气机，乃治肝郁之要药；川芎行气理血止痛；白芍柔肝敛肝，止痛缓急；香附调经止痛理气，助柴胡解郁行气；茯苓益气健脾，渗利痰湿；半夏利湿化痰，温胃降逆；竹茹

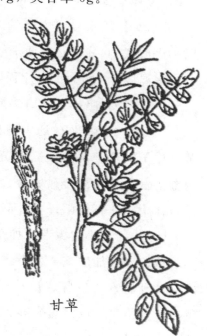

甘草

和胃清胆，止呕除烦；陈皮化痰理气，助半夏化痰温胃；枳实化痰理气，助竹茹清胆降逆；生姜调理脾胃，和胃降逆；甘草益气和中，并调和诸药。

【加减】若苔腻甚者，加白术、黄柏、苦参，以苦温健脾，苦寒燥湿；若胁肋脘腹闷痛者，加木香、延胡索、川楝子，以行气活血止痛；若郁甚者，加青皮、香附、木香，以行气破滞；若痰甚者，加苍术、川贝母、泽泻，以醒脾渗湿化痰。

【验案】李某，男，43 岁，来医院就诊于 1974 年 2 月 24 日。患

者主诉上腹部痛，放射至肩部，痛时虽注射哌替啶，仍不能止。曾经某医院造影摄片，确诊为"胆囊结石"。诊见，症有气滞痰阻，多食油腻，湿热蕴结，肝胆失于疏泄，聚成结石，不通则痛。用上方治疗，5剂后大便每日5次。在大便内发现5枚大如蚕豆的圆形结石，上腹部疼痛顿减。前方去甘草，再服5剂，肝区不痛，又连服12剂以资巩固。至今已5年，未见复发。

☯ 活血消石汤（叶任高方）

【组成】黄芩7g，柴胡24g，白芍7g，半夏11g，生姜16g，枳实4g，金钱草28g，郁金11g，枳壳13g，茵陈24g，大枣12枚，酒大黄4g。

【用法】用水浸泡方药约30分钟，然后用大火煎药至沸腾，再以小火煎煮30分钟；大便干结者，加大黄为6g，每日1剂，分3次温服。6剂为1个疗程，需用药8~10个疗程。

【功效】利胆排石，清胆调气。适用于胆结石。

【方解】活血消石汤中柴胡清胆调理气机；黄芩清胆泻热；白芍止痛缓急；半夏利湿降逆；生姜调胆理胃；枳实、枳壳，行气降气，止痛通络；金钱草利湿排石；郁金消石活血；茵陈利湿清热；大黄清泻瘀热；大枣益气和中。

【加减】若恶心呕吐者，加竹茹、木香、陈皮，以降逆和胃；若心烦急躁者，加竹叶、知母，以清心除烦；若胁痛明显者，加郁金、木香、香附，以活血行气止痛；若口苦明显者，加栀子、苦参、黄连，以清热燥湿。

【验案】石某，男，54岁，工人。患者原有近10年胆石症病史，反复发作。因右上腹阵发性绞痛伴发热、畏寒5天急诊入院。近5天来右上腹剧痛，阵发性加剧，痛时向右肩及腰背部放射、发热、畏寒，伴恶心、呕吐，呕出物为胆汁及食物残渣，痛时于床上滚，大汗淋漓，口渴咽干，经当地人民医院治疗无效。体格检查：体温39℃，血压 90/70mmHg，全身皮肤有轻度黄染，巩膜黄疸（＋＋＋），右上腹拒按，压痛（＋＋），墨菲征（＋），肠鸣音存在。超声波示右胁下胆囊液平胁下 5cm。用上述处方 10 剂。服药第 2 天开始排石，连续排石 3 天，共排出黄褐色之胆石 112 颗，形状似椭圆形或多角形，大小不等。共治疗 14 天，诸症消失，痊愈出院。跟踪 4 个月，未见复发。

☯ 醒脾化痰汤（姬云海方）

【组成】橘红 16g，半夏 16g，茯苓 7g，炙甘草 6g，柴胡 16g，天花粉 7g，当归 7g，红花 6g，穿山甲（代）6g，大黄 13g，桃仁 11g。

【用法】用水浸泡方药约 30 分钟，然后用大火煎药至沸腾，再以小火煎煮 30 分钟；大便不干者，减大黄为 4g，每日 1 剂，分 3 次温服。7 剂为 1 个疗程，需用药 10～12 个疗程。

【功效】化痰醒脾，活血化瘀。适用于胆结石。

【方解】醒脾化痰汤中半夏利湿化痰，治已生者痰；橘红理气利湿，醒脾化痰；茯苓渗湿健脾，使脾主运化水湿。生姜既能助半夏、陈皮降逆理气，又能助半夏、陈皮化痰和胃，并能解半夏毒性；用乌梅少许，敛阴生津，制约燥湿化痰药不伤阴津；当归补血活血，瘀去血生；柴胡行气解郁，帅血而行；桃仁、红花，化瘀活血；穿山甲（代）破瘀通络，消肿散结；大黄泻热，荡涤瘀血，导瘀下行，推陈致新；天花粉消瘀活血散结，润燥清热；甘草帅血益气，调和诸药。

【加减】若瘀甚者，加三棱、桃仁、莪术，以活血化瘀；若胁胀痛者，加青皮、槟榔、厚朴、木香，以行气导滞止痛；若痰甚者，加苍术、天南星、枳实，以醒脾理气化痰；若夹热甚者，加牡丹皮、胆南星，以清热散瘀，燥湿化痰。

【验案】张某，女，57岁，教师，1975年11月8日来医院就诊。主诉出现上腹部闷痛5年，时有剧痛。疼痛多发生于三次饭后，呈持续性钝痛，并向后肩胛处放射，难以忍受。于3个月前曾住某医院，检查后诊断为胆石症。经治疗出院后仍反复发作，常食纳不佳，腹部胀气，口苦、恶心、呕吐，小便短赤，痛发时腹部拒按，无黄疸，舌质红，苔黄厚，脉弦急、弦数。证属肝气郁结，木郁化火。治则理气疏肝，化滞清热，利胆排石。投以化痰汤，服药10剂，胁痛大减，亦未见大痛发作；舌红苔薄黄，小便稍长。肝气得疏，火有下行之象，嘱前方再进10剂，药后疼痛全消。唯仍有胃脘胀闷、纳少，脉左弦右细，舌红苔白。乃脾受木贼，予以健脾化湿、佐理肝气之方（川厚朴7g，茯苓7g，金铃子7g，白芍7g，麦芽7g，木香6g，胆草6g，党参11g）。服药5剂后食纳增进，脘闷亦减。1个月后再去某医院复查，经X线摄片证实，原见之胆结石阴影已不存在。

☯ 渗利降浊汤（张发荣方）

【组成】炙甘草13g，人参13g，白术13g，茯苓13g，桂枝11g，桃仁11g，牡丹皮11g，白芍11g，五灵脂13g，蒲黄13g。

牡丹皮

【用法】用水浸泡方药约30分钟，然后用大火煎药至沸腾，再以小火煎煮30分钟；每日1剂，分3次温服。6剂为1个疗程，需用药8～10个疗程。

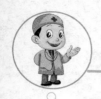

【功效】益气健脾，活血化瘀。适用于胆结石。

【方解】渗利降浊汤中人参、白术，益气健脾；桂枝通经散瘀；桃仁化瘀活血；牡丹皮消瘀凉血；茯苓益气渗利降浊；五灵脂、蒲黄，活血止痛化瘀；白芍缓急止痛；炙甘草益气缓急止痛。

【加减】若不思饮食者，加山楂、鸡内金、莱菔子，以消食导滞化石；若气虚甚者，加黄芪、白术、山药，以益气补虚；若瘀甚者，加水蛭、草血竭、虻虫，以破血逐瘀；若大便溏泻者，加薏苡仁、豆蔻，以醒脾利湿止泻。

【验案】卢某，女，59岁，理货员。患者出现右胁下窜痛，腹胀，食欲欠佳，时有恶心，便溏。最近几天右胁下窜痛加剧，于1989年6月5日来诊。诊查：脉弦细，苔薄白。B型超声检查：胆囊内有直径为1.5cm结石块，诊断为胆石症。遂投以上方25剂，经服1个月，窜痛消失，腹胀除，食欲增，气色转佳。B型超声复查：结石直径小于0.5cm。继服半个月，B型超声检查结石消失，患者痊愈。

☯ 补血荣肝汤（王相才方）

【组成】茯苓13g，柴胡13g，白术13g，当归13g，白芍13g，甘草6g，鸡内金24g，海金砂28g，金钱草24g，滑石28g，附子4g，通草13g。

【用法】用水浸泡方药约30分钟，然后用大火煎药至沸腾，再以小火煎煮30分钟；煎药时加入少许薄荷，生姜3片；每日1剂，分3次温服。6剂为1个疗程，需用药8～12个疗程。

【功效】利胆排石，疏肝健脾。适用于胆结石。

【方解】补血荣肝汤中柴胡解郁疏肝，调理气机；白术益气健脾，扶脾和肝；当归补血荣肝；白芍敛阴补血；茯苓渗利益气，助白术健脾和胃；薄荷解郁，助柴胡疏肝醒脾理气；生姜调和脾胃；

鸡内金化石消食；海金砂、金钱草、滑石，利水排石通淋；通草通利血脉排石；附子温阳化石；炙甘草止痛缓急。

【加减】若疼痛者，加川楝子、牛膝、延胡索，以行气活血止痛；若夹寒者，加附子、桂枝，以温阳通经止痛；若脾虚者，加人参、黄芪、山药，以补气健脾；若肝郁者，加枳实、香附、陈皮、青皮，以行气疏肝。

【验案】高某，男，57 岁，司机，2000 年 1 月 17 日来医院就诊。患者右上腹疼痛反复发作 15 余年，近来发作 10 天，阵发性绞痛伴呕吐，寒战发热，饮食难进，诊见患者面容痛苦状，睛黄，舌晦红，苔黄腻，右上腹触及一包块、摸之剧痛，脉弦数。询之，病多发于食荤之后。B 型超声报告：胆囊内有数枚细小光团，0.7cm×0.7cm，声影不显；胆总管明显扩张至 2.3cm，见有一枚 2.4cm×1.2cm 强光团，后方有声影。西医：胆囊结石，胆总管扩张，胆总管结石。中医辨证为湿热久蕴胆道，浊沉成积，阻碍胆肝气机。用上方 3 剂。2000 年 1 月 21 日复诊：大便已通，小便渐清，但右上腹痛加剧，结石已动。原方加虎杖 18g，乌梅 15 克，白芍加至 50g，2 剂。2000 年 2 月 3 日三诊：服药后大痛一阵，后渐却，现一切恢复正常。B 型超声复查：胆囊壁明显增厚、毛糙，囊内透声差，胆总管轻度扩张（0.6cm）；结论：胆囊炎、胆总管轻度扩张。

☯ 化瘀祛浊汤（崔云竹方）

【组成】麦冬 7g，北沙参 7g，当归 7g，生地黄 24g，枸杞子 16g，川楝子 6g，鸡内金 24g，海金砂 28g，金钱草 24g，滑石 28g，附子 4g，通草 13g。

【用法】用水浸泡方药约 30 分钟，然后用大火煎药至沸腾，再以小火煎煮 30 分钟；每日 1 剂，分 3 次温服。6 剂为 1 个疗程，需用药 10～12 个疗程。

【功效】化瘀涤浊，滋补肝阴。适用于胆结石。

【方解】化瘀祛浊汤中重用生地黄滋养阴血，补肝益阴；北沙参养肝滋阴；麦冬滋肝阴，清虚热；枸杞子滋阴养肾而涵肝木；当归补肝血而化阴，北沙参、麦冬、枸杞子、当归以助生地黄以滋补肝阴；川楝子既能解郁疏肝，又能制约滋补药而不壅滞气机，还能清泻郁热；鸡内金化石消食；海金砂、金钱草、滑石，利水排石通淋；通草通利血脉排石；附子温阳化石；炙甘草止痛缓急。

【加减】若口苦者，加黄芩、芦根、栀子，以清热降逆；若夹气虚者，加人参、山药，以健脾益气；若胁痛甚者，加白芍、枸杞子、延胡索，以柔肝养肝，活血通络；若大便干结者，加火麻仁、大黄、桃仁，以滋阴润燥，活血通便。

【验案】刘某，男，71 岁，广东人。患者在 10 年前出现胁痛，放射性，不能食油腻。经医院 B 超检查诊断为胆管沙粒样结石，因胁痛剧烈而做手术，2 年后又出现胁痛，经 B 超复查又有结石。治疗 1 年，可症状表现还是时轻时重，近因病证加重而前来诊治。刻诊：胁痛，胁下拘急，口苦口黏，肢体困重，舌质红，苔黄厚腻，脉略弦。辨为肝胆湿热证，治当燥湿清热，利胆排石，用上方 10 剂，水煎服，每天 1 剂，每日分 3 服。二诊：胁痛减轻，以前方 10 剂。三诊：肢体困重好转，以前方 10 剂。四诊：诸症均有减轻，以前方治疗 50 剂。五诊：诸症悉除，为了巩固疗效，又以前方变汤剂为散剂，每次 13g，每日分 3 服，治疗 6 个月，经 B 超复查，结石排出。随访 1 年，一切尚好。

☯ 通利排石汤（鲁淑敏方）

【组成】徐长卿、延胡索、郁金、青蒿子各 16g，柴胡、九香虫

各 6g，蒲公英、石见穿各 28g，冬葵
子、赤芍、鸡内金各 13g，芒硝（分
冲）4g。

【用法】每日 1 剂，水煎服。每日分
2 次温服。

【功效】通利排石。适用于胆结石。

【方解】方中蒲公英、石见穿、赤
芍、青蒿取其清肝利胆、化痰行瘀、
透泄郁火、清退低热之用；冬葵子滑
利，滑以去邪，利浊通窍，消炎排毒；
九香虫配柴胡、郁金、延胡索止痛理
气，上通下达，激活气机升降，使结

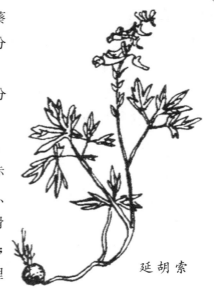

延胡索

石易于排出；徐长卿能调整脾胃功能，镇痛消炎，尤对脘胁部的胀
痛配合郁金、延胡索，效验甚著。更妙在以芒硝代大黄，更合久病
体弱，胃气大虚，或年老患者之治，此即所谓取大柴胡汤之意也。
疏清通利集于一炉，故每收著效。

【验案】朱某，男，28 岁，1962 年 10 月 2 日来医院就诊。

患者从 5 年前即患胸痛，时常复发，痛时即感头晕、口苦。经
西医透视检查，诊断为胆结石。诊得脉象微弦，此为肝胆郁热之故，
用上方治之。

11 月 5 日第二诊：服上方 15 剂后，约 1 年时间未发胸痛，只最
近发作 1 次，但不甚严重，脉象弦滑，舌上有粉白苔，此肝胆郁滞
未解，再本前法。

11 月 11 日第三诊：服上方 8 剂后，胸痛即止，但感消化不良，
每饭后必解溏便，微觉精神不好，弦滑之脉已解，指下转为濡弱，
舌上微有白苔，是前方苦降稍过、湿阻中焦之故，改用疏肝行气，
除湿健脾法。

12月19日第四诊：服上方后，情况良好，胸痛未发，脉象平和，舌质淡红，有白苔，大便正常，食欲欠佳，仍本前方立意，并嘱其常服。服上方后，观察至1964年8月3日，胸痛一直未发。

【按语】此方乃师大柴胡汤之意，而不泥大柴胡汤之药。方中柴胡、郁金疏肝以解郁。现代药理研究表明，郁金含挥发油，可促进胆汁分泌，并使胆囊收缩，有确切的利胆作用，且挥发油还可促助芒硝、鸡内金溶解结石，故用于胆结石甚为合拍。程钟龄虽言实证右胁痛用郁金，笔者临床体会郁金用于虚实夹杂之胆石证，即使剂量稍大，亦不损正气，此乃有病病当之也。观现代药理之述，足证程钟龄郁金之说诚非我欺，右胁痛用郁金确为良剂也。

☯ 化结排石汤（王学祥方）

【组成】海金沙16g，金钱草28g，鸡内金13g，川楝子13g，川郁金13g，玉米须16g。

【用法】水煎服，每日1剂，每日3次温服。

【功效】利胆清肝，化结排石，行气止痛。适用于肝胆湿热蕴结而引起的肝胆结石、胆囊炎症。

【方解】中医指出，本病治疗应从利胆清肝、排石化结入手，尤其应以利胆为先。所以化结排石汤重用利胆清热排石的金钱草为主药，并配以海金沙、玉米须。三药合用，清湿热肝胆、退黄利水排石的作用较强，体现本方重在通利，旨在使胆道畅通，消瘀除滞，以利于胆石的排出。方用鸡内金，是取其化结消石作用。王学祥尤为赏识张锡纯善用鸡内金治瘀积的经验，中医有"无论脏腑何处有积，鸡内金皆能消之"之说。王老临床治胆石症，鸡内金是必用之药。方中川楝子、川郁金，能疏肝泄热，行气止痛解郁。有报道称，郁金有加速胆汁分泌、促进异物排出的功效。全方合用，利胆清肝、

肝胆病 传承老药方

止痛行气、排石化结的作用显著，故用于治疗急性胆囊炎或慢性胆囊炎急性发作、胆道结石，多可获满意疗效。

【加减】伴脘胁胀闷、嗳气频作，加枳壳、木香、川厚朴；大便秘结者加大黄或延胡索粉；如兼见寒热或黄疸，加柴胡、苦参、黄芩、绵茵陈；右上腹疼痛较甚者加延胡索、白芍、甘草。本方加石韦、猫须草、车前草等，亦可用于急性肾盂肾炎、膀胱炎、尿路结石症。

【验案】卢某，男，46岁。来医院就诊于1974年6月。

患者有胆道残余结石20年，先后手术3次，第1次于1952年做胆囊切除术，以后多次复发；1967年做第2次手术（胆总管取石），1969年复发；延至1974年5月又做手术（手术时查到右侧肝管尚有结石，T管引流有不少泥沙样结石）。以前发作时，常出现发热，黄疸，右上腹、剑突下作痛。患者神疲肢软，体质虚弱，脘腹时有闷胀感，大便日行二三次，溏泻。苔薄腻，脉濡缓。证属病久体虚，脾气健运失司，肝胆不和，失于疏泄。治拟益气健脾，利胆疏肝，排石化结为法。

1976年4月，经服前方出入治疗达2年，未见发作过。与2年前相比，症状改善如下：①气色好转，体重增加，食欲增加，每日进食1kg以上，大便每日1次，成形。②右上腹闷胀不舒感消失。③以前遇冷或疲劳时容易发病，现在即使受凉或工作疲劳亦未见发病，而且去冬未穿棉袄，说明体质增强。

☯ 散结利胆汤 （范仁忠方）

【组成】枳壳、赤芍、白芍各13g，金钱草60g，板蓝根、平地木各28g，生大黄3～7g，郁金11g，生甘草6g，硝矾片（分3次吞服）15片。

【用法】水煎服，每日1剂，每日3次分服。

【功效】理气止痛，清热利湿，利胆排石。适用于胆石症。

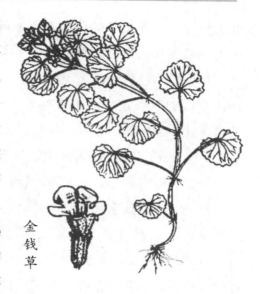

金钱草

【方解】散结利胆汤从四逆散化裁而来。但不用柴胡，其因一者湿热久蕴可以伤阴，二者又易劫肝阴，故用排石之要药金钱草代替。中医认为，金钱草排石，化石清热，又不败胃肠；既可祛湿利尿，又不伤阴，是治疗结石症的理想药物。生大黄清热通便泻火，使湿热从大便而下，也是利胆退黄的要药。同时，又有抗菌消炎作用。平地木、板蓝根能解毒清热，平地木又能渗湿利尿，使湿热从小便而去。枳壳破结行气。芍药、甘草止痛缓急。赤芍凉血活血、祛瘀。郁金活血理气。硝矾片软坚消积，散结利胆。诸药合用，清热利胆消石，其临床有效率达90%以上。

【加减】胆囊积液时在右胁下可扪及肿大的胆囊，右胁下块物属肝经积血，故用三棱"通肝经积血"，与莪术同用，则破血祛瘀、消积止痛。胆囊中有积水，应予利去，以车前子为最佳，且车前子又有养肝作用。胆石症若出现黄疸，可加用绵茵陈28g，生栀子13g，以清湿热，退黄疸；若出现胆囊积液，加荆三棱、蓬莪术、车前子各28g；胃纳差及血脂增高者，加生山楂16g，生麦芽28g，以消食和胃；体虚者加太子参18g，以健脾补气。

【验案】余某，男，73岁，退休工人。1994年10月17日来医院就诊。

患者9年前因患胆囊结石在外院行胆囊切除手术，身体恢复良好。最近自觉右上腹隐痛，痛及胁背，到医院B超检查发现肝内胆管有多个小结石，最大直径0.5cm。口服"消炎利胆片"、去氧胆酸治疗半年，再次 B 超复查肝内胆管结石仍在，最大直径 0.9cm，后方伴有声影。患者右上腹隐痛，痛及胁背，口干苦，尿黄，纳差神倦。舌边红，苔薄白，脉弦滑。

中医辨证属肝脾不和，湿热内蕴。治以清利湿热，健脾理气，利胆排石。法用上方，每日 1 剂，水煎服。

连服上方 15 余剂，诸症消失。1995 年 4 月 24 日复查 B 超，肝内胆管未见结石影，患者非常高兴。刻下口干思饮，舌边红，脉弦滑。守方去硝矾片、甘草、郁金等加天花粉 18g，五味子 13g，再服 15 剂，以资巩固。

☯ 软坚散石汤（朱良春方）

【组成】生牡蛎（先煎）28g，柴胡 7g，海金沙 16g，广郁金 7g，鸡内金 4.5g，川楝子 7g，金钱草 15～28g，青陈皮各 0.5g，枳实 6g，甘草 4.5g，川厚朴 6g，瓜蒌 11g，冬瓜子 18g，冬葵子 11g。

【用法】水煎服，每日 1 剂。每日分 2 次温服。另外，每日服雪羹汤（大荸荠 4 个，海蜇皮漂去石灰矾性 28g），水煎服 1 剂。

【功效】清以泻热，疏以解郁，利以去着。用于胆石症。

【方解】中医认为治疗本病清泻湿热必须结合升降滑利才能取得理想效果，当以疏清滑利为主。柴胡，中医《本草经解》认为"轻清升达胆气，胆气条达，则肝能散精，而饮食积聚自下。"牡蛎味咸性降，中医《汤液本草》"以柴胡引之，能去胁下之硬"。两者合用，一升一降，既宣畅气机，又散结软坚；郁金、川楝子、青陈皮，疏肝解郁，理气消积。从现代药理分析得知，郁金含挥发油，有提高胆汁分泌和排泄作用，并使胆囊收缩，有利胆作用，挥发油还可溶解泥沙状结石，故用于胆结石尤宜。海金沙、金钱草、鸡内金，清泻湿热，通淋利水，消石软坚；冬葵子、冬瓜子、瓜蒌，滑以去着，通窍利湿，还有消痈排毒作用；制厚朴、甘草、枳实，不加大黄加滑利之品，既有小承气汤宣气除滞、通便清热作用，又可避免用药过峻而伤胃气。本方虽以疏清滑利为主，但药不过峻，所以只要不是患者十分虚弱，一般都可使用。

【加减】呕恶胸痞，酌加制半夏、姜竹茹、枳壳；纳呆，加苍术、佩兰、焦楂曲；伴有发热炎症，加土茯苓、忍冬藤、连翘、金银花、白薇；出现黄疸，加茵陈、山栀子；胁痛，酌加香附、陈皮、乌药、延胡索；大便不畅，酌加郁李仁、桃仁、大黄。

【验案】陈某，女，62岁，教师。1996年1月27日来医院就诊。近半个月来乏力，反复低热、伴恶心、纳呆，巩膜黄染，皮肤瘙痒，偶感右胁胀痛，虽经抗生素静脉滴注热可退，但不久复发。患者面色晦黯，巩膜轻度黄染，舌质黯红、苔黄腻。查腹软，墨菲征（＋），脉弦滑。当日B超：胆囊张力大，10cm×5cm，胆汁透声差，胆总管内见数个强回声光团，范围约2cm×1.1cm，后伴声影，胆总管最宽1.5cm，示胆总管结石、胆汁瘀积。化验检查示肝胆酶谱及总胆红素明显升高。结合病史、症状、体征及各项检查，诊为胆总管结石伴胆系感染。

服上方5剂，效好，继服10剂，服药期间，曾2次突发寒战高热，伴巩膜深度黄染，右胁部隐痛，考虑排石现象，对症处理后，2天热退。

2月15日再诊，患者述无明显不适，右胁胀痛未发作，黄疸消退，纳眠均好。B超：胆囊5.5cm×2.7cm，壁略毛糙，胆总管内径0.6cm，未见结石，查肝胆酶谱正常，患者自服药第4天起，即陆续有褐色、黑色结石排出，经化验见到胆红素结晶与黑色结晶。为巩固疗效，又予上方12剂，经随访半年未复发。

【按语】本病六腑以通为用。患者胆石即使排除以后，也还有复发可能，故当保持气机通利。因拟舒肝和络饮善后，防止复发。方用：柴胡 7g，生牡蛎 60g，制香附 7g，乌药 7g，郁金 7g，石菖蒲 6g，苍术 7g，厚朴 6g，枳壳 6g，首乌藤 16g，合欢皮 24g。方解：本方旨在疏肝，故仍以柴胡、牡蛎为主药；香附、乌药，活血调气，疏肝消痞；石菖蒲、郁金，开窍豁痰，解郁利胆；苍术、川厚朴、枳壳，温中燥湿，宽胸利膈，散满行滞；首乌藤、合欢皮，安神和血。故能达到气血流畅，消化正常，以防胆石再生。

☯ 排石止痛汤（李光发方）

【组成】鱼脑石 16g，金钱草 28g，郁金 7g，鸡内金 11g，焦山楂 7g，青皮、陈皮各 4.5g，炒枳壳 6g，姜竹茹 6g，延胡索 7g，炒川楝子 7g，柴胡 4.5g，生大黄 7g，玄明粉（冲）7g。

【用法】水煎服，每日 1 剂。每日分 3 次温服。

【功效】理气疏胆止痛，化结石通瘀结。适用于胆道结石。

【方解】排石止痛汤中金钱草、鱼脑石、鸡内金为化结消石主药；郁金、枳壳、竹茹、青皮、陈皮有疏胆理道祛郁滞之功；生大黄、玄明粉能涤胃肠热积、排结石；延胡索、川楝子为止痛理气要药；焦山楂消油腻之积；柴胡为胆肝引经药。

【验案】张某，男，52 岁，2001 年 4 月 13 日来医院就诊。患者自 5 年前起有右上腹痛伴畏寒、黄疸，以受寒受凉及油腻饮食易于诱发。本次发病缘于淋雨后诱发，患者腹痛剧烈，急性痛苦面容，巩膜轻度黄染，胆囊区有压痛和反跳痛。体温 38.5℃，白细胞计数 $16×10^9$/L。CT 诊断：胆总管结石 1.8cm×1.3cm。经服上方，同时配合抗生素，治疗 4 天后，腹痛减轻，体温正常。停用抗生素，继用清石汤。10 天后腹痛消失，能进饮食，随大便排出结石 15 块，最大者 17mm×15mm×13mm，随后 B 超复查结石消失。

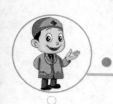

☯ 化石痛瘀结汤（张雪乔方）

【组成】广郁金 16g，软柴胡 13g，枳壳 13g，广木香（后下）13g，红藤 28g，蒲公英 28g，延胡索 13g，金钱草 28g，海金沙（包）13g，鸡内金（炙研末，分 2 次吞）13g，生大黄（后下）6g，玄明粉（分 2 次冲服）13g。

【用法】水煎服，每日 1 剂，每日分 2 次服。

【功效】疏肝利胆，排石止痛。适用于胆道感染、胆石症。症见胆囊处压痛、右胁下疼痛、疼痛向右背肝俞、胆俞区放射，亦可达右肩；肝俞、胆俞有明显压痛，或压之酸胀痛，纳食欠佳，或有发热，大便干结、

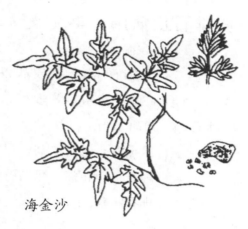

海金沙

巩膜黄染，小溲黄热，脉弦，苔黄腻。或经胆囊造影等检查有结石或泥沙样结石。本方对泥沙样结石有良效。

【方解】化石痛瘀结汤治以红藤、蒲公英、生大黄清泻湿热，以祛炼石之邪；枳壳、柴胡、延胡索、广木香利胆疏肝止痛，使胆道平滑肌、奥狄括约肌放松，利于胆石的排出；金钱草、海金沙、鸡内金排石消石，以消溶为主；广木香解痉理气，有利胆宣泄；玄明粉通腑利胆，并于胆囊中造成高渗环境，吸引细胞组织水分入胆，稀释胆汁，利于溶石排石。若系单纯性胆道感染，无胆道结石，可减去海金沙、鸡内金。

【加减】若胆石坚结，可加硝石矾石散（等份配伍），每日 2 次，每次 1～2g（对胃有刺激作用，须掌握其量），以软坚化石；若疼痛

明显，可加炒白芍 16g，生甘草 13g，增强解痉止痛之效；黄疸重加茵陈 28g 利之；若热象明显者，可加龙胆草 13g，金银花 13g，黄芩 13g 以清热解毒，加强消炎作用。

【按语】胆道结石多由于肝胆湿热一时难以清肃，容易复发，尤其是泥砂样结石，故须服用 2～3 周，疼痛等均已消失，可改用下方：广郁金 18g，延胡索 13g，玄明粉 18g，鸡内金 13g，制成粉散，装胶囊服，每日 3 次，每次 4g，开水送以冲洗胆道，消除石沙，一般服 2 个月，胆道结石可愈。胆道或肝胆道恶性肿瘤，出现胁痛、黄疸，亦详细检查以排除之，不宜使用本方。若系感染为化脓性梗阻性胆管炎，应中西两法综合救治，不宜单独使用本方。

【验案】张某，女，41 岁，于 1991 年 5 月就诊于中医，患者右胁腹部出现胀痛 2 年余，加重 10 天，胃脘胀满痞闷，痛连右胁背，每过食或高脂餐复发，舌质紫黯，苔薄黄，脉弦滑数。B 超提示：肝内胆管结石和胆囊结石。患者体质消瘦，面色晦黯，毛发稀疏，血压 130/90mmHg，脉搏 78 次/分钟，体温 36.5℃，心肺（一），腹软，右胁轻度压痛，墨菲征（＋），肝脾未触及，化验血常规（一），肝功能（一）。诊断：胁痛（胆结石）。治则：清利肝胆，化瘀排石。

用上方 50 剂煎汤送服，每日 3 次。嘱咐患者服药后，宜多喝水，多蹦跳。倘大便黑绿色属药物所致，坚持用药 2 个半月，排石 30 余块，症状消失，B 超复查证实结石已经消除。

☯ 利湿排石汤（张治平方）

【组成】黄芩 13g，柴胡 24g，半夏 7g，白芍 11g，大黄 13g，生姜 7g，大枣 4 枚，金钱草 28g，郁金 7g，海金沙 11g，鸡内金 11g，石韦 11g，滑石 24g，枳壳 6g，茵陈 28g。

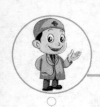

【用法】水煎服，每日 1 剂，每日分 2 次分服。

【功效】适用于黄疸、胆石症。

【方解】利湿排石汤是中国中医科学院西苑医院老中医的经验方。由经方"大柴胡汤"加三金二石及茵陈组成。本方以茵陈为主药，金钱草为专病专药，大柴胡汤中黄芩、柴胡、白芍清热和解，半夏、生姜降逆和胃，大黄、枳壳通便行滞，大枣扶正，三金排石利胆，二石排石利湿，全方共奏退黄清热，排石利胆之效。

【加减】舌红，右脉偏数者，加栀子 16g；舌苔正常，左脉滑数，加桂枝 7g，茯苓 13g。

【验案】吴某，男，38 岁，河南人，于 1976 年 5 月 3 日来医院就诊。患者出现胆囊区疼痛 15 年多，时轻时重，多次治疗多次复发，于 1974 年 6 月突然出现黄疸，当时诊断为急性黄疸型传染性肝炎，住社区医院，经服药及输液等治疗后，黄疸好转出院，出院后胆区疼痛不减，同年 9 月高热 39℃后出现黄疸，并于右胁下胆囊区出现一拳大肿块，遂急入市人民医院，诊断为胆石症，在高热 39℃下急诊手术治疗，术中发现胆囊内有大量结石，因术中大出血无法取石，行胆囊、十二指肠吻合术及造瘘引流。此后因黄疸不退又行二次手术，予胆总管切开"T"字引流；胆囊、十二指肠吻合术；脾动脉结扎。术后形成胆瘘。黄疸不退，第 2 年 10 月转入另家医院住院治疗，诊断为：①慢性胆囊炎，胆石症；②胆道术后形成胆瘘；③毛细胆管炎，间质性肝炎；④门脉高压，脾动脉结扎术后。住院 3 月余，多方治疗，黄疸等上述病情未改进。出院后来本院就诊，身面目黑黄，胆瘘不愈合，尿黄黑，大便时干，经常鼻出血，黄疸指数 98U，血胆红素 205μmol/L，舌苔黄腻，脉大。授予本方服药 35 剂，患者一般情况明显好转，鼻出血减轻，结石陆续由瘘管排出，瘘管愈合，面色黑黄变淡，大便发黑，尿由黑转黄，黄疸指数降至 50U，血胆红素降至 103μmol/L，舌质淡红，右脉偏数，前方加栀子 16g，服 60 剂，鼻出血已止，余证均消，食纳转佳，舌苔正常，左脉滑数，黄疸指数正常，血胆红素降至 $25\mu mol/L$，前方剂量减半，加桂枝 7g，茯苓 13g。服药 2 个月后复查血胆红素 $15.9\mu mol/L$，患者一般情况尚好，精神尚佳，仅有嗳气、矢气，大便时稀，偶有胁胀痛背酸，出虚汗和背部发冷现象，且已恢复工作，舌质稍暗，脉大，此属病后体虚，正气未复，肝胃不和，用柴胡桂枝汤加旋覆花，以疏肝和胃降逆，为其善后。

☯ 溶石排石汤（王烈方）

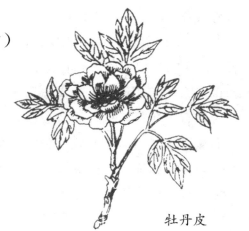

牡丹皮

【组成】广郁金 16g，银柴胡 13g，枳壳 13g，广木香（后下）13g，大血藤 28g，蒲公英 28g，延胡索 13g，金钱草 28g，海金沙（包）13g，鸡内金（炙研末，分 2 次吞）13g，生大黄（后下）6g，玄明粉（分 2 次冲服）13g。

【用法】水煎服，每日 1 剂，每日分 2 次分服。

【功效】适用于胆道感染、胆结石症。症见右胁下疼痛，胆囊处压痛，疼痛向右背肝俞，胆俞区放射，亦可达右肩；或压之疹胀痛，饮食欠佳，或有发热，巩膜黄染，大便干结，小溲黄热，脉弦，苔黄腻。或经 B 超或胆囊造影等检查有结石或泥沙样结石。本方对泥沙样结石有良效。

【方解】中医认为肝胆湿热内蕴，久瘀成石，结于胆道，其治以大血藤、蒲公英、生大黄清泻湿热，以祛炼石之邪；柴胡、枳壳、延胡索、广木香疏肝止痛利胆，使胆道平滑肌、奥狄括约肌放松，加快胆石的排出；金钱草、海金沙、鸡内金排石消石，以消溶为主；

广木香理气解痉，有利胆道宣泄；玄明粉利胆通腑，并于胆囊中造成高渗环境，吸引细胞组织水分入胆，稀释胆汁，利于溶石排石之力。若系单纯性胆道感染，无胆道结石，可减去海金沙、鸡内金。

【加减】若胆石坚结，可加硝石矾石散（等份配伍），每日2次，每次1～2g（对胃有刺激作用，须掌握其量）以软坚化石；若疼痛明显，可加炒白芍16g，生甘草13g，增强解痉止痛之效；黄疸重加茵陈28g利之；若热象明显，可加龙胆草13g，金银花13g，黄芩13g以清热解毒，加强消炎作用。

【验案】马某，男，33岁，来医院就诊于1999年8月4日。患者自6年前出现右胁下时有疼痛，腹胀纳差，西药治疗后时轻时重，未得彻除。于3日前，突发右胁下剧痛，急诊CT检查，确诊为胆总管结石，西药治疗，症情缓减，未愈，转中医科诊治，刻诊右胁下胆囊区疼痛，向右肩背、腋下放射，压之痛剧，纳食差，大便溏软，口苦，脉细弦，苔薄黄腻，肝胆湿热内恋，结石滞留之证，用本方。服药后疼痛缓减，连服2周，症状消失，续进2周以巩固疗效，1个月后CT复查，显示胆总管结石已排出。